No More Sleepless Nights

(Revised Edition)

和失眠说再见

——让你倒头就睡的秘诀

（修订版）

［美］彼得·豪利　　雪莉·林德　著
　　　（Peter Hauri）　（Shirley Linde）

莠　亚　等　译

中国轻工业出版社

图书在版编目（CIP）数据

和失眠说再见：让你倒头就睡的秘诀／（美）彼得·豪利（Peter Hauri），（美）雪莉·林德（Shirley Linde）著；莾亚等译. 一修订本. 一北京：中国轻工业出版社，2017.10（2025.2重印）

ISBN 978-7-5184-1532-8

Ⅰ.①和…　Ⅱ.①彼…②雪…③莾…　Ⅲ.①失眠-防治　Ⅳ.①R749.7

中国版本图书馆CIP数据核字（2017）第185104号

版权声明

责任编辑：戴　婕　　　　责任终审：杜文勇
文字编辑：李丹妮　　　　责任校对：刘志颖
策划编辑：戴　婕　　　　责任监印：吴维斌

出版发行：中国轻工业出版社（北京鲁谷东街5号，邮编：100040）
印　　刷：三河市鑫金马印装有限公司
经　　销：各地新华书店
版　　次：2025年2月第1版第6次印刷
开　　本：710×1000　1/16　印张：18.25
字　　数：180千字
书　　号：ISBN 978-7-5184-1532-8　定价：58.00元
读者热线：010-65181109
发行电话：010-85119832　　010-85119912
网　　址：http://www.chlip.com.cn　http://www.wqedu.com
电子信箱：1012305542@qq.com
版权所有　侵权必究
如发现图书残缺请拨打读者热线联系调换
250012Y2C106ZYW

译 者 序

人们经常说："早睡早起身体好！"但是世界上的事情永远不会那么完美。对于很多人来说，早睡早起几乎是奢望。他们入睡困难，或者不能熟睡，或者夜里经常醒来，之后无法再入睡；还有些人虽然能够入睡，但是早上醒来以后却感到全身乏力。这些都是失眠的表现。

有些人的失眠可能是阶段性的，有的人则长期经受着失眠的折磨。睡眠是消除大脑疲劳的主要方式。如果长期睡眠不足或睡眠质量太差，大脑的疲劳就难以恢复，会严重影响大脑的机能，给生活、学习和工作带来很多不利的影响。

在《和失眠说再见》（*No More Sleepless Nights*）这本书中，彼得·豪利博士（Peter Hauri）凭借自己多年对睡眠的研究和从事睡眠障碍治疗的经验给失眠患者提供了全方位、循序渐进的治疗方案。本书一开始就让患者为治疗失眠做好充分的准备：了解睡眠的真实面貌，纠正对睡眠的认识；仔细考察自己的生活习惯、工作状态等，从而找出自己失眠的真正原因，确定自己的失眠类型。然后让患者从改善物理环境、心理环境开始，逐渐进入到治疗程序。最后全方位地从患者的生活习惯、工作状态、心理状况、用药情况等各个方面提出不同的治疗方法。其独特之处就在于，通过这本书，不同的失眠症患者能够根据自己的特殊情况，选择不同的方法组合而成独一无二、适合自己的治疗方案，而且这种治疗方案简单易行。

本书的作者之一彼得·豪利博士（Peter Hauri）是美国玛雅医院睡眠障碍中心的主任，是业内公认的失眠治疗的权威，是睡眠研究的先锋，并且还组织成立了美国睡眠障碍协会。这本书不仅是他多年研究成果的结晶，而且还包含了他治疗睡眠障碍的心血。本书的另一位作者雪利·林德博士（Shirley Linde）是著名的科学作家，曾获美国医学作家协会杰出奖。他们强强联手打造出这本有用且有趣的《和失眠说再见》。

如果你遇到了失眠问题，请阅读这本书；如果你身边的人遇到了失眠问题，请推荐这本书。就像《今日美国》评论的一样，这本书能够"让睡眠如从床上掉下来一样简单"。

感谢廖显华、尹华兴、解会欣等人对此中译本的支持和帮助。感谢齐琳、廖汐，你们的鼓励是我的动力。全书共16章，第1章到第12章由莠亚翻译完成，第13章到最后由谭晨翻译完成。由于水平有限，错漏在所难免，还望大家多多指正，给予谅解。

莠亚

前　言

当本·富兰克林写下"但是，在这个世界上，除了死亡和税收，什么都不确定"的时候，他应当加上失眠。人们在为生活中的死亡、税收或者其他无数压力感到烦恼的同时，一定会出现失眠的情况。但是，我们大多数人能够接受某一个晚上的失眠，因为我们知道原因在哪，也知道这只是短暂的现象。我们虽然不喜欢暂时的失眠，但是能够接受。不幸的是，有很多人不得不一夜接一夜地忍受着不满意的睡眠。这本由彼得·豪利博士和雪利·林德博士撰写的专著，不仅能够帮助那些患有长期失眠症的病人，还能够帮助那些偶尔出现失眠的人。

失眠引起的问题不仅仅是不舒服和挫败感。即使我们现在还不能完全明白睡眠对于人类和其他生物的意义，但是至少我们知道睡眠让我们保持清醒的头脑。睡眠缺失不仅让人终日疲惫不堪，有时还会给判断力和动机带来灾难性的影响。因此，这本书非常重要，它关注人类健康的一个重要问题。

直接、实用、逐步完成的方法，使读者完全能够执行，并帮助自己克服失眠的问题，因此本书非常实用。豪利博士让读者成为自己的科学家，一步步地发现自己失眠的原因所在，并且通过正确的途径试用那些方法。这些方法并不是单纯、笼统地建议读者"放松"，而是提供了详细的建议，说明应该做什么和怎样做。

豪利博士了解失眠这种障碍，通常可以让读者凭借自己的力量在有效的指导下自己解决，而这本书正能提供有效的指导。

作者十分值得信任。林德博士是一位著名的科普作家。豪利博士则是世界领先的权威失眠研究专家。他倾尽毕生心力专注于睡眠障碍研究，特别是入睡和保持睡眠方面。同时，能够说明豪利博士写这本书的能力的，并不仅仅是他的科学背景，还有他身为治疗师拥有丰富的失眠症治疗经验，以及将自己的研究和实践所得教授于他人的能力。

　　豪利博士和林德博士一起撰写了这样一本具有可读性、趣味性并专注于失眠的书。它可供那些曾经面对失眠并担心失眠可能会再次侵袭的人阅读。富兰克林告诉我们，"早睡早起身体好"。这本书告诉我们，在睡眠的那段时间内，如何才能睡得更好。

菲利浦·R. 威斯特布鲁克，医学博士

（Philip R. Westbrook, M.D.）

加利福尼亚州雷德兰兹市太平洋睡眠医学中心主任

美国睡眠障碍协会前主席

目　　录

很多人遭受失眠的痛苦，却少有人得到治疗

你曾经历过，每个人都经历过担忧、紧张、焦虑。疲惫不堪地上床，知道自己需要睡觉，却总是在床上翻来覆去，无法入睡。整个晚上大部分的时间都清醒地躺在床上，辗转反侧，烦躁不安，肌肉紧张，大脑高速运转——直到过于疲倦，终于在天亮前断断续续地睡上一两个小时。这就是"失眠"。

也许仅此一晚，也可能会持续几个星期、几个月、几年甚至一生的时间。它会影响你的健康、你的婚姻、你的工作——你生活的方方面面。白天，你昏昏沉沉，工作效率低下，易怒或者情绪低落，却还要担心夜晚的到来——因为你知道自己可能将再一次无法入睡。

你不是一个人！

很多人认为，"失眠"仅仅指那种严重的、持续的、让人整夜无法入睡的症状。其实，它也指偶尔的彻夜未眠和轻度的睡眠质量低下，这种失眠虽然不会使你求助于医生，但也会致使你第二天敏捷性下降，精力不济。失眠还指难以入睡或者半夜突然醒来以后就难以再次入睡的情况。

据估计，美国有超过1亿人面临着偶尔发生的睡眠问题，其中有1/3的人患有某种形式的慢性失眠。无数的人在白天十分困倦，夜晚睡觉时经常做噩梦、抽筋、打鼾或喘粗气、梦游、遗尿、磨牙——各种睡眠问题难以穷尽。本书将帮助你解决各种形式的睡眠问题，无论是严重的还是轻度的。

美国大概有1000万的失眠患者已经严重到需要寻求医生的帮助。人们花费上万元钱购买镇静剂和安眠药，希望能够对他们的睡眠有所帮助。近期的研究显示，在美国，每两个人中就有一个人偶尔服用镇定剂，而每五个人中有一个人经常服用镇定剂。但是，药片并不是最终的解决之道。

从婴儿期到老年，无论哪个年龄段都会出现睡眠问题，并且发生的频率随着年龄的增长而增加。事实上，尼尔森公司的调查显示，深夜——午夜12点到凌晨3点——还有近2000万美国人在看电视，其中大多数是因为失眠。

很多人——各种年龄段都有——正遭受着失眠的痛苦，但仅有少数人得到了适当的治疗。事实上，在大多数情况下，这些受害者不必一夜又一夜地遭受着失眠的痛苦。

几十年前，对于失眠我们无能为力。那时候，我们对失眠知之甚少，也根本不了解安眠药。过去很长一段时间，我们都不知道停用安眠药会导致失眠症的严重恶化，也不知道安眠药会使呼吸减缓。所以，安眠药在那个时候就被比较随意地开给失眠者。

后来，人们对关于睡眠和睡眠障碍的知识迅速增加。美国外科医生总会办公室联合其他医学组织、药物公司和消费者组织，共同启动了"睡眠工程"——一个向医生和公众宣传各种睡眠障碍知识的项目。尽管还有很多未尽的事宜，但是与几十年前相比，现在的医务工作者关于睡眠问题的知识已经丰富很多了。

现在的问题在于，公众对这些知识的了解还不够。近年来，我们越来越多地发现，如果失眠症患者了解这些信息，那么，他们就可以为自己做很多事情。

这就是我们为什么要写这本书。我们希望通过这本书，公众能够了解最新的相关信息。如果他们正在承受着失眠的痛苦，那么，他们能够知道自己可以做什么来改善睡眠。我们希望承受着失眠痛苦的人找到希望。

低质量睡眠会危害健康

"在当今社会所有的医学问题中，像睡眠障碍这样波及人群如此之广、人类又了解如此之少的问题并不多见"，美国睡眠障碍协会（这是一个国家性质的组织，囊括所有睡眠障碍的研究中心和对睡眠问题研究颇深的专家学者）表示。该组织指出，失眠和其他睡眠障碍所造成的后果比大多数人想象的还要严重得多。

比如，长期的失眠者不仅夜晚非常痛苦，白天也会非常疲劳，从而影响工作效率。每天的工作会让他们觉得非常劳累，从而放弃下班后的各种娱乐或者社交活动，这样，他们的生活质量就会严重地下降。

上百万的成年人和青年人遭受着睡眠剥夺。1993年的一份路易斯·哈里斯民意调查显示，被调查的人中有一半都无法得到足够的睡眠。美国高速公路交通安全管理局的一项调查发现，睡眠被剥夺的人发生交通事故的概率和酒后驾车者一样高。

睡眠的损失具有累积效应。很多人欠下了睡眠债而不自知，这十分危险。欠下大笔睡眠债的人从压力中缓解的过程比较慢，而且更容易患上传染性疾病，对其他疾病的抵抗力也会下降。显然，免疫系统在良好睡眠后比失眠后能更好地发挥作用。1995年的一项研究显示，失眠者体内的自然杀伤细胞（人体中攻击外来物质的细胞）最不活跃，甚至比抑郁症患者体内的更不活跃。睡眠正常的人体内的杀伤细胞最活跃。这也许是失眠者比睡眠正常的人更容易感染感冒或其他传染病的原因之一。质量差的睡眠还能加剧酒精的效果。如果喝同样多的酒，失眠者的正常机能以及驾驶的表现都比睡眠正常的人差很多。

患有长期失眠症的病人中，由于驾驶时睡着而产生车祸的概率是正常睡眠者的两倍多（在正常人群和偶尔失眠的人群中，大约2%的人会由于驾驶时睡着而发生车祸，但在患有长期失眠的人群中，概率为5%）。随着所欠的睡眠债越来越多，失眠者在工作时或者驾驶时睡着的机会也会增大。

在司机驶离公路路面、工作人员数据记录出错、技术人员按错按钮这样大大小小的事故中，有多少是失眠造成的？很多空难、铁路事故、工业事故（包括不少核工业事故）都与失眠或者睡眠失调有关。在一些事故中，肯定有人在关键时刻睡着了。

我们对睡眠了解得越多，就越能明白睡眠对我们的健康和整体生活质量是多么重要，而我们当中很多人都处于精疲力竭的边缘。

睡眠研究 —— 一个新的领域

相对来说，对睡眠的系统研究还比较新——1953年以前几乎没有对睡眠的研究。那时在芝加哥大学，纳沙尼尔·克莱特曼博士注意到，人在睡眠时偶尔会发生快速眼动，便和年轻的硕士研究生尤金·阿瑟琳斯基一起，开始研究睡眠过程中的这种现象。通过记录被试眼睛附近的电极，他们惊奇地发现，不仅每一个被试都有快速眼动，而且发生的频率几乎相同——基本在被试沉睡的过程中，每隔90分钟就发生一次。一名年轻的医学院学生威廉·德门特加入到克莱特曼博士的研究中。他提出疑问，是否睡眠者在看着什么，比如梦。于是，研究者们在睡眠者有快速眼动时将被试叫醒，他们发现，被试这时通常都正在做梦。

从这些实验中，研究者发现，睡眠有两种截然不同的类型——静止的和活跃并通常伴有梦的。正是这一具有突破性的发现引起了研究者对睡眠进一步研究的兴趣。研究者开始检测各个年龄段成千上万的被试整夜的睡眠。甚至还研究了盲人的睡眠，包括很有名的盲人钢琴家乔治·雪林。他们发现，雪林及其他的盲人在做梦时和正常人具有相同的脑电波模式，只是他们梦到的是声音而不是图像。

顺便提一句，偶尔自发地熬夜（这是完全不同于失眠的）似乎不会对变老或寿命造成什么影响。1995年在美国田纳西州纳什威尔市的睡眠研究者和医学工作者年会期间，我们为纳沙尼尔·克莱特曼的100岁生日举行了庆祝仪式。这位学者，从1920年到1960年间，一直站在睡眠研究的最前端。在他一生的事业中，经常彻夜不眠地观察别人的睡眠或者在自己身上进行睡眠实验。尽管已经100岁高龄，但他仍然非常机敏，非常活跃。在这次会议上，他不仅做了一次逻辑清晰、充满智慧的演讲，并且头脑清醒、思维敏捷地参与研讨。

1960年，我以研究生的身份，成为艾伦·雷科兹查芬博士的助手，加入了芝加哥大学的睡眠研究团队。那真是一段让人兴奋的日子！在我加入前一个月，雷科兹查芬博士召集他所知道的世界上所有的睡眠研究者到芝加哥进行了一次睡眠研讨会。几乎所有研究者都到会了，他们分别来自美国、加拿大、英国、法国和意大利——一共12位！仅仅一年以后，第二次睡眠研讨会的到会者已达25人，5年以后已接近300人。人们对于睡眠研究的兴趣逐渐增加。

在最初的10年间，睡眠研究领域几乎所有的工作都集中在研究，而不是治疗。20世纪60年代，我们对睡眠了解不多，没法对睡眠有问题的患者进行治疗。到了20世纪60年代后期，美国加州大学洛杉矶分校的安桑尼·卡莱斯博士建立了一个睡眠障碍中心。不久之后，戴曼特博士在斯坦福建立了另一个睡眠障碍中心，1971年我也在新罕布什尔州的达特茅斯成立了一个睡眠障碍中心。这些中心的工作表明，在实验室对睡眠障碍的病人进行研究的同时，也能帮助他们。睡眠障碍中心已如星星之火蔓延起来。现在美国境内几乎所有主要的医学中心都有自己的睡眠障碍中心。

睡眠障碍中心的快速增长也带来了一个问题——很多不具有资质的人也开始经营类似的中心。1975年，我召集了一次行业会议，一起商讨如何评估这些中心的技术和监督它们的标准。在那次会议上美国睡眠障碍协会成立，它的主要目标是保证这个行业高水平的专业标准。

从那以后，越来越多的睡眠障碍中心在美国建立起来。截至1996年，在医院、医学院和诊所建立了近300个完全通过认证的中心。更多的还在

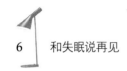

筹划中。

若干年前，只有少数的科学家专门对睡眠障碍进行研究。现在，在美国对睡眠障碍进行研究和治疗的睡眠学家已经超过了2500位。

但是发展总是缓慢的。很不幸，现在仍然有很多人还在忍受着失眠给他们带来的痛苦，却不知道已经有了很多可以帮助他们的方法。我们不想让这样的现象继续存在，这也是我们写这本书的原因。

这个项目会带给你什么？

在本书中，我们会展示睡眠领域的最新研究。我们将逐步介绍在主要的睡眠障碍中心进行的一些项目，以及我们如何对中心的病人进行的检查、诊断和治疗。我们也会给出一些实用的建议，帮助读者得到健康的睡眠，包括如何解决失眠或其他睡眠障碍问题。

所有的信息都会使用简单、实用的术语给出。我们会以便于操作的方式介绍能带来好睡眠的各种方法。这样，每一位读者都能从中找到对自己来说最好的方式。

所有睡眠障碍中心的医生都奉行一个理念：失眠并不是一种疾病，而是一种症状。我们首先要做的事情就是找出失眠的类型并明白是什么原因引起了失眠。失眠就像疼痛一样，可以用一片药来解决一时半会儿的问题，但是不能长久地解决问题。如果你有慢性疼痛，不可能无限制地提高用药量来治疗。然而这却是很多人，甚至包括医生采用的方法。很多医生不找出病人失眠的原因，只是一味地给病人开安眠药。

失眠症有很多不同的类型，而且引起的原因也不尽相同，因此并没有一种万能的解决之道可以适合所有的失眠症患者。事实上，医生所给出的具体建议，可能对某一位患者十分有效，而对另一位患者毫无效果。本书中所介绍的项目能够帮助读者了解自身失眠背后的实际原因，从而找到一种对自己最有效的治疗方法。

通常情况下，压力是失眠的罪魁祸首，但仍有其他的原因。每天睡眠和觉醒的节律与世界24小时的循环不契合，会引起失眠；抑郁、焦虑或其他心理问题会引起失眠；由于身体的原因，如激素失调、生理疼痛、对正在进行的某种治疗的反应……，这些都会引起失眠；过敏、饮食原因、吸烟或在睡觉前喝太多的酒，也会引起失眠。

可能是身体的不适让你半夜时从睡梦中醒来——蜷缩得太厉害或呼吸不畅；也可能足够时间的睡眠却无法让你恢复体力，或者仅仅是因为睡眠习惯不好。

盖洛普调查机构对睡眠的一项调查显示，人们陈述睡眠问题的原因有：过度思考问题、不能放松、肌肉或关节疼、频繁地做梦、噪声、灯光或他人的鼾声等。其中，85% 的人表示并没有跟医生讨论过睡眠问题，即使很大一部分人都觉得自己的睡眠状况已经到了很严重的程度。从这本书中，读者可以得到以上提到的任何问题的帮助。

我们的治疗项目基于梅奥临床睡眠障碍中心所使用的一个项目，由很多不同的建议和方法组成，对每一位失眠症患者都不同。这个治疗项目中的某些方面适合你，可能另一些不适合。它的优势在于，你可以评估什么样的方法适合自己，什么不适合。如果你按照书中的方法去做，在阅读完这本书后，你就能为自己量身订制一套独特的治疗方案，这个方案也许和其他读者的方法完全不同。

这个项目能帮助你认识到自己失眠的最主要原因，并找到相应的解决方法。你会成为自己的睡眠治疗师，并采用这个项目中的某一适当的方法，解决自己特定的睡眠问题。

这个项目会提供一些测试和问卷，评估你以往的睡眠状况和习惯，并且就像在领先的睡眠障碍治疗中心一样，教会你建立自己的睡眠日志。它会引导你在家里完成现在治疗中心所采用的最新技术方法，帮助你得到高质量的睡眠，包括养成有助于睡眠的好习惯、放松的方法、处理压力的方法、饮食和运动等。通过这个项目，读者还能了解如何采用短期或长期疗法重新调整紊乱的睡眠时钟，甚至还能了解如何克服因倒班工作、时差和冬季季节性抑郁而引起的失眠。更重要的是，这套项目能够帮助读者摆脱依赖安眠药的习惯，即使不能摆脱，也能让读者了解何时需要进一步的帮助。

实施这个项目需要耐心、时间和恒心。但只要你认真地执行，当你完成后，很有可能会睡得更好。

这个项目的效果

使用本书所介绍的方法后，患者都获得了很好的效果。那些受到失眠症困扰的病人，从自己的私人医生那里转到睡眠障碍治疗中心寻求帮助，这些人中每5个至少有4个得到了有效的帮助。分析相关的问卷和自己的睡眠日志后，这些病人花了一个半小时讨论是什么特定的原因引起了他们的问题，用什么方法来解决。

我们分别会在病人参与该项目后一个月和三个月的时候联络他们，只要按照建议进行，有80%的病人都认为自己的睡眠质量有了"显著的提高"。他们反映，参与项目以后，他们的睡眠质量变好了，而且能够帮助他们恢复精力。其中大多数反映自己不再为睡眠问题而担心了，因为失眠基本不再是他们生活中的问题。

我们希望你能得到相同的效果。

欢迎你参与到这个项目中来，帮助自己解决睡眠问题，希望你取得成功，享受到美妙的夜晚和充实的白天。

第 1 章

关于睡眠的一些事实

睡眠和日常生活的各个方面都有密不可分的关系。它影响着我们的身心健康、我们的情绪和行为、我们的精力和情感、我们的婚姻和工作以及我们的心智健康和幸福感。

诗人和哲学家都写过关于睡眠的作品。画家和雕塑家，从米开朗基罗到毕加索，都将它幻化成艺术的一部分。

我们几乎每天晚上都会睡觉，我们一生中1/3的时间都在睡眠中度过，但大多数人对它知之甚少。

人们曾经认为，睡眠就是安静和无活动的一段时间。实际上，人们在睡眠的过程中，大脑和身体都进行着很多复杂的活动。睡眠并不会将身体的各个系统都关闭，其中的某些系统甚至比清醒时更活跃。其实，有些病理上的障碍只在睡眠的时候发生，当人清醒时，却又消失得无影无踪。

那么睡眠究竟是什么？到底是什么控制像黑夜白昼一样的睡眠苏醒周期呢？为什么有人可以睡得十分香甜，而另一些人却经历着"长夜漫漫，难以入眠"的煎熬呢？

对于睡眠，有如此多的问题。在我们详细介绍这个项目之前，先来探索睡眠专家们经常被问到的一些问题。对这些问题的回答能让读者了解在实验室中发现的某些睡眠的事实，从而帮助人们将关于睡眠的事实和想象截然分开。

每个人都会问的第一个问题：到底需要睡多久？

每个人所需要的睡眠时间因人而异，并没有一个所谓的"标准"时间。

但对于个人自身来说，睡眠时间却一般保持不变。尽管某一晚你睡的时间长一些，但你一个星期或者一个月的平均睡眠时间却差不多——某一个星期可能比另一个星期多半小时。

8小时的睡眠是我们通常所说的平均睡眠时间，但实际上对大多数人来说，7到7个半小时的睡眠才是更准确的平均睡眠时间。然而这些数字仅仅是平均时间，根本谈不上好或者不好。一次高质量的睡眠，时间可以从少于3小时到多于10小时。

大约150年前，在爱迪生发明电灯之前，全社会的睡眠时间比现在多1小时，大概是8小时多一点。某些人宣称，有了电灯，稍微熬一下夜没有关系，只要我们能得到酣畅淋漓的睡眠。另一些人则说爱迪生给黑夜带来了光明，让我们在夜晚不睡的时间过长，他应当为现代生活中过快的节奏负责。

全世界的人不可能都穿同样大小的鞋，尽管如此，很多人却认为所有人的睡眠时间都应当一致。如果某人没有睡够所谓的正常睡眠时间——很多人认为是8小时，其他人会为他担心；如果某人睡眠时间超过8小时，其他人又会认为他很懒。根据美国国家健康数据中心的研究结果显示，10个人中有2个人（男性更多一点）每天只需要睡少于6小时，而10个人中有1个人每天可能需要睡多于9小时。

睡眠研究专家将睡眠时间少于6小时的人称为"短时睡眠者"，睡眠时间多于9小时的人称为"长时睡眠者"。拿破仑和爱迪生都属于短时睡眠者，他们每天只睡4~6小时。而爱因斯坦就像其他在科学和艺术领域中有创造性的人一样，是个长时睡眠者。

一些人每天睡很短的时间。两位睡眠研究者在报纸上刊登广告寻找每晚只睡几小时的被试，结果他们找到了一名54岁的管理者和一名30岁的制图员。这两名被试均表示自己每天只睡3小时。在睡眠中心为期一个星期的研究证实了他们的话，他们说自己不觉得需要更多的睡眠。

另一名71岁的老妇人被送进达特茅斯的睡眠诊所。她说自从成年以后，就没有一晚能睡够3小时，白天感觉却很好。她冬季每天都越野滑雪，夏季还经常徒步旅行，而且在自己的家乡还是个政治活跃分子。睡眠中心的检查显示，这位老妇人的睡眠质量好得出奇，她的健康情况也非常好。所有的事实都证明，她每天的睡眠时间已经足够。

一位非常有名的物理学家则和上述三位的情况相反。他每天需要10小时的睡眠。如果只睡8小时，他就会非常难以集中精力。他描述没有睡够的感觉就好像头上被套了一个很紧的头箍，让他糊里糊涂，无法进行研究，如果能够睡够10小时，就没问题。

由此可见，每个人睡眠的时长都不相同。

对于个人而言，不同的时期需要的睡眠时间也不同。压力大、抑郁、悲伤或者脑力劳动很重的时期，个人所需要的睡眠时间更多。有些女性在月经期间也需要更多的睡眠。如果某人在一段时间的生活很顺利，那么他需要的睡眠时间可能变少。

睡眠会随着年龄的变化而变化吗？

我们曾经认为，随着年龄的增长，人需要越来越多的睡眠。现在，我们知道，一旦成年以后，人们需要的睡眠时间随着年龄增长的变化并不大。

尽管如此，睡眠模式确实会随年龄的增长而变化。年长的人睡眠较浅。随着年龄的增长，睡眠质量会降低——睡眠变浅，而且不易于恢复体力。慢慢地，最深层的、帮助身体生长和恢复精力的 δ 睡眠就会减少。男性在50岁、女性在60岁时，深层的 δ 睡眠就会大幅减少，有时甚至没有，这就是为什么在这个年龄段或者更年长一些的老人容易被一些噪声及其他外在因素吵醒，尽管这些因素对年轻人来讲根本不会造成困扰。

尽管对于一个健康的人来说，从20岁到75岁，他的睡眠时间减少的量不会超过30分钟，但出现睡眠问题的概率却增加了。睡眠更容易受到打扰，更容易因外界因素而醒来。这就意味着你睡在床上的时间变长了，但却频繁地被打扰，不断地醒来。很多老人夜里会不时地醒来，每次15秒或稍短。有时这些短暂醒来的时间会让人误认为整夜都没有睡着，尽管实际并不是这样。有时只要知道这种可能性会帮助你对自己的睡眠问题放心不少。老人在白天更容易打盹，而这样又会使他们在夜晚更难入眠。

请记住：睡眠的质和量只要能够保证你白天的工作效率和灵敏度，那么就是正常的。

儿童的睡眠是什么样的？

新生婴儿的睡眠时间平均为16.5小时；6个月大时为14小时；2岁时平均睡眠时间为12.5小时，其中白天小睡1.5小时，晚上睡11小时；6岁时，大多数儿童不再需要小睡，睡眠时间减少到平均每天11小时；10岁时，平均睡眠时间为10小时；从15岁到19岁为7.5~8.5小时。儿童每天的睡眠时间差异很明显，但同成人一样，如果看他们每个星期或者每个月的平均睡眠时间，又很一致。

但一定要记住，在这儿所列举的平均睡眠时间对每个儿童来说并没有多大意义。比如，彼得的小儿子大卫在整个儿童时期比他的女儿海蒂，睡眠时间少1小时。曾有一段时间，彼得很担心大卫睡眠时间太少，但这貌似并没有对大卫造成什么伤害。因此如果你孩子的睡眠时间不符合这些平均时间，也不要担心，只要不影响他的活动，白天不打瞌睡就可以了。如果一个儿童总是需要被刺激，而且看电视或做其他安静的事情容易打瞌睡，那就说明孩子睡眠不足了。

睡眠时身体进行着怎样的活动？

当人睡眠时，人脑产生的脑电波和清醒的时候不同。当人清醒时，人脑会产生两种脑电波：一种 β 波，很弱、很快，没有规律；一种是当人放松、闭上眼睛时会产生的 α 波。当人睡觉时，大脑会产生更慢、振幅更大的 δ 波和 θ 波。原因在于，当人清醒的时候，每个神经细胞都单独工作。脑电波记录的是成百上千个神经细胞同时工作时的平均值；当它们同时工作时，其正电荷和负电荷互相抵消，这样平均值就接近零。这就是为什么脑电波很弱，而且从正到负的波动也很快。当人睡眠时，更多的神经细胞同时开始工作，就好像很多只脚按相同的节拍一起踏步，同时放电，这样形成的脑电波就慢一些，强一些。

有两种类型的睡眠：快速眼动睡眠（Rapid Eye Movement，简称为 REM）和非快速眼动睡眠（Non Rapid Eye Movement，简称为 NREM）。非快速眼动睡眠期间，睡眠者不做梦；快速眼动睡眠期间，睡眠者会做梦。

之所以叫快速眼动，因为在这段时间内，我们的眼球移动很快。在梦中我们四处张望。实际上，不用任何工具，就可以只凭闭着的眼中眼球的运动来判断睡眠者是否在做梦。如果眼球快速运动，那么睡眠者正处于快速眼动睡眠时期。需要观察至少30秒钟，因为有时各组眼动之间会有间歇。

有趣的是，我们的大脑可能并不知道我们在做梦，但却会发出命令，让肌肉做梦里所进行运动。幸运的是，在做梦之前，脑干深层的神经核使我们的肌肉完全放松，这样，这些肌肉就好像处于麻痹的状态。在睡梦中，大脑的命令就只能让它们做一些小的移动，这样我们就不会被梦吵醒。你可能看过猫或狗在睡梦中产生的小的痉挛。

在动物研究中，可以阻断在快速眼动睡眠期间抑制肌肉紧张的神经核。这样，这些动物就会将它们的梦境表现出来。它们在睡眠中有时蹲着，有时乱抓，有时发出咝咝的声音，还会打架。有些人也会出现类似的现象，通常都是中年人或者年龄稍大的人，这类人群具有抑制作用的神经核不再能正常工作。他们在睡梦中可能反应特别激烈，使劲用头拍打枕头、猛然翻身下床，甚至有时还会伤到自己。这叫做快速眼动睡眠障碍，是可以被治愈的。

在整个睡眠过程中，大多数人的快速眼动睡眠每90分钟发生一次（婴儿每60分钟一次）。睡觉时的第一次快速眼动持续时间很短，为5分钟，第二次为10分钟，第三次大概15分钟。每晚最后一次做梦的时间通常会持续30分钟，但有时也会持续1小时。我们每晚都会做很多梦。如果昨晚你睡了6小时，那么可以肯定你昨晚做了4次梦。除非你在梦中醒来，否则大多数的梦都会被忘记。

另一种类型的睡眠——非快速眼动睡眠，则分为两种类型。最常发生的一种叫阶段2，而更深的一种叫δ睡眠（或阶段3和阶段4）。在慢速眼动睡眠期间，会有一些思考，但是通常都会很简单且不连贯。

在睡眠和清醒之间也有一段过渡时期，在这段时期，大脑部分清醒，部分处于睡眠状态。这种状态被称为阶段1睡眠。入睡的过程就好像下一段楼梯。刚开始进入到阶段1的睡眠时，会持续半分钟到几分钟，这个阶段，人的思维处于飘浮的状态，但还没有睡着。逐渐地，你会沿着楼梯向下，进入阶段2的状态，大脑开始出现一些有特色的脑电波，我们称之为睡眠纺锤波和K-复合波。接着就进入到深层阶段3、4的δ睡眠。

睡眠专家将睡眠开始到第一次快速眼动睡眠时间结束称为第一个睡眠循环，自此之后到第二次快速眼动睡眠时间结束为第二个睡眠循环。每晚有4~6个睡眠循环，这由每晚睡眠的时间决定。通常情况下，睡眠阶段之间的转变是逐渐完成的，由一个阶段进入另一个，就好像从楼梯上下来。在每晚睡眠的最后一个部分，基本上就没有深层的δ睡眠了。

阶段1虽然也被称作睡眠，但是就恢复作用而言，这一个阶段几乎没有价值。对于其他的睡眠阶段，其价值仍在各位睡眠专家的争论中。δ睡眠通常是恢复体力的最主要睡眠状态。如果一个人被剥夺了深层的δ睡眠，

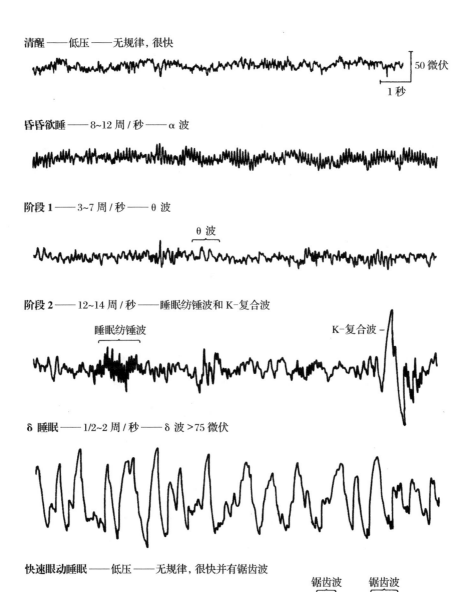

图1-1　人类睡眠阶段的脑电波记录

来源：Peter Hauri, *Current Concepts, The Sleep Disorders*, Upjohn, Kalamazoo, Michigan, 1982, p.7.

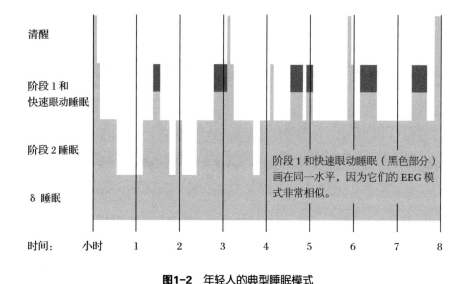

阶段1和快速眼动睡眠（黑色部分）画在同一水平，因为它们的EEG模式非常相似。

图1-2　年轻人的典型睡眠模式

来源：Peter Hauri, *Current Concepts, The Sleep Disorders*, Upjohn, Kalamazoo, Michigan, 1982, p.7.

醒来后会感到莫名的不适，虽然身体的任何部分都没出现故障，但就是没有一个地方能够正常工作。阶段2的睡眠就像是层次稍浅的 δ 睡眠，它也和 δ 睡眠一样，主要和恢复体力有关。另一方面，快速眼动睡眠则主要和恢复脑力有关。如果一个人没有了快速眼动睡眠，那么他的生活就很难更有意义了。

睡眠专家之间还在争论一些问题。重要的不是你处于哪些阶段的睡眠，而是睡眠总量和质量是怎样的。重要的是你没有很长的阶段1睡眠，并且睡眠是连续的，不会时常间断性地醒来。这就是为什么很多睡眠治疗师更加关注病人是否有高质量的睡眠，而不是具有哪个阶段的睡眠。

除了大脑，当我们在睡眠时，身体也会有很多活动。睡眠前期的大概1个半小时，心跳和呼吸频率都会减慢，血压也会稍有下降，在此之后，它们也会逐渐继续下降。在我们醒来前1个小时，心跳、呼吸频率、血压和体温都会达到最低。

与这种情况相反，在快速眼动时期，心跳、呼吸频率和血压会有所上升。事实上，在睡梦中，心跳、呼吸频率和血压的波动范围比较大，这也许就是睡觉时突发心脏病和中风的原因。

另一个有趣的现象和血流量有关。在 δ 睡眠期间，当身体机能处于恢复的过程中时，大多数人体的血液都流回肌肉。尽管在 δ 睡眠期间，大脑能够思维，但是因为没有充足的供血来支持，这时的大脑只能维持分散的、片断的思维。在快速眼动睡眠期间，大脑苏醒过来，开始更加更高强度的思考，以及做梦。而这时血液流入到大脑，流入到身体的血液便会减少。在快速眼动睡眠状态下，整个人体循环系统中有1/4的血液都在大脑。这种血液流量的增加可能是因为在睡梦中，大脑活动增加的缘故。

激素的分泌也会在睡眠时变得活跃，包括生长激素的分泌。实际上，在 δ 睡眠刚开始的那个时刻，生长激素的分泌是24小时循环中最活跃的时候。这种激素不仅仅只作用于生长，而且还能帮助身体组织修复。

睡眠中的性反应又是怎样的？

睡眠过程中，男性和女性都会产生性反应。男性在自己不知道的情况下，通常会在快速眼动睡眠期间勃起（每90分钟一次）。这种勃起所有男性都会经历，无论是婴儿、中年男性、七八十岁的老人，甚至是在清醒状态下无法勃起的男性。

无论梦境是什么，是否与性有关，男性都会出现勃起的现象。有时，勃起在睡梦中会突然中断，通常这表明梦中经历了焦虑或伤害。

我们利用快速眼动睡眠中勃起的现象来判断勃起障碍到底是生理原因还是心理原因导致的。

比起男性，女性在睡梦中的性反应数据较少，但也有一些实验表明，女性在睡梦中也会经历兴奋期。研究表明，在快速眼动睡眠阶段会出现阴蒂的勃起和阴道区域血液流量的增加。

为什么一些人的睡眠质量比其他人高？

睡眠—苏醒系统极其复杂。它不是一个中心或者一个神经核的问题，而是一群小的神经控制中心联系在一起，从大脑最低端的部分，经过脑干直到前脑。其中有两个系统在起作用：一个主导兴奋；另一个主导睡眠。两者都一直处于活跃的状态，并且相互作用。你在某个具体时段是睡眠还是苏醒，主要看哪个系统处于主导地位。肌肉活动、焦虑、高强度思考、噪声、光或者其他的刺激都会加强兴奋系统。

通常情况下，兴奋系统在两个系统中处于主导地位。尽管如此，如果你保持苏醒有一段时间，如16小时，或者缺少刺激，兴奋系统的强度也会减小。这也是为什么当我们想睡觉的时候，我们会寻求安静的卧室、闭上眼睛避开光的刺激以及能够躺在舒适、柔软的地方的原因。尽管如此，一旦我们的思维被某件事情所占据，或者身体在传达疼痛的信息，就会使兴奋系统处于较强的状态，这样原本较弱的睡眠系统无法压倒兴奋系统。

我们的睡眠—苏醒系统如此复杂，无怪乎并非每个人都能够有高质量的睡眠，就好像我们的身高也有差别一样。一个人的睡眠系统越脆弱（或者我们说他的兴奋系统越强大），他对自己的睡眠就要越关注。

通常，一个人的睡眠系统是脆弱还是强大，有一定的家族渊源。有时，病人会说他们的母亲或者祖母睡眠就很困难。但是失眠症虽然有家族渊源，但并不意味着它具有基因遗传性，也很可能在这一家族中总有长期焦虑的成员，影响了家族中所有成员的睡眠，使他们对自己的睡眠过度忧虑。

做梦的时候是什么样的？

睡眠时间长的人比睡眠时间短的人有更多的快速眼动睡眠期。一名短时睡眠者一般会有一长段 δ 睡眠时间，随后10分钟的快速眼动睡眠——

这就是他整晚能够得到的所有快速眼动睡眠。长时睡眠者整晚会经历5~7次快速眼动睡眠,每90分钟一次。接近清晨时,快速眼动的时间还会更长,每小时一次。因此,长时睡眠者每晚可能会有2~3小时的快速眼动睡眠,而短时睡眠者只有15分钟,当然这并不会伤害到他们。

早期的睡眠研究中,研究者可以根据脑电波来判断睡眠者何时开始做梦,然后在被试梦境开始的那一刻将被试叫醒,阻止他继续这个梦。这样四五个夜晚之后,被试就开始变得焦虑、易怒、无法集中注意力。

正因为这些早期的研究,人们认为,如果被剥夺了做梦的功能,人就会变得精神错乱。这一想法还未被证实前,实验观察表明,那些被剥夺快速眼动睡眠达几个夜晚的人会更加焦虑、易怒、更难控制自己(特别是放任自己的原始冲动,如毫无节制地进食)。这一点在动物身上也有体现。被剥夺了快速眼动睡眠的猫更多地来回踱步,进食也更多;被剥夺了快速眼动睡眠后,公猫会不受控制地爬到任何一个像母猫的物体上,甚至包括积木。

如果做梦大幅度地减少,下一个夜晚开始做梦的时间就会提前,并且梦会持续更长时间,比正常的时候占睡眠总时间更多。睡梦也会更密集、更奇特。显然,这是在弥补前一晚没有做的梦。

其实,在被剥夺了快速眼动睡眠后,我们不仅会以增加快速眼动睡眠的方式来弥补,而且还会以在非快速眼动睡眠时期做梦的方式弥补。

如果没有得到充足的睡眠会怎样?

如果只是一个晚上没有睡觉,这并不能对你的身体产生很大的危害。如果第二天要做一个重要的演讲、开始一份新工作、赶一趟飞机或者开始一次旅行,前一个晚上睡不好,这十分正常,而且第二天的活动所引起的兴奋足以抵消前一晚失眠所带来的负面影响。

一个或者两三个晚上低质量的睡眠最主要的影响就是:让你感到非常困倦,也会丧失除睡觉之外做其他任何事情的动力;要集中注意力于工作上会很困难，尤其是这一工作本身非常单调乏味；对任何事物的反应都会减慢。单调的活动则会变得非常危险，比如驾驶。也就是说，一两个晚上低质量的睡眠会有一些影响，但是并不至于非常严重。

对于很多职业来说，你的表现不会因为一个晚上的睡眠缺失而有所影响。但是，如果需要做关键性的决定或者进行创造性思考，就比较困难；另外，如果工作本身极其乏味，那么即使只缺少2小时的睡眠也会影响到工作表现。英国剑桥大学的罗伯特·威尔金森教授在征兵工作中证实了这一点。他让新兵们做一些非常简单的工作——比如从一堆单词中划掉字母 A——睡眠缺失量不同的被试每天做相同量的同类工作，结果表明，即使只缺少2小时的睡眠，对他们的表现都会有影响。但我们所做的大多数工作并不如此单调，特别在紧急情况下，肾上腺素让我们在第二天的工作中保持效率，有效地抵消了睡眠缺失带来的影响。

如果你在一夜未睡后还被要求去做像驾驶那样的工作，那就会比平常危险了。因为睡眠缺失的人注意力不易集中，很容易打瞌睡。

如果整夜因为某个紧急事件没有睡眠，那么，我们就会在24小时中的"困难"时段特别困，即凌晨四五点钟的时候。如果在那个时候坚持不睡，到清晨八、九或十点时，又会感到很困，之后的时间仍然能够很好地工作或学习。

但是，长期睡眠不足就是另一种结果了。一个人在连续几个晚上失眠后，工作或者学习的表现确实会下降，在注意力集中和识记数字方面会出现困难。

1959年，一个叫彼得·特里普的流行音乐节目主持人为了给美国出生缺陷基金会募款，连续200小时没有睡觉。大概5天之后，他开始产生幻觉，觉得某人的毛料西装是用虫子做成的；从抽屉里能够冒出火焰来。白天他努力完成自己的播音工作后，晚上就觉得自己身体已经无法承受，200小时不眠不休以后，他睡了13小时，然后感觉好了很多。几个晚上的延长睡眠以后，他才感觉一切恢复了正常，但他说之后有几个月的时间，自己都会感到有点抑郁。

1964年，一名叫兰迪·嘉讷的17岁高中生，试图在参加的科学博览会上创造260小时不睡觉的纪录。4天后他变得易怒，但仍然保持很多技能的正常水平，大概230小时不睡觉后，他还能和来自斯坦福大学睡眠障碍中心的主任威廉姆·迪门特博士一起完成弹球游戏。

很多个实验室都进行过长时间剥夺睡眠的实验。研究发现，长时间不睡觉的人，首先出现的状况是情绪逐渐低落，不快乐，很困，没有笑容。大概两三天以后，被试出现小睡或者打盹的现象，大脑不时地陷入睡眠状态5秒或者10秒钟，又马上清醒过来。到第5天，小睡的时间变长，次数增多。到第10天或者第11天，小睡变得非常频繁，已经和苏醒的状态混在一起，被试自己都不知道自己到底是睡着了还是清醒着。被试可以说话，但是在说话的过程中仍然伴随着2~3次的小睡；被试也可以走路，但在相邻的两步之间，也可能打了个小盹儿。

如果被试被指派单独去完成一个任务，比如将一纵列的数字加到一起，那么，他可能在不知不觉中都已经小睡过很多次了。但是如果被试被指派参与一个既定速度的任务，比如别人读出数字，被试把他们加到一起，那么被试就可能出现很多错误，因为可能打盹儿几秒钟而没听见一些数字。

很多成人没有获得高质量睡眠，其中还有一些人欠了很多睡眠债。就好像赌徒用借来的钱进行赌博一样，很多睡眠缺乏的人都生活在睡眠赤字中，然后就在自己的工作中牺牲应尽的责任，有时还用药物来维持暂时的精力。很多人无论多么疲倦，即使在关键职位上，他们都要整天不停地忙碌。如果这样睡眠缺失的人在驾驶一架飞机，会出现什么状况呢？如果他们正在驾驶一辆卡车，在拥挤的高速路上行驶，又会出现什么状况呢？如果他们需要做出对战争或者和平有关键意义的军事决定呢？

少量的睡眠缺失，一天天积累起来就会有累积效应。不久，长期累积的睡眠缺失就会引起注意力缺失，无法反应，思考减慢，记忆受损，行为反常而且易怒。大脑功能减弱，判断力减退，这都会给病人乃至整个社会带来危险，特别是当这个人需要做出重大决定时、驾驶时或者使用危险机械时。在睡眠中心，我们发现，很多病人仅仅因为睡眠不足而患上心理或者生理疾病。

有时，你可能因为不得已而牺牲睡眠，比如必须完成一件工作。但是，千万不能经常性地做这种事情，而让自己没有时间补充睡眠。

当然，没有必要补充缺失的所有睡眠。如果有10天完全没有休息，那么花3天的时间，每天睡眠14~18小时，就能够让个体恢复正常状态。

过去的10年中，我们逐渐意识到长期失眠非常不同于几个晚上的自愿熬夜。失眠患者的新陈代谢速度会有缓慢地增长，但对于正常睡眠者，如果我们人为地扰乱他们睡眠，其新陈代谢就会减慢。同样，失眠症患者通常会越来越焦虑和暴燥，而正常睡眠者被人为地剥夺睡眠以后，却表现得情绪更低落，反应更迟钝。正常睡眠者睡眠剥夺后更容易入睡；失眠症患者即使好几夜睡眠质量不高，白天的小睡仍然很困难。人们通常认为失眠症患者会表现得跟正常人几夜没有睡觉一样，但事实并非如此。就像著名的睡眠研究者麦克尔·伯内特在1995年纳什威尔的国际会议上说的一样："失眠比几个晚上的睡眠剥夺更加严重。"

•••• 第 2 章 ••••

你的失眠是哪种类型

一些人没法入睡，而另一些人则没办法保持睡眠的状态。而且，你可能没有意识到的经常性的短暂醒来也能够影响你的睡眠质量，大大降低睡眠能够带来的好处。

据说作家杰奎琳·苏珊就是一个无法入睡的失眠症患者，她经常深夜还跟同样患有失眠症的朋友打电话。本杰明·富兰克林则是那种半夜突然醒来的失眠症患者。他自己认为毛病出在被弄乱的床上，于是，他又买了第二张床。当他半夜醒来时，只需要爬到另一张干净整洁的床上，就能够继续睡。

其他患有失眠症的名人还有拿破仑·波拿巴、欧文·柏林、温斯顿·丘吉尔、查尔斯·狄更斯、詹姆斯·瑟伯、加里·格兰特、多乐茜·基尔加伦、奥斯卡·雷凡特和玛丽莲·梦露。你不必感到孤独。

失眠的种类

要回答你自己属于哪种失眠，首先得搞清楚失眠的种类有哪些。不同的研究群体对失眠种类的划分不同。其中一种将失眠分为：（1）无法入睡；（2）能入睡但无法保持睡眠状态。

另一种则是以失眠的持续时间为标准进行划分。这种分类法将失眠分为暂时失眠——持续1~3个夜晚，短时失眠——持续4个夜晚到3个星期，和慢性失眠——持续时间超过3个星期。

还有一种则根据失眠的原因将它分为以下5类：

● 因心理问题引起的失眠

● 因生理疾病引起的失眠

● 因生活方式引起的失眠

● 因不好的睡眠习惯引起的失眠

● 原发性失眠症（与遗传因素相关）

评估你自己的失眠

如果你晚上在床上翻来覆去无法入睡，没法得到想要的睡眠，怎样才能知道引起你失眠的原因呢？

如果你是我们治疗项目的参与者，那么首先会对你进行一个40~90分钟的访谈来确定是否真的失眠，然后再确定什么原因引起了失眠。

在本书中，我们会提供给读者一个自测程序，它和使用睡眠历史分析及其他问卷自测的方法相同。其中的问题和答案能给读者一些线索来了解引起失眠的原因，也能够帮助读者从这个项目的众多方法中选取适合自己情况的。

读者应当将这些问题和答案记录在一个笔记本上。如果自测后你认为还需要进一步咨询睡眠中心，那么这个记录会有很大帮助。

分析时，请务必保持开放和诚实。找到自己失眠的真实原因是这个项目成功的关键。

睡眠历史分析

首先，回答睡眠历史分析中的问题。这些问题中，前7个关于睡眠量。将回答记录下来并保留，这样可以在实施这个项目后比较并看到进步。

睡眠历史分析

1. 你工作日通常什么时候就寝和起床?

2. 你周末通常什么时候就寝和起床?

3. 你是否有比较规律的就寝和起床时间?

4. 如果可以自己决定,那么你计划什么时候就寝和起床?

5. 你从就寝到入睡通常需要多长时间? 入睡是否有困难?

6. 你夜里是否经常醒来? 醒来的频率是多少? 醒来后再入睡是否困难?

7. 一般来说,你平均每晚睡多长时间?

8. 你白天是否经常因为睡眠不足而感到疲倦? 白天过度困倦是否会影响你每天的工作和社交?

9. 你是否曾经因为前一晚的失眠而发生意外或者差点发生意外?

10. 你白天是否会有小睡的习惯? 一般多长时间?

11. 你的工作是否是倒班制?

12. 你是否经常比自己所预计的时间早醒而后很难再入睡?

13. 你的睡眠问题最早从什么时候开始? 那个时候或者之前几个月内发生了什么事情?

14. 当你醒来时床单和被子是否很乱?

15. 你是否在夜晚因为腿部抽动而醒来? 你的伴侣有因此抱怨过吗?

16. 你的伴侣是否会抱怨你鼾声过大? 你会偶尔有超过 10 秒时间停止呼吸,或者在睡眠中呼吸困难的情况吗?

17. 你最近是否做过噩梦或者夜惊?

18. 你夜晚是否有磨牙或者咬紧牙关的现象?

19. 你成人后是否仍经常尿床?

20. 你成人后是否经常梦游?

浏览这些问题能够使你找到自己失眠的原因,并能让你了解可以关注这个项目的哪个部分。比如,问题1~4集中在评估你的睡眠—苏醒行为。大多数人的睡眠时间和清醒时间不会每天完全相同,但不同的日子相差也就大概1小时。如果你的时间差别非常大，那就说明有问题了。

如果平时的夜晚和周末的夜晚睡眠时间差别很大，可能是因为平时对自己剥夺了睡眠。你能够让自己多一点睡眠吗？一些人在周末即使醒来，也会在床上躺很长时间。睡眠有问题的人可不能这样做，因为这样会打乱睡眠-苏醒节奏。

问题5：如果你经常会花1个多小时才能入睡，那可能是太过紧张了。请仔细阅读关于如何放松和如何减压的章节（分别是第7章和第8章）。或者如果你的内在睡眠-苏醒节奏出现了问题，那么请认真阅读如何调整生物钟的章节（见第11章）。

问题6：让人觉得奇怪的是，很多睡眠好的人夜里会醒5~15次，但每次醒来后，他们都能立即入睡，甚至不记得自己曾经醒过。问题不在于是否醒来过，而在于醒来后发生了什么。如果醒来后没能马上入睡，那么请注意当时你在想什么。可能思考能让你明白失眠的原因所在。而且，那些半夜的时候醒来时间过长的人都是待在床上时间过长的人。如果他们能睡晚点，或者起床早点，那么就能有效减少甚至消除半夜醒来的现象。

问题7：一些人比另一些人需要更多的睡眠。这个问题只与你在白天是否劳累有关（见问题8、问题9）。

问题8和问题9对于帮助你回答以下这个大问题很关键：你是否真的患有失眠症？并不是每个自认为有失眠症的人都真的患有失眠症。睡眠时间短并不能说明患有失眠症，除非它影响了你的正常生活和工作，或者影响到你的身心健康。正如在第1章讨论过的一样，有些人就是短时睡眠者，他们比平常人都幸运，只需睡眠3~5小时。既然别人都睡相对更长的时间，短时睡眠者开始担心自己是否有问题，是否患有失眠症。如果白天感觉灵敏且精力充沛，尽管比家人睡眠时间都少，那也没有问题。事实上，这简直太好了——你可以利用多出来的时间做那些自己想做的事情。

尽管如此，如果本身不是个短时睡眠的人，不要费劲去做一个短时睡眠者。不要因为工作需要或者想要证明自己与众不同而欺骗自己。

　　也有很多人对自己的睡眠认识不够。他们可能会高估自己的入睡需要的时间，以及自己每晚醒来的次数。一些人甚至"梦"到自己半夜醒来，并想象自己并没有睡着。有人自称每晚仅睡3~4小时，但他们在实验室的睡眠记录却显示他们睡了6、7甚至8小时。

　　如果不确定自己是否真正有失眠症，那么请着重看问题8和问题9的分析。问问自己这个重要的问题：我是否经常在白天感到疲倦，并且不能正常工作？如果回答是肯定的，那么你很有可能患有失眠症。如果白天很清醒，精神很好，工作状态正常，那么你的睡眠就是足够的，即使仅仅只睡4小时。

　　要确定睡眠是否充足，还要问问自己下面的问题：早晨起床是否特别困难？是否需要闹钟才能起床？是否会在看电视、看书或者听音乐会的过程中不知不觉地睡着？是否周末都会比平时睡得晚？只要肯定的回答超过2个，那么说明你睡眠不足。

　　另一方面，你是否在熄灯后很长时间都睡不着而是躺在床上想着自己什么时候能够入睡？或者早晨比自己预计的早很多醒来？如果回答是肯定的，那么说明你需要的睡眠时间少于待在床上的时间——而这一点，正好是失眠的一个可能原因。

　　读到这里，你可能希望能测一测自己所需的睡眠时间。首先计算自己现在的睡眠时间。如果现在白天不感到困倦，精神状态很好，那么就减少1小时的睡眠时间。按新的睡眠时间坚持1~2个星期，看看自己的精神状态。如果白天感到困倦，那么说明新的睡眠时间不够，就返回到原来的状态。

　　另外，如果现在听讲座、看电视甚至驾车的过程中会打瞌睡，你就应当把自己的睡眠时间延长1小时，坚持1个星期看看是否能够改善精神状态。

　　（如果延长睡眠时间仍不能改善，那么肯定是另外的问题影响了睡眠质量，而这一点，我们在后面的章节会讨论到。）

　　不断地尝试调整自己的睡眠时间，但每调整一次，就要坚持1周的时间，这样才能让身体适应。

了解自己的身体情况和睡眠需要。不要担心所谓的"应该"睡多长时间，只要掌握这样一个原则——足够的睡眠能防止白天的疲倦——就可以了。寻找适合自己身心的睡眠方式，并遵照执行就行。

问题10：小睡的作用因人而异。对某些人来讲，小睡可能会影响他们晚上的睡眠质量，而对另外一些人则没有这样的影响。试着不睡午觉，坚持1个星期，看看自己晚上的睡眠情况如何。

问题11：倒班工作对那些睡眠质量不好的人来说会非常辛苦，在第12章中，会说到如何在倒班工作和长途旅行后提高睡眠质量。

如果对问题12的回答是肯定的，就意味着你本身是个短时睡眠者或者每天上床的时间过早。过早醒来也可能是因为压力或者是达到了较晚的睡眠阶段（见第11章）。你可以晚上床1~2小时，这样坚持几个星期，看看是否可以晚点醒来，这样就可以确定自己是否是短时睡眠者。要确定过早醒来是否因为压力，后文中的压力测试问卷能帮你弄清楚这个问题。

问题13：睡眠问题的开始往往是因为某人生活中的一个重要事件。即使这一事件是积极的，也会引起睡眠问题。比如，如果你得到提拔，即将肩负更多的责任，这样的事情会让你感到高兴，但也会让你承受更多的压力。

如果你对问题14和问题15的回答是肯定的，那么你可能患有睡眠专家称为周期性肢体抽动的病症。这种病会影响患者的睡眠。如果对问题16的回答是肯定的，那你可能患有睡眠呼吸暂停综合征。在随后的第13章，我们会更进一步谈到药物的原因，在第15章会谈到其他的睡眠障碍。

如果对问题17~20中任一题目的回答是肯定的，那么你可能患上了睡眠专家称为睡中异常的睡眠障碍，这种障碍可以缓解，我们将在第15章进行详细讨论。

心 理 测 试

根据美国国家统计数据和我们自己的临床经验，至少半数以上的失眠症都是由心理问题引起，比如抑郁、焦虑、婚姻压力或者工作压力（当我们提到心理问题的时候，并不是指"疯癫"或者有"精神病"，这些问题在失眠症患者中发生的概率和在睡眠正常人群中相同）。

我们发现，失眠症患者往往最后一个明白自己的睡眠问题和心理问题有关。和大多数人一样，失眠症患者大多也不愿意承认自己有情绪或者心理方面的问题。因此，即使你不认为自己的睡眠问题是由于心理原因，也有很大的可能性是你有这方面因素的影响。临床经验告诉我们，失眠症患者周围的亲朋好友都认为患者需要接受心理帮助，但患者本人却不这样认为。

患者所患的失眠症类型和他的心理问题往往一一对应。比如，过早醒来的患者往往有抑郁，而入睡困难的患者往往很焦虑。

如果下面的抑郁和焦虑问卷显示你有心理问题，即使自己认为不可能也应当寻求进一步的专业测试和咨询。谈一谈你自己的情况。咨询相关专业人士看看失眠症状是否由心理问题引起，试着带着开放的心态来聆听。如果你认为咨询时的建议有意义，那么就请他给予治疗的建议，并努力配合治疗。

抑郁测试

我们首先要解决最为棘手的问题：你是否抑郁？

完成下面的抑郁问卷。这个问卷上所有问题的设置以患抑郁症人群的各种特点为基础，如果对其中4个或者更多的问题回答"是"，那么就应当考虑自己可能有抑郁的症状了。如果有6个或者更多的问题回答"是"，那么就很有必要寻求专业意见了。解决了抑郁的问题后，失眠的问题一般也就能够得到相应的解决。

抑 郁 问 卷

1. 你是否经常无故地伤心，且不能自拔？

2. 对于未来，你是否很悲观或失望，感到未来没有希望，且不会有好转？

3. 你是否感觉自己是个总让别人失望的人（父母、丈夫、妻子或孩子）？
   你对自己是否也很失望？

4. 大多数时间，你是否都会感到不满或者无聊，而且以往让自己满足的
   事也不再能满足自己？

5. 你是否大部分时间都觉得很糟糕或没有价值？

6. 大多数情况下，你是否会将事情的失败归结为自己的原因？

7. 你是否曾有过伤害自己甚至自杀的念头，或者觉得如果自己死了会
   更好？

8. 你是否经常哭泣？

9. 你现在是否比以往更容易被激怒？

10. 你对其他人是否失去了兴趣或者对他们毫无感觉？

11. 你现在是否比以往需要更多的帮助才能做出决定？

12. 你是否不再在意自己的形象？

13. 糟糕的情绪是否会影响你的工作？

14. 你每天早上是否比平常早醒一个或几个小时，且难以再入睡？

15. 你是否会莫名其妙地感到累？

16. 你胃口是否变得不好或者毫无节制地进食？

17. 你对性是否失去了兴趣？

18. 你是否早上感觉最为糟糕，晚上感觉好一些？

19. 以往很简单的事情，你现在是否感到难以完成？比如，家务活或者某
    些工作任务。

20. 你的某位近亲是否有因为抑郁入院的经历？

完成这些问题后，一些失眠症患者承认自己有抑郁的症状，但很多人将其归咎为失眠的结果："如果我睡好了，就不会出现这样的现象。"当然，这里确实存在一个恶性循环。糟糕的睡眠的确会使情绪变得更坏，而更坏的情绪又会进一步降低睡眠质量，从而进一步加深抑郁的程度。但不管起因是什么，抑郁仍然需要寻求专业的帮助。

有时，抑郁被巧妙地掩盖。临床上有一种情况叫做"微笑抑郁症"，这种症状的患者会否认抑郁，反而总是面带笑容。失眠可能是唯一表明情况不好的信号。

有一个典型病例，患者叫艾达·辛普森，48岁，患有严重的慢性失眠症长达18个月之后，她被送到了睡眠障碍中心，各种安眠药的尝试均以失败告终。辛普森女士来到中心时，因为睡眠不足显得很虚弱，双眼充血，但她自己控制得很好。回答医生问题时，虽然疲惫地微笑着，但她很有礼貌且回答得体。她说自己的睡眠状态一直时好时坏，但此前的18个月达到了前所未有的恶劣程度，而且她自己想不出来到底为什么会失眠。

经过详细的问诊，我们了解到，两年前，这位女士的生活发生了巨大的变故。她最小的儿子上了大学，那些时常需要她帮助的邻居也都搬走了。但辛普森女士自己觉得，这些改变会帮助她改善睡眠，而不是影响其睡眠质量。因为她经常梦想着，总有一天，自己从一堆杂务中脱身后能够开始全新的职业生涯。

辛普森女士在中心住了3个夜晚。平均每晚醒来35次，每晚总共睡眠时间不到4小时，并且很多仅仅处于第1阶段，没有 δ 睡眠，其他睡眠模式的特点都符合抑郁的症状。比如，她第一个快速眼动睡眠在入睡后10分钟发生，这种情况和早晨过早醒来一样，是抑郁症的表现。

随后两个星期，进一步的精神科诊断和心理测试最终显示，辛普森女士患有严重的抑郁症，尽管她掩饰得很好。我们了解到，她潜意识里感到自己无能，不再被需要，只能坐等年老和死去。

抗抑郁剂几乎可以立即提高睡眠质量。在随后的心理治疗过程中，辛普森女士找到了低自尊的原因，并且重新找到了充实的生活方式。最后，她几乎全职工作于一家慈善机构。几个月以后，她停止了所有的药物，并且各项机能良好，还说自己睡得跟20岁时一样好。

焦虑测试

下面我们进行焦虑测试。这套心理问卷的设计都是基于焦虑的特点。如果对于其中3个或以上的问题，你的回答是肯定的，就应当考虑自己的失眠可能是过于焦虑造成的。如果对其中5个或更多的问题，回答是肯定的，那么你可能比大多数人更加焦虑，应当寻求专业帮助了。你可能需要专业的咨询师，否则，你的紧张情绪便会成为习惯。如果那样的话，你就需要得到专业放松师的帮助。

焦 虑 问 卷

1. 你是否经常无缘无故地感到不安、易怒或者紧张？

2. 你的心脏是否经常不受控制地狂跳？

3. 你的双手是否经常出汗，黏糊糊的或者异常冰冷？

4. 你是否经常感到喉咙堵住？

5. 你是否很难慢下来或者放松？

6. 你是否经常感到不安全或焦虑？

7. 你是否经常感到心神不宁？

8. 你是否会担心自己说的话伤害到别人？

9. 你是否经常莫名其妙地觉得很累？

10. 你是否很容易担忧，即使是那些自己很清楚不重要的事情？

11. 你是否正在担心有什么灾祸发生？

12. 你是否经常感到紧张、惊慌或无所适从？

13. 你是否很难集中精神或者突然觉得大脑一片空白？

14. 你是否比其他人更容易担心未来？

另外再想想你的失眠从什么时候开始。临床经验告诉我们，由焦虑引起的失眠可能开始于一段充满压力的时间，或者几个月之后。尽最大可能地回想你的睡眠问题刚开始的时间，然后回想那段时间或之前几个月自己的生活状态。如果在那段时间内你的生活有什么重大变化，那么这种变化很可能就是你失眠的原因之一，就像辛普森女士的案例一样。

也想想那些让你担忧的事情和经常带给你压力的事情。比如，你是否出现经济上的问题？你是否正在搬家？你是否孤独？你是否失业或者担心失业？你是否不被家庭成员所接受或者尊重？你是否担心会失去至爱的人？你是否为自己的婚姻焦虑？你是否为工作上的事情担心或者和某个家人相处不好？你是否为变老或者生病担忧？

以上的任何一个问题都可能引起失眠。

医 学 原 因

现在，我们来看看医学原因引起的失眠问题。完成下面这个医学问卷。对其中任何一个问题的肯定回答都是失眠的可能原因。

医 学 问 卷

1. 你是否患有过敏、鼻塞或者咳嗽，在夜晚会影响你的睡眠？

2. 你是否患有关节炎、背痛或者其他痛让你睡不着？

3. 你是否经常因为吃得太多、食管裂孔疝或其他原因而消化不良？

4. 你是否有其他病症导致失眠？

5. 你是否在服用含咖啡因、麻黄素或安非他命的药物？

身体内的化学元素不平衡、激素失调和其他的医学问题都可能造成睡眠问题。因此，如果你睡眠不好，首先应当想到的就是去医院做一次全身检查。

传染病、过敏症、关节炎、背痛、头痛、消化不良、咳嗽以及其他很多病症都会影响睡眠质量。关键是自己要知道原因何在，并且寻求专业的帮助来治疗。失眠可以是甲状腺疾病或者肾脏疾病等重大疾病的早期标志，还有可能，一些威胁到生命的疾病也首先表现为失眠，比如脑部肿瘤。当然，这种情况极为少见。但是，你应当确定自己很健康，特别是当你自己都很担心生病，或者除了失眠还伴随其他一些症状时。

失眠可能是某些药物的副作用造成的，比如很多治疗哮喘的支气管扩张药物、含有类固醇的药物和那些含咖啡因的药物。详细地咨询医生，弄清楚自己所服用的药物是否会引起失眠，或者仔细阅读药品说明书，看看失眠是否是这种药产生的副作用。

酒精和药物依赖也会严重地影响睡眠。在一项大型的国家研究中发现，在长期失眠症患者中，有12%的患者失眠的首要原因是药物和酒精依赖。如果你习惯性地饮酒或者服用情绪调节性药物，那就应当考虑到，这可能是引起失眠的原因。

安眠药也会引起失眠。如果确实服用过这类药物，那么请回答下列问题：

- 你是否每周服用安眠药超过1次？
- 如果你正在服用此类药物，是否出现过药效不再显著或者你不得不增加药量的情况？
- 你是否曾经担心医生拒绝再给你开安眠药？
- 你是否曾经停止服用安眠药后，发现随后的一两个夜晚根本无法入睡？

如果对于以上任何一个问题回答"是"，那么请阅读第14章，对安眠药会有更详细的说明。

生活习惯问题

　　某些生活习惯方面的问题也可能造成失眠。完成下面这个生活习惯问卷。在接下来的这一章中，我们会对它们中的各个方面进行更为细致的讲解，并且告诉你如何才能够使这些方面有所改善。

生活习惯问卷

1. 你的工作或者家庭是否带给你很大的压力？

2. 你吸烟吗？

3. 下午或者晚上的时候，你是否喝咖啡、茶或者可乐？

4. 你平均每天会喝多于两杯的鸡尾酒、啤酒或者烈性酒吗？

5. 你是否滥用镇静剂？

6. 你每周的运动次数是否少于两次？

7. 你每天的工作时间是否经常多于10小时，或者每周工作时间多于6天？

8. 你是否总是很认真严肃，没有一件事情是为了乐趣才做的？

9. 你每年的假期是否少于两周？

10. 和家人、朋友或者同事的关系是否有令你不满意的，或者在某个重要关系中让你觉得有压力？

11. 你是否不满意，或者感到很无聊，或者陷入一种无望的境地？

　　有时，我们所坚持的生活习惯并不能满足身体的需要，这就可能造成失眠。人们都需要规律的工作、玩乐和休息。这些生活习惯问题可以帮助你了解自己的生活是否达到平衡。我们的生命需要一种节奏。我们就好像一台机器，不能够总是以最大功率运行，否则很快就会耗尽。我们知道有些人能够比其他人更容易打破常规，可以一天18小时都保持最佳状态（就像有的机器每天能比其他的机器做更多的活儿一样）。尽管如此，如果你有失眠的症状，想想你工作休息的节奏。现有的节奏是否已经超过了你自己

身心能够承受的范围?

1988年,我到梅奥临床睡眠障碍中心遇到的第一个病人叫安迪·欧文斯,一位32岁的商人,他总是超负荷地"运行"。他从18岁仅有的200美元起家,到现在已经建立了价值1000万美元的商业帝国。这都是他通过坚持不懈、认真细致地勤劳工作达到的。当他的帝国慢慢崛起时,他也变得越来越忙。不久以后,他开始每天工作16~18小时,包括周六和周日(甚至圣诞节和复活节,他也在下午5点下班)。

这样一段时间后,他的睡眠开始越来越有问题。他开始在夜晚出现经常的、长时间的清醒。为了不"浪费"这段清醒的时间,他就在这段时间里工作。但是,他发现如果头一天晚上通宵工作后,第二天就会没有精力。于是,他养成在白天小睡的习惯。

随后的两年,欧文斯先生形成了这样的习惯,每当连续工作两三个小时,基本上就到了他能够忍受的极限,他就会睡上0.5~1小时。醒来后再继续工作。如此这般,不论昼夜,包括周末。毫无疑问,他的工作质量受到了影响,而这个结果却促使他强迫自己更加努力地工作。他总是认为,当他的事业走上正轨以后,就会自然而然地运作,无需自己操心,这样他就可以放松了。但事实是,这样的一天永远不会到来,而他的工作表现却每况愈下。终于有一天,自杀倾向把他送到了医院,在这里,他被迫改变自己的生活方式。

当然,像欧文斯先生这样极端的病例并不多。但是,当我们问及病人平时的娱乐,或者如果他们被迫一周七天都不能工作的话他们会做些什么,病人往往都会陷入长时间的尴尬的沉默。你是什么情况呢?

无聊和过大的压力同样,也是睡眠"杀手"。在梅奥临床睡眠障碍中心,我们经常会遇到退休前很成功的管理人员。他们以往的大部分时间都在狂热地工作,并且从工作的成就中得到了很大的满足。被迫退休以后,一般是在70岁左右,他们觉得非常不满,感到他们现在就是"废物"了。其中,一些人临床上抑郁了,而大部分人感到十分无聊;另外一些失眠患者因为无聊而失眠,主要是因为身体有疾病(比如不能自由活动、只能坐在轮椅上看电视）而限制了他们的活动，从而感到很无聊；还有一些是因为做着十分机械的工作，毫无乐趣。因为无聊而失眠的例子还可以举出很多，它也是很多患者失眠的共同原因。

这种类型的失眠症患者如果能够在生活中找到更多兴奋的事情或者使自己感到满足的事情，他们的睡眠问题就能得到很大的改善。有一位曾经是管理者的人开始种植兰花，他的睡眠就有了明显改善；有一位身体有残疾的病人学会了上网，于是每天花几个小时在网上交友，并且非常热情地投入到网聊中；还有一位做机械工作的人，利用业余时间，将损坏的汽车零配件打造成金属雕塑，得到了他人的认可，他的睡眠质量也有了提高。

你的生活习惯是影响睡眠质量很重要的原因之一，并且在大多数情况下可以调整。在这个项目中，我们遇到了很多生活习惯改变的实例。

萨利·卡森是另一例因为生活习惯问题而引起失眠的病例。她因为经常在工作时睡着而被解雇之后，来到了我们这里。她是个医药技术人员，白天大部分的时间都在看显微镜。在大学的时候，她并没有睡眠的问题。但是，当她开始第一份工作以后，就开始了失眠。被解雇前，她已经坚持了六个月，但是每天都睡得越来越不好，白天工作时就越来越困。

我们一起分析她的失眠状况时，她回忆到失眠就是从得到第一份工作开始，她没有能够很好地从一个学生的状态转变到一个全职工作人员的状态。尽管如此，她很喜欢自己的工作，因为她觉得主管的管理很公平，而且能够自己养活自己不需要依靠父母。因此，她感到应该没有理由会失眠。

但是，分析得更深入一些，卡森女士开始回忆从工作开始，她的生活就只剩下了工作和看电视。虽然她是一个比较害羞的女性，但是多年的宿舍生活给她提供了与人交流的机会。工作以后，她自己住在公寓里，白天的工作只是和显微镜打交道，这就意味着没有机会和别人交流。她不知道怎样和其他人联系，她非常孤独却不自知。

对于卡森女士，安眠药是没有用的，她需要调整自己的社交生活。她要求自己参加一些社团（尽管这样的方式开始很困难），学会交朋友，满足自己与人交流的需要。6个月以后，她成为了一个年轻人组成的教会组织的秘书，参加了为老年人阅读的志愿者行动，并且找到了男朋友——然后就完全忘记了自己曾经还有过失眠的经历。

其实，很多的失眠症患者都清楚地知道引起自己失眠的压力是什么，但却感到无能为力。有的患者为了生计不得不在一位特别苛刻的上司手下工作，有的则为了孩子不得不维持一段无法忍受的婚姻。很多情况下，患者权衡再三，最终决定，失眠症与苛刻的上司和无奈的婚姻相比不算什么。尽管如此，很多患者却忽视了可以改变现状的可能性。

比如，有一个叫丽塔·弗莱的患者，她觉得她的婚姻已经到了无法挽救的地步，因为每次当她想和丈夫谈话时，她丈夫要不就说很忙、很累，要不就说要看一档电视节目而拒绝和她交谈。我们建议她努力地寻找和她丈夫交谈的机会，并且我们为此做了很多次演练。她鼓起勇气跟丈夫说有非常重要的事情需要和他商量，整个谈话需要3小时的时间，无论他有多忙多累，请他在他下个月的日程表上空出来3小时的时间。作为交换的条件，她保证下个月的其他时间绝对不"打扰"他。她丈夫很不情愿地答应了。她认为他们需要在一个完全没有干扰的地方好好地进行这次谈话，于是，她决定不在家里进行。

弗莱太太尽可能诚实和理智地告诉她先生，在这段婚姻中她感到不满足，感到非常寂寞。刚开始弗莱先生根本不把他太太的话当一回事，但是既然他已经答应了用3小时来进行这次谈话，他仍然坚持听下去了。随着谈话的深入，他也开始意识到，在这段婚姻中他也不快乐，他们以前的所有浪漫都已经荡然无存。后来，他们计划专门空出一些时间，甚至是整个周末来一起做一些事情，来弥补现有的情况。这个计划果然产生了效果，自从他们第二次离家同游以后，弗莱太太的睡眠情况有了很大的改善。

如果你们经常在床上吵架生气，而且当你还醒着的时候，你的伴侣已经进入梦乡，你有可能会因为吵架或失望而产生负面的情绪。失眠通常是人际交往出现问题的表征，如果要治愈失眠，首先就要解决人际关系的问题。在弗莱太太的案例中，直接沟通的方法产生了效果。如果是这样的情况，那么首先要明白自己的问题出在哪里。

在后面的章节中，我们会帮助你找出可能解决问题的方法。不要因为自己认为无望而放弃，可能有办法来解决。

睡眠的观念和态度

有时，我们自己关于睡眠的观念和态度会影响到实际的睡眠，而这一点很多人并不知道。我们已经在第1章里指出了很多错误概念。一些先入为主的想法能使我们焦躁不安或者变得很紧张，这些都会影响到我们的睡眠质量和数量，而这些观念其实很多都是毫无事实根据的。

如果要了解你自己的想法如何影响你的睡眠，看看你自己对于下面的"观念和态度问卷"中所列举的一些想法的如何看待。

观念和态度问卷

你觉得以下的陈述是否正确？

1. 每天晚上我需要 8 小时的睡眠来恢复体力。

2. 如果晚上我没有睡够一定的时间，第二天我会用小睡弥补。

3. 我担心如果有两三个晚上没有睡觉的话，我会精神崩溃。

4. 如果在床上的时间更长，我就能睡得更久，这样第二天感觉就会好一些。

5. 如果入睡有困难，那么最好的方法就是待在床上，想方设法让自己睡着。

6. 如果第一天晚上没有睡好，我知道第二天肯定不能够有效地工作。

7. 如果白天我感到易怒、沮丧或者焦虑，我知道那是因为头一天晚上我没有睡好。

8. 我自己无法克服失眠所带来的负面影响。

9. 对于夜晚不停出现的思维我不知所措，毫无办法。

10. 除非我能够克服失眠，否则我无法享受生活并且有所建树。

实际上，上面这份问卷所列出的陈述都是错误的，或者更准确地说，只有对于极其少数的失眠症患者来说，这些才是可能发生的事情。因此，如果你认为对的题数越多，越说明你对于睡眠的观念和态度影响着你的睡眠，妨碍你享受睡眠。

在后面的章节中我们会不时地谈论这些态度，但是现在我们只要知道对于大多数患者来说，以上这些陈述都是不对的。

在此，我们要感谢加拿大著名的睡眠研究者查尔斯·莫文博士，因为是他第一次使用了这个问卷，也是他在自己的书——《失眠症》(*Insomnia*，1993) 中提出了关于睡眠的观念和态度对睡眠的重要性。

睡眠保健分析

现在，请完成下面的"睡眠保健问卷"。对其中任何一个问题回答"是"都意味着你应该认真地思考相关的问题，并进行深入的探寻。在第6章里，我们会详细地讲解如何处理睡眠保健问题。

无论引起失眠的始作俑者是谁，经过长年累月与失眠的抗争，很多失眠症患者养成了不好的睡眠习惯。最糟糕的两种习惯就是：(1) 十分努力地想要睡着；(2) 已经习惯性地对自己的卧室产生了反抗情绪。

如果好几个晚上没有睡好觉，你肯定禁不住开始担心了。长期以来，如果每天都要在没有睡好觉的情况下坚持工作，这并不是一件轻松的事情。所以，你开始因为睡眠而焦虑，每到睡眠时间到来时，你就会上床准备好好地睡一觉。但是，你却无法入睡！你越需要睡眠，越努力地想睡着，就越睡不着。因此就有成千上万的美国人每晚都做着错误的事情：他们躺在床上，尽其所能地想要睡着。但是，这种努力试图要睡着的状态正是他们能够做的最糟糕的事情。你越是努力，越睡不着。这种情况是失眠症最主要的因素之一。

就像亨利·福特医院睡眠问题研究中心的主任汤姆·若斯医生曾经说过的：“失眠症持续的时间越长，它就变得越古怪。”但是，一旦你了解了失眠症，它可能连现在的一半古怪都没有了。

要搞清楚你自己是否有努力睡着的坏习惯，就问问自己是否经常在想要保持清醒的时候睡着。比如，在你听新闻或者别人朗读时，当你听一个比较无聊的报告时，甚至在你开车时。如果真的如此——而且之后当你想入睡的时候却怎么也睡不着——你可能就是那种非常努力想要自己睡着的人。我们在后面的章节会讲解如何解决这个问题。

另外一个不好的睡眠习惯和你的卧室有关，而其中的重点就在于焦虑。如果晚上躺在床上却无法入睡，你就会禁不住越来越沮丧。这时，你所在环境的外来刺激——黑暗、枕头的感觉、伴侣的鼾声——所有的这些慢慢都会成为沮丧的源泉。不久，你就开始变得有一些条件反射，只要一进入卧室，就开始变得沮丧不安，无法睡眠。一旦上床，你就会把眼睛睁得大大的，这仅仅是因为以往的一些经历。

为了找出条件反射是否是引起你失眠的主要原因，问问自己在什么地方能够睡得最好：在自己的床上，还是另外的地方？很多人在客厅、在地上、在汽车旅馆、在别人家里或者在露天——只要不是在自己的床上，就能够获得非常好的睡眠（我们曾经遇到一个病人，他发现自己在野营时能够睡得最好。于是，每天夜晚，他都会偷偷摸摸地到后院，在一个帐篷里睡觉）。如果在除了自己卧室的地方能够睡得更好，那就说明你的失眠原因是对自己卧室的条件反射。

睡眠保健问卷

1. 在准备上床之前，你是否经常感到忧虑、焦虑或者恐惧？

2. 你是否在床上吵过架，又或者床成为了不满意的性关系的象征？

3. 你是否有闹钟？在半夜醒来时，你是否会非常焦虑地察看时间？

4. 躺在床上你是否感到焦虑？

5. 你的睡眠时间是否毫无计划，什么时候上床就什么时候睡或者极其不规律？

6. 沮丧的想法或者第二天的计划是否经常充斥着你的大脑，让你无法入睡？

7. 你是否经常在晚上工作直到睡觉的时间？

8. 你是否发觉自己总是强迫自己入睡？

9. 你是否在自己的床上总是无法睡好，但是在别的地方就会好一些？

10. 如果睡眠的质量对第二天没有影响，比如周末，你是否就会睡得很好？在需要好睡眠的情况下，你反而会失眠，比如第二天有很多工作需要做？

找出自己的问题所在了吗？

你可能已经发现自己的失眠原因是因为压力、紧张、抑郁或是焦虑。

你也可能发现自己的失眠有药物或者身体的原因，或者是某种疾病、使用了某种药物、腿部抽搐，或者是睡眠时呼吸不畅。

你还有可能发觉自己的失眠和生活习惯有关，或者和自己的睡眠观念和态度有关。

也许，你也已经习得了失眠：有压力时，你就会担心睡眠情况，但是这种压力过去之后，你仍然会习惯性地担心自己的睡眠问题。

下一步，我们就一起来搞清楚，引起你睡眠问题的真正原因是否和你认为的一致。就像进入睡眠中心的病人一样，你将学会记录"睡眠日志"和"日间日志"的秘诀。

第 3 章

记录睡眠日志

科学家未被证实的想法称为假设；正确的科学过程是测试这个假设看它是否真实。这就是你现在需要做的事情，因为你已经对自己失眠的原因有了一定的假设。现在你就要测试这个假设，看看它是否是你失眠的真正原因。

为了这个目的，你需要记录睡眠日志（如表3-1），记录每天晚上的睡眠情况，还需要记录日间日志（如表3-2），记录前一天所做的事情以及自己的感受。这些日志能够帮助你最终确定什么原因让你睡得不好，并且帮你找到改善睡眠的方法和途径。这个测试要持续几个星期。

尽管记录这些日志很花费时间，但这对于你来说非常重要。通过多年的临床经验，我们发现，这种方法能最有效地帮助你找到你自己失眠的特定原因。如果不知道失眠的真正原因，你就无法找到治愈的方法。

几乎所有到睡眠问题中心寻求帮助的患者都要记录睡眠日志。一开始，很多患者都拒绝做这件事情。他们说每天的睡眠都一样糟糕，没有变化。但是，如果你坚持一个星期记录睡眠日志，就会发现每个夜晚的睡眠情况不尽相同。

另外有一些失眠症患者说他们的失眠通常都发生得出乎意料："我从来都无法预料哪天晚上我会失眠，事后就忘记了失眠的原因。"尽管如此，睡眠研究者们知道大多数睡眠不好的夜晚，都有原因和结果。

表3-1　睡眠日志

姓名：＿＿＿＿＿

每天早上起床后填写此日志。其中需要填写的时间请自行估计，不用担心数字不准确。

日期	星期日	星期一	星期二	星期三	星期四	星期五	星期六
昨天睡午觉了吗？如果回答是肯定的，请记录睡了多长时间。							
是否服用任何帮助睡眠的药物？请记录服用时间和用量。							
你什么时间关灯并准备睡觉？							
昨晚用了多长时间入睡？							
昨晚醒了多少次？							
昨晚清醒的时间一共有多长？这不包括一开始入睡所用的时间。							
昨晚最后一次中途醒来是什么时候？							
昨晚睡着的时间总共有多长？							
中途最后一次醒来是什么时候？							
和上个月的平均水平相比，你昨晚睡得怎么样？从下面的5个级别中选一个。							
总体来说，你今天身心恢复活力的情况怎样？从下面的5个级别中选一个。							

睡得怎样
1. 和平均水平相比，差很多
2. 和平均水平相比，有点差
3. 和平均水平相比，差不多
4. 和平均水平相比，稍好一些
5. 和平均水平相比，好很多

恢复情况怎样
1. 一点都没有恢复
2. 稍微恢复了一点
3. 恢复了，但是不充分
4. 恢复的程度相对让我满意
5. 恢复的程度让我非常满意，完全恢复了，能够很好地工作

表3-2　日间日志

姓名：＿＿＿＿＿＿＿

日　期				
星期日				
星期一				
星期二				
星期三				
星期四				
星期五				
星期六				

　　你的目的是要找出你自己失眠的特定原因。通过前面一章的阅读，你可能有了一些推测。那么现在通过睡眠日志和日间日志，你就能测试这些想法是否属实。

开始记录睡眠日志

　　你要记录的第一个日志就是睡眠日志。现在我们就看看怎样记睡眠日志。每周准备一张空白纸（内容可以按照上面的"表3-1"，也可以自己设计）。横栏的表头分成7栏，分别写上一周七天，下面的一栏留出来写对应的日期。竖栏的表头分成11栏，其中按表3-1写上相应条目。

　　每天早上起床后花30分钟填写好睡眠日志。至于日期，应该填写开始睡觉时的日期，而不是早上的日期。换句话说，如果你在4月7日的早上填写表格，那么日期就应该填写4月6日。如果有让你填次数，就尽量猜，不要担心不准确。你应该感兴趣的是总体的感觉和趋势——你如何评价自己夜晚的睡眠情况。

　　每天早上填写睡眠日志很重要。在填写自己对每晚睡眠的印象时，不管其他白天和夜晚的情况怎样，注意写下这天早上和前一天晚上你的真实感觉。比如，尽管前一天晚上你可能用了2小时入睡，但是第二天早上你却感到精神和身体都恢复了活力。如果是这样的话，你就按照真实的感觉记录下来。

　　在日志记录进行一周以后，你就可以挑出睡得最好的一到两个晚上以及睡得最差的一到两个晚上。有了这样的数据之后就可以想想下面的这些问题：你需要多长时间才能够入睡，每天能够睡多长时间，每天是否感到身心都恢复了活力，等等。当然，对于这些问题，没有什么定量的测量标准，只是根据你自己的感受记录下来。一些人觉得比较烦的是需要很长的时间才能够入睡；一些人则觉得每晚醒来多次很难受。无论你的情况是怎样的，每周总有一两天睡眠质量最好，有一两天睡眠质量最差。当然，这样挑出的夜晚只是相对的。可能实际情况是按一般人的情况，这一周的每个夜晚你都没有什么好质量的睡眠。如果是这样的话，那么你就挑出相对来说不那么差的，标注为"最好睡眠"。比如，如果每天晚上都要用4个小时才能入睡，但是在周五晚上你仅用了3个半小时就进入了睡眠，那么周五的晚上就是这周睡眠最好的夜晚。

开始记录日间日志

接着就要记录日间日志了（如表3-2）。在记录睡眠日志的同一周记录日间日志。日间日志比较好制作，但是填写起来就比较麻烦了。你可以使用日间日志来测试到底是什么原因引起了失眠。记录下每天发生的事情、自己的感觉以及每天测试的原因。我们建议你一次测试4种假设。

这次横栏的表头分成4栏，分别填上你需要测试的假设变量；竖栏的表头分成7栏，分别写上一周的七天。这些假设应该包括你自己认为最可能引起失眠的原因：在阅读上一章后的想法，或者仅仅就是自己的直觉。表3-3是一位患者所记录的日间日志，在上面，你可以清楚地看到他那一周所测试的假设变量是什么。其他的假设可能包括所摄入的咖啡因的量、喝酒的量、吸烟的量、晚餐的时间和类型、工作的烦恼、和家人关系的紧张程度等。你也可以测测情绪上的问题，比如紧张、生气或者焦虑，也可以看看环境上的问题，比如房间的温度等。甚至你有一个非常不着调的预感，都可以对它进行测试。很多情况下，人的直觉和预感非常准确。

大多数的患者第一次被我们问及他们所能想到的引起他们失眠的原因时，都会一愣。他们通常会说，如果自己知道的话，就没有必要来寻求我们的帮助了。他们问我们应该写出什么因素。但是，一定记住：你自己才是最了解自己的人，而且最终也只能由你自己提供找出失眠原因的线索。

大吃一惊之后，大多数失眠症患者都能够想出可能引起失眠的原因。对于那些实在想不出来的，我们会让他们写出他们心目中引起别人失眠的4

种可能原因。知道什么因素不会引起你的失眠，这和知道什么因素引起了你的失眠同样重要。但是，记忆在这个方面却让我们感到失望。必须要通过这样一个科学但却辛苦的方式——每天都仔细地记录下我们的观察。我们不能够只凭自己通常情况下的状态来判定自己失眠的真正原因，比如"运动从来不会影响睡眠"。

无论何时，只要可能，那么请对这些你正在测试的变量进行1~5级的评估。这能够使你之后的工作变得比较容易。我们不关心具体的数字。如果量表是1~5的分级量表，5表示最高兴，其实很难准确地判定你现在的情绪是4还是5。尽力判断就好，相信自己的本能反应。

每晚上床睡觉之前，你肯定无法知道当晚睡眠情况会怎样，一定要完成日间日志，这一点非常重要。然后收拾好日志，不再管它，直到第二天早上再来记录睡眠日志。

评 估 日 志

填写睡眠日志和日间日志整一周后，对两份日志进行整体评估。选出睡眠质量最好的和最差的一两个夜晚后，看看日间日志上的假设变量是否与之相关。

我们将表3-3和表3-4作为样例，进行分析。这两份日志由贝莎·斯科特——一位30岁的失眠症患者填写。最开始，她非常认真地说她的失眠完全没有任何原因，睡眠好坏没有任何规律。

首先，看看她的睡眠日志。我们能看到周二夜晚最糟糕，而周六和周一夜晚最好。是什么原因造成这样的结果呢？我们用黄色的记号笔标示出最好的夜晚及其对应的日间行为，用红色的标示出最差的夜晚及其对应的日间行为。

然后，在睡眠障碍中心，我们和她一起对日间日志上的四个假设变量进行了评估。当她看到"锻炼"这个因素时，她突然意识到可能是周六一整天在州公园内的徒步旅行使她当晚的睡眠质量相当好。尽管如此，她发现周一白天她根本没有进行任何的运动却得到很好的睡眠，而周二打了排球以后反而睡眠质量很差。这样一来，似乎运动本身并不是影响她睡眠的因素。

贝莎觉得工作压力可能是她失眠的原因，毕竟她的上司非常情绪化。周一的白天上司的心情很好，而周二他的心情不好也不坏。周六因为见不到上司，所以应该不作为因素考虑在内。从这周的记录里没法看出上司的情绪对其睡眠所造成的影响，因此贝莎决定，下一周的记录中会将上司的情绪作为变量继续进行测试。

另一个猜想是晚间的电话可能是重要的原因——我们终于从这里找到了突破。贝莎看着日志，突然想起周二的电话，然后就变得很激动。时而颤抖，时而大叫，时而诅咒，甚至哭泣。冷静下来以后，她开始述说周二的那个夜晚。

她意识到她妈妈那天晚上的电话和自己的失眠有关时，觉得很吃惊。贝莎和妈妈曾经有过很激烈的争吵。她责怪妈妈干涉自己的事情，甚至为了避开妈妈的电话使用过一个未公开的电话号码。但是，她觉得现在她们母女相处得很好，像朋友一样。她承认周二晚上的通话让她有点生气，她自己觉得不久就过去了。但是，她在治疗中心的反应和周二晚上的失眠却说明完全不是这么回事。

我们建议贝莎接下来的几周继续记录日志，看看跟母亲之间的通话是否是造成她失眠的直接原因。通常情况下，我们得先证实我们的预感，然后才能够着手处理它。但是，通过对这件事情的几次相当深入的讨论，贝莎觉得她完全明白了这件事，并且要采取行动做一些弥补。她决定接下来的这个周末去拜访母亲。当然，这不会是一次轻松的旅行。她清楚地知道，对着母亲大喊大叫只能破坏她们之间已经建立起来的良好关系，而回到以往怒目相对的状态。所以，她决定这次拜访的目的是找出母亲使她不安的原因，以及母亲为什么仍然干涉她的生活。

就如她事后陈述的那样，那次拜访困难重重。贝莎的母亲是一位寡妇，

表3-3　睡眠日志样例

每天早上起床后填写此日志，其中需要填写的时间请自行估计，不用担心数字不准确。

姓名：　贝莎·斯科特

日期	星期日 10/2	星期一 10/3	星期二 10/4	星期三 10/5	星期四 10/6	星期五 10/7	星期六 10/8
昨天睡午觉了吗？如果回答是肯定的，请记录睡了多长时间。	无	无	无	无	无	无	无
是否服用任何帮助睡眠的药物？请记录服用时间和用量。	无	无	无	无	无	无	无
你什么时间关灯准备睡觉？	23:00	23:00	23:30	22:30	23:00	00:30	23:00
昨晚用了多长时间入睡？（单位：分钟）	15	30	120	60	45	10	30
昨晚醒了多少次？	3	1	4	2	2	2	1
昨晚清醒的时间一共有多长？这里面不包括一开始入睡所用的时间。	45	15	60	30	30	45	10
昨晚最后一次中途醒来是什么时候？	5:00	6:00	5:30	5:30	6:15	7:00	7:00
昨晚睡着的时间总共有多长？（单位：小时）	5	6	3	5.5	6	5.5	7.5
中途最后一次醒来是什么时候？	6:30	6:30	6:30	6:30	6:30	7:15	8:00
和上个月的平均水平相比，你昨晚睡得怎样？从下面的 5 个级别中选一个。	3	4	1	2	3	3	4
总体来说，你今天身心恢复活力的情况怎样？从下面的 5 个级别中选一个。	3	5	2	4	3	3	5

睡得怎样

1. 和平均水平相比，差很多　　4. 和平均水平相比，稍好一些
2. 和平均水平相比，有点差　　5. 和平均水平相比，好很多
3. 和平均水平相比，差不多

恢复情况怎样

1. 一点都没有恢复　　　　　4. 恢复的程度相对让我满意
2. 稍微恢复了一点　　　　　5. 恢复的程度让我非常满意，完全恢复了，能够很好地工作
3. 恢复了，但是不充分

表3-4　日间日志样例

姓名：**贝芙·斯科特**

日期	运动量和类型 10＝大量	我上司的情绪 1＝不好，10＝高兴	晚上的电话	我想要大声说话却没有说出来的情况
星期日	游泳10圈　8	—	19:10 吉米打来电话，我们分手了 22:10 罗伊西打电话来要处方	中午：教堂宣誓活动 关于午餐
星期一	没有运动　1	上午3，下午7 整天都在微笑	18:50 乔：关于宴会 20:30 多丽丝（聊天）	—
星期二	打排球　7	整天5	20:50 妈妈对我和吉米的分手表示失望	—
星期三	游泳20圈　9	1甚至更糟糕 没有一件事情在他看来是对的	20:30 又是多丽丝 21:15 乔：关于宴会	10:00 工作：关于我以前的工作关系 14:15 上司对我的"慢慢吞吞"很不高兴
星期四	没有运动　1	7（仿佛是为了弥补昨天的坏脾气）	没有电话	18:30 和罗伊西一起吃饭关于同事
星期五	没有运动　1	10（不明原因）	19:50 吉米：仍然在生气 22:00 旅游销售	17:30 美容师：关于共同的朋友
星期六	整天在公园里散步　10	—	18:20 姐姐：关于多丽丝 19:15 多丽丝	—

独自居住在离贝莎160公里以外的小公寓里。一开始，她表现得非常敌对、极其苛刻。但是，贝莎这次坚持的计划是试图理解而不是去判断母亲这种行为的原因。她一直问母亲问题，而且对母亲的回答也保持高度的兴趣。刚开始的一段时间，这让母亲非常困惑，她以为这次女儿来又会像以前一样对她大喊大叫。周末过去后，这对母女逐渐开始互相倾听和理解。

其实贝莎的母亲非常寂寞。她认为自己养育女儿的过程让她很失望，她感到自己应该为女儿遇到的困难负责。贝莎慢慢意识到，母亲并不是像自己以前所认为的那样，是个苛刻的、对别人只会冷酷地下判断的人，而是个寂寞、年老、被负罪感所羁绊的人，她常常觉得受到抨击，早年是来自丈夫，现在则来自女儿。贝莎哭泣着和母亲拥抱在一起，并且决定以后的日子要多陪伴在母亲身边。结果并不令人意外，贝莎的睡眠情况得到了提高。

现实生活中的事情，不可能都像这个病例一样，都以剧本一样的喜剧结局。更为常见的情况是，要发现问题所在需要耗费大量的时间和精力。有时，如果这个问题的症结在于人际关系，那么仅仅坐下来好好地谈一次，并不能得到任何进展。通常情况下，都需要很长一段时间的心理治疗才能达到完全康复。即使贝莎和她妈妈的关系得不到改善，至少贝莎也知道了她这种看起来没有什么规律的失眠究竟是怎么回事，而不至于毫无头绪。

上面我们所说的这种分析的过程可以用于分析你关于自己失眠的任何预感，只要你在日间日志每天的记录都不一样。比如，如果在你的日志中，每天喝咖啡的量都相同，那么你就没法对咖啡的变量进行测试。需要有所变化，你可以一个星期有三天喝咖啡，而其他的四天不喝。同样，有些因素需要更长的时间才能够确定是否是失眠的原因。可能你需要记录当下自己的睡眠情况，然后做两个星期的锻炼，然后记录睡眠日志，看看自己的睡眠是否有所改善。

睡眠日志和日间日志还能够告诉你其他的一些事情。它们能够告诉你什么因素和你的睡眠情况没有直接的关系。这也很重要，因为这样你就不必为这些事情担心。我们知道很多失眠症患者会吃一些口味比较清淡的食物，他们想通过这样的方式改善睡眠状况。尽管三年来他们一直吃这样的食物，他们的睡眠并没有任何的改善，但是他们仍然坚持，仅仅是因为有人告诉他们说这种饮食对他们的睡眠有帮助。还有一位失眠症患者听说在床上看书对睡眠不利，就坚持五年没在床上看书，但结果是睡眠状况不见一点改善。如果他能够记录睡眠日志和日间日志，并且有的晚上看书，有的晚上不看书，可能他的睡眠状况能够得到改善，而且还不会被迫放弃睡觉前看书的爱好。

　　某些方法的效果有时很难测量，比如放松训练、心理治疗或婚姻咨询。这些方法的过程非常缓慢，而且往往在快要变好一些之前还有一段时间会变得更坏。在使用这些方法之前，先记录两个星期的睡眠日志，使用这些方法之后再记录两个星期的睡眠日志，比较这两个日志，看看所使用的方法是否有效。

　　我们虽然不能过于强调这样仔细记录数据的重要性，但是，这些数据确实能够帮助我们看清事情的真相。我们曾经治疗过很多病人，他们自己声称某种治疗方法对自己根本没有效果，当我们一起分析他们的日志时却发现，虽然他还不能享受正常的睡眠，但是至少现在每晚能够比以前睡的时间长2~3个小时。同样，有些病人声称某种治疗方法对他们很有效，但我们的分析发现，他们的睡眠日志并没有表明他们的睡眠状况有了改善。

　　这应该就是我们这本书想要传达的主要信息，那就是一定要成为自己的"私人睡眠医生"。自己进行实验，建立自己的理论，假设哪些因素会影响自己的睡眠，怎样才能睡得好些，怎样会睡得差些，然后用睡眠日志进行测试。如果某个变量很重要，那么你可能需要对这个变量进行多次的测量。

主宰自己的睡眠

解决自己的问题会让你觉得有控制感。你就不会感到无助，因为你采用了积极的态度和行为来解决问题。

自己测试不同的失眠原因会让你发现，引起失眠的因素其实很简单——可能是因为下午或者傍晚的一次长时间的小睡。你可能会发现自己为生活中的某件事感到焦虑或者情绪上感到紧张，也可能会发现一些更简单的事情，比如每天凌晨从窗户下面驶过的卡车，或者是你习惯于每天晚上吃带咖啡因的巧克力糖。又或许引起你失眠的不仅仅是一个因素——通常情况下是很多因素共同作用引起了失眠。

一旦缩小了测查的范围，你就能够拟定控制自己失眠的计划了。在后面的章节中，我们列举了多种方法。建议你在阅读的过程中，手里拿着一支铅笔，这样就可以边读边将适合自己的那种方法标示出来。首先试那些看起来和你最相关的部分，然后再试试你认为也会有帮助的那些方法。

对某些人来说，失眠的原因和解决的方法可能很容易、很快就能找到，而另一些人可能会实验很多因素，用好几个星期的时间来记录睡眠日志，直到找到症结所在。

重点在于，一定要以开放的心态对待它，并且用最适合自己的方式坚持下去，直到找回优质的睡眠。

•••• 第 4 章 ••••

每一位失眠者都应该做的三件事

如果你是一位失眠者，现在请马上开始做三件事情，它们可以帮助你。无论引起你失眠的原因是什么，这三件事情都可以改善你的睡眠，所以请立即行动起来。

这三件事情是：减少咖啡因的摄入、限制酒精的摄入以及戒烟。

我们知道这非常困难，因此并不坚持每一个人都要完全做到。但是，我们希望你能够测试这三件事情对于你睡眠的效果。

减少咖啡因的摄入

俄亥俄州戴顿医院的迈克·伯纳特博士在1995年的职业睡眠协会年会上陈述的研究报告表明，失眠者通常比其他人的新陈代谢高9%，无论在白天还是晚上。尽管失眠者经常感到昏昏欲睡并且反应迟钝，但是，他们的神经却像受到强烈刺激而显得非常兴奋。如果睡眠正常的人连喝4杯普通咖啡而使自己的新陈代谢上升到和失眠者一样的水平，他们也会经历失眠的痛苦。大多失眠者的脑细胞都处于高度活跃状态而无法入睡，摄入咖啡因使这种状况变得更糟（矛盾的是，专家通常会使用咖啡因帮助多动儿童）。

咖啡因和其他类似刺激物引起的问题超出大多数人的想象，摄入太多的咖啡因可能是失眠的因素之一。通常情况下，失眠者对这些刺激物异常敏感，睡前一杯咖啡或者下午一块巧克力都可能会造成他们失眠。一项研究证明，那些因为咖啡而失眠的患者，将咖啡从身体里清除的速度慢很多。夜晚——他们喝过咖啡8个小时以后——咖啡因在失眠者体内的浓度远高于其他睡眠正常的人。而且，他们对咖啡因的敏感性会随着年龄的增长而增强。即使你以前不管在下午还是晚上喝咖啡、茶或者可乐饮料，均不会引起睡眠问题，有可能随着年龄的增加，它们就成了问题。

每天摄入咖啡因超过200毫克（两杯普通咖啡、三杯可乐、少许含咖啡因的止疼片）可能会严重影响睡眠并且产生咖啡因依赖症。对于一些人，可能更少量的摄入也会导致这样的后果，比如中午一杯咖啡或者下午一杯可乐。

摄入过多咖啡因能引起颤抖、紧张、易怒、心悸、心律不齐、低血压、恶心、眩晕、腹痛、腹泻、尿频，当然还有失眠。研究证明，咖啡因会导致人们用更长的时间入睡、引起更多的中途醒来以及降低睡眠质量，甚至在人们没有意识到的情况下。

一位三个孩子已成年的母亲，52岁的伯纳黛特·贝克，因为失眠走进达特茅斯诊所寻求帮助。她曾经是一位非常热心公益、很有能力的人。五年前，当最小的孩子离开她去读大学后，她便成为组织里的管理者。但是现在她"太紧张而无法入睡"。她怀疑可能是过度的工作引起了失眠，同时承认三个孩子在家时更忙，但是睡眠却很好。

过去的五年内，贝克太太曾经三次因为"神经衰弱"而住院治疗。每一次的治疗都非常成功，她的失眠症状完全消失，出院时，她又可以"睡得像个婴儿"。但不幸的是，治疗的效果一般延续时间都很短。然后，她接受了心理治疗，因为可能她非常努力工作的表象掩盖了她实质的"空巢症状"。但是，治疗一年后，心理治疗师也不能确定她的症结所在，就介绍她到睡眠障碍治疗中心来了。

例行的睡眠过往史表明，贝克太太是个过分紧张、焦虑但却健康的女士。然后，我们问她："你每天喝多少杯咖啡？"她回答得很含糊："一些吧——我也不清楚。应该每天都喝很多咖啡，因为开会时的饮料全是咖啡。"最后，她估计有8~10杯／每天。结果一个星期的日间日志表明，贝克太太实际每天要喝20~25杯咖啡。

戒掉咖啡的过程很痛苦，一开始贝克太太常常流泪、沮丧、头疼并且昏昏欲睡，这些都是咖啡戒断的常见症状，就好像她在接受心理治疗的头几天出现的症状一样。戒咖啡两个星期以后，她的失眠和焦虑消失了。现在，4年以后，贝克太太比以往任何时候都忙了，但是睡得很好，每天只喝一杯咖啡。

为了找出咖啡因对你睡眠的影响：试试下面的方法：一个星期的时间不摄入任何含咖啡因的食品或饮料，包括咖啡、茶、可可、巧克力、可乐等任何含咖啡因的饮料，不服用任何含咖啡因的药物。如果一个星期以后，你发觉自己不再那么紧张、焦虑，睡眠质量有所提高，那么咖啡因应该是你要完全戒掉的东西。

一开始这可能比较困难，因为你可能已经对咖啡因上瘾。事实上，很多人在最初一两天会感到头疼等咖啡因戒断的症状，还有人会非常困、没有精力，甚至会感到身体不舒服，感到易怒、沮丧或紧张。如果你确实对咖啡因依赖很严重，那么就尝试慢慢地戒掉它，每周减少2~3杯咖啡，这样会减少头疼、神经过敏或抑郁的状态。

还有一些其他的线索能表明你对咖啡因上瘾：如果晚上睡觉之前不喝咖啡，半夜肯定会醒来；如果晚上睡得比较晚，早上起床后会感到头疼。如果你通常会在早上喝几杯咖啡，那么下午时感觉到的头疼可能就是因为咖啡因戒断而产生的。

如果每晚你都不得不起夜，或者白天处理紧急的事情感到困难，那么戒掉咖啡因也能帮助你解决好这些问题。一位泌尿科医师告诉我们，去找他看病的泌尿疾病患者有2/3是通过戒掉咖啡因而解决问题的。

如果你认为你的生活中确实需要咖啡（不要欺骗自己，其实你不需要），那么可以尝试一点点地增加摄入咖啡因的量，看看它会带来什么后果。可能一定的量不会带来任何变化。如果你想试试，那么每天增加一杯含咖啡因的饮料，看看有什么后果。几天之后，再增加一杯看看到底你能容忍多大量的咖啡因，能够使自己不紧张，而且保持很好的睡眠。不要让咖啡因成瘾和失眠又找上你。通常情况下，一开始的几天你会感到来自咖啡因的刺激感觉不错（有时还会有欣快的感觉），但几天以后就会发觉你又开始失眠了。

这里有一些小技巧可以帮助你减少咖啡因的摄入量：喝茶的时候第一杯茶要倒掉，从第二杯开始喝，这样摄入的咖啡因会少一些。喝无咖啡因的咖啡或者茶。不要忘记计算软饮料、止疼片或其他药品、巧克力糖果、甜点和饮料中的咖啡因含量。

如果你正在怀孕或者哺乳期，那么一定要小心每天摄入的咖啡因的含量。如果母亲饮用过多的咖啡，那么，她的婴儿可能会因为咖啡因影响其神经而睡眠不好或者患上疝气。

如果年龄稍大一点的小孩睡眠有困难，那么请记住一个小孩饮用一听可口可乐，血液中的咖啡因含量相当于成人饮用4杯咖啡后血液中咖啡因的含量。纽约麦蒙尼德斯医疗中心的沃尔特·斯尔福医生在《儿科》杂志上报告过他的研究成果。一组十几岁的儿童被试，他们患有失眠症和心动过速，当他们不再饮用可乐后，这两个症状都消失了。

限制酒精的摄入

以往，很多医生会建议失眠症患者睡前饮用一杯葡萄酒或者鸡尾酒，但是现在这种方法不再被推荐。当然仍然有人用酒帮助睡眠。饮酒作为日常的习惯会有很多危害，而不能用酒精作为帮助睡眠的方法也有很多原因。

很多人发觉睡前一杯酒能够帮助他们放松，使他们更容易入睡，而另一些人却发现酒精使他们根本无法睡眠。几乎对于每个人来说，晚上较晚的时候喝酒都会使他们的睡眠产生问题或者时断时续。喝过酒后，他们不再睡得很沉，而是整晚都不停地醒来。到早晨，他们肯定比没有喝酒的夜晚睡的少。

如果晚餐时喝酒或者含酒精的饮料，酒精可能不会在血液中停留过长的时间，可能不会对睡眠有什么影响；如果睡前两个小时内摄入酒精，就很有可能降低睡眠质量。

就像测试咖啡因这一因素一样，你也可以测试酒精对睡眠的影响。如果你习惯于睡前喝一点酒，那么请记录当天的睡眠情况和第二天的感受，记录一周的时间。然后，一个月不喝任何含酒精的饮品，克服戒酒的严重反应。再记录一周的睡眠日志，看看每天的睡眠情况和白天的感受。最后做出自己的决定。

如果每天晚上你都喝很多酒，觉得突然戒酒非常困难，那么就慢慢戒。首先每晚减少到一杯酒；这样几天后，再喝酒精浓度较低的酒，每天一杯，坚持几天；然后再完全地戒酒，用带冰的果汁代替。

如果你即将使用酒来帮助睡眠，那么首先你需要知道其中的危害：一是酒精会导致质量很差的睡眠；二是可能会使你产生酒精成瘾。很多酗酒者坦承他们当初就是想用酒精帮助自己睡眠。

长期酗酒者的睡眠很不正常，睡眠经常被打断，一个晚上醒来无数次。实际上，长期酗酒者表现出的症状是"早老型"睡眠，表现为无数次醒来，几乎没有 δ 睡眠，快速眼动睡眠逐渐减少。睡眠断断续续而且很轻，躺在床上的时间不断增加，睡眠—苏醒节律模糊不清，患者可能会在白天不断地瞌睡，表现得特别嗜睡。

如果母亲在怀孕期间饮酒过度，出生后的婴儿通常被发现睡眠很不正常。

酒精能引起或加重一些人的睡眠呼吸暂停（即睡眠时暂时没有呼吸的一段时间），有时可能只是严重的打鼾，但有时可能会对生命构成威胁，特别是那些有肺病或者心脏病史的人。酒精之所以导致这样的后果，主要是因为它会使喉部的肌肉放松，而抑制唤醒机制。

研究人员在美国盖恩斯维尔市的佛罗里达大学进行过一项实验，20名年龄从20岁到65岁的男子，睡前一小时内饮用4小杯伏特加，然后对他们的睡眠进行监控。结果发现，和没有喝酒相比，平均每个人产生睡眠呼吸暂停的次数在喝酒后增加了5次。据佛罗里达大学的研究者说："对于那些已经患有心脏病或者肺病的人，即使睡前饮用中等浓度的酒对他们的生命也会造成威胁。"

如果一个经常大量饮酒的人停止饮酒，那么两个星期以后他的睡眠就会得到极大的改善。当然，如果对于酒精的依赖程度更高，那么他戒酒所需要的时间就更长。一些长期酗酒者在戒酒后不久，可能会面临更多的失眠、更频繁地半夜醒来、夜晚紧张以及时不时出现的噩梦。通常，一些严重酗酒者可能会再次用饮酒来减轻戒酒带来的这些痛苦，从而形成恶性循环。

长期大量饮酒的人在戒酒两年后，可能也不会比从不喝酒的人睡眠质量好，甚至有极少数人可能睡眠永远无法完全恢复。很难说造成这种睡眠紊乱的原因到底是酒精造成了永久的、无法恢复的伤害还是失眠问题一直就存在，只是酒精一开始被用于解决这个问题。给自己足够的时间——可能会是几年——等这种戒酒造成的失眠症状好转，如果需要，去寻求专业医师的帮助。

关于酒精的重要规则在于：千万不要用酒服用安眠药。务必记住这一点！这种组合可能会产生极其严重的副作用，它们互相加重效果，最后可能造成致命的结果。

48岁的比尔·昆斯是一位单身的汽车经销商。他是个善于交际的人，而且喜欢吃吃喝喝。尽管他没有结婚，但是有一个女朋友和他住在一起。他是一个乐观主义者，1980年他争取到了一款的汽车经销权，但他经营不善，又遭遇了价格狂跌，6个月之后他破产了。女朋友离开了他。昆斯先生开始大吃大喝，破产两个月之后他长了十几公斤。

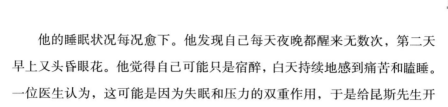

他的睡眠状况每况愈下。他发现自己每天夜晚都醒来无数次，第二天早上又头昏眼花。他觉得自己可能只是宿醉，白天持续地感到痛苦和瞌睡。一位医生认为，这可能是因为失眠和压力的双重作用，于是给昆斯先生开了安眠药。

但是，昆斯先生服用了安眠药之后，睡眠却变得更糟糕。他半夜醒来的次数越来越多，而且持续的时间越来越长。加倍服用安眠药只是使情况更糟糕。白天他变得经常瞌睡甚至不能坚持自己的工作（破产后他找了一份汽车销售员的工作）。另外，他开始觉得自己的心脏有问题了，时不时地跳得非常快。

以前的女朋友回到了这个小镇，这似乎救了他的命。他们当晚决定见一面。女朋友见到他后大吃一惊：4年前睡眠很好的人，现在几乎没有一分钟可以安静地入睡，并且呼吸很费力，"他在床上就像鱼在没有水的环境里一样挣扎"。她把昆斯先生带到一个睡眠治疗中心。在那里，他被检测出睡眠过程中有多次的睡眠呼吸暂停。

在昆斯先生的这个病例中，很显然，失眠一开始和压力有关。但是，体重增加使他不可避免地患上睡眠呼吸暂停，酒精又加重了呼吸暂停，所以他才会频繁地醒来，大口呼吸。然后，他服用安眠药，安眠药压抑了呼吸活动，因此加大安眠药的剂量使其症状更加严重。这三个因素的三重作用使呼吸暂停成为长期而严重的症状，甚至发展出了心律不齐。

对于昆斯先生的治疗重点首先指向严重的问题。首先，医生对他的呼吸暂停实施了外科手术；然后，昆斯先生走上了漫漫的健康恢复之路，我们控制了他的酗酒，让他戒掉了安眠药；最后，我们让他增加运动量，减轻体重。4年之后，他的睡眠恢复了正常。

所以，如果你有失眠的现象而且饮酒，那么请停止饮酒。如果自己无法做到，那么请寻求专业的帮助。

戒　烟

如果一个人吸烟，他往往会失眠。

尼古丁能使你清醒百倍。它就像咖啡因一样是一种刺激物。因此，如果你习惯于睡不着时吸一支烟，那么请你改掉这个习惯。用看书代替，这样还能够免去火灾的隐患，避免在床上吸烟。

很多研究已经清楚地证明，吸烟会导致失眠。事实上，吸烟者所抱怨的很多问题中，失眠排在头几位。

吸烟者入睡有困难是因为吸烟会导致血压升高、加速心跳并刺激脑电波的活动。吸烟者夜晚也会更频繁地醒来，原因可能是他的身体正在经历戒断症状。

宾夕法尼亚州立大学的安东尼·卡乐斯博士和他的团队经过实验证明，那些每天吸一到三包香烟的人，如果戒烟，那么他们能够更容易入睡，半夜醒来的次数更少。尽管他们白天也会表现出戒断的症状——暂时性的易怒、紧张、疲劳和不安，但是睡眠情况确实得到了改善。

因此，如果你是吸烟者，戒烟肯定能够治疗你的失眠，并且还能帮助你活得更长。

如果你愿意的话，就来测试一下（戒烟即使不会有助于睡眠也是一件好事）。从你决定戒烟的那天开始，请服用额外的维生素 B、维生素 C、钙和镁来缓解压力；准备一定量的果汁、口香糖、胡萝卜、芹菜、爆米花和其他的零食帮助你度过最初的困难时期；然后开始有所行动。停止吸烟一个月，看看自己的睡眠情况是否得到改善。同时建议：离其他的吸烟者远一些；如果特别想吸烟，请用散步、游泳、骑自行车或者其他有节奏的运动代替；如果你实在无法坚持不吸，那么请买你最讨厌的牌子的烟，吸一支。坚持让自己在起床后1小时、饭后1小时、睡前1小时不吸烟。列出你戒烟的原因，每天读一遍，也能帮助你戒烟。

　　一些人能够自己戒烟，另一些则只能寻求专业的帮助。你可能需要咨询你的医生、心理治疗师或者其他治疗师，或者试一试某种戒烟项目，或者参加一个医生推荐的戒烟工作坊。

　　开始的几天肯定会使你的睡眠更糟糕，因为会有尼古丁戒断反应。但是，这个时候请不要轻易决定继续戒烟还是放弃，一个月之后再决定是否要用戒烟的方法来治疗你的失眠。使用睡眠日志并且仔细地检查自己的睡眠状况是否在戒烟后有所好转。

　　大多人戒烟后睡眠质量有了大幅提高，而当他们戒掉咖啡因和酒精后，睡眠质量更是有了非常显著的改善，而由此得到的健康生活和体质则是额外的收获。

•••• 第 5 章 ••••

你睡觉的房间

马塞尔·普鲁斯特无法忍受外面的噪声，于是，他把房间的缝隙都塞起来。旅行时，他通常会把左右隔壁的房间都租下来，这样可以保证自己不受噪声的干扰。

据说宋美龄夫人旅行，甚至去白宫时，都会带自己的床单。

当然，我们并不想让你成为如此偏执的人，只是想告诉你，良好的睡眠环境是舒适睡眠的第一步。

怎样才能使自己的卧室非常舒服，能够有很好的睡眠呢？实际上，这个问题的答案并没有正确或者错误之分。最好的方法是，你自己用睡眠日志来找出什么样的环境最适合自己。

初步的检查

床单干净吗？毯子会不会太轻、太重、会令人发痒或者太热？卧室温度是否太低或者太高？你的睡衣舒服吗？你是否养了一只不安分的狗、猫或者鸟，夜晚一直在卧室周围不停地弄出难听的声音？

这些事物对睡眠的影响可能超出你的想象。看看改变它们以后几天你的睡眠状况是否有变化。

检查你的床

为了确定床的形状良好，不会让你不舒服，你需要检查下面这些部分：

看看床垫是否凹凸不平，是否中间或者边缘陷下去，是否布满了灰尘？如果有这类问题，那么就应该去买一个新床垫了。

可能床不够大，特别是当有两个人睡在上面的时候。你可能不知道，两个人同时睡在一张普通的双人床上，每个人所占的空间只有一个婴儿床那么宽。如果是两个人睡，那么请换用一张大号或者特大号床，或者将两张普通的单人床拼在一起，这样就能帮助你睡个好觉了。

枕头舒服吗？也许你需要一个新的。买一个你自己喜欢的枕头：软的或者硬的，海绵的或者羽毛的。

床单是否舒服？缎子的床单可能非常性感，但是它太滑而且不透气，因此可能会不舒服。如果平纹棉布过于粗糙，那么就用顺滑的密织棉布。

如果想买一个新床垫或者一张新床，那么请先决定要买什么类型的：弹簧的、海绵的或者水床。

如果决定买弹簧床垫，确定对自己来说什么硬度最合适。一般来说，越厚的、圈数越多的弹簧就越硬。要选那种稍硬一点的，因为随着时间的推移，弹簧会越来越软。

如果决定买海绵床垫，请记住床垫越厚，海绵密度就越大，从而硬度就越高。也可以选用那种中间海绵比较密，而表面覆盖了一层比较软的海绵层的；或者中间是弹簧，表面覆盖了一层海绵的，这样既可以支持你的身体，也会让你感到非常软。海绵床垫可以放在平板床上，也可以放在弹簧床垫上。

如果决定买水床，那么就买有内置隔板、衬垫和加热器，躺上去起伏较小的那种床，也可以买那种胶状填充物的水床。

还有混合型的床，比如有将海绵床垫放在水床上的。

如果买了床垫，那么请记住要经常翻面，这样能够保证床垫总是平平整整的，不会某个地方凹下去。

但是，一定记住，这所有的一切都要根据自己的实际情况来决定。没错，你需要一张舒服的床，这样每天早上起床后才不会觉得背疼或者其他的毛病。尽管如此，很多地方的人睡在坚硬的地上，也没有出现任何的问题；另一些则睡在中间凹进去的吊床上。大概在路易十四时期的法国，人们都是坐着睡觉（凡尔赛宫的床就是很好的证明）。

如果你的背部有问题，那么应该睡比较硬的床垫。阿瑟·米歇利医生在他的《矫形治疗》（*Orthotherapy*）一书中建议，那些有下背部疼痛的人，应该将一块较薄的床板放置在床褥和弹簧床垫中间，以起到很好的支撑作用。在一些酒店，你可以要一块床板放在床上。

如果早上起床时感到关节僵硬，那么你可能要睡在羊毛的床褥衬垫上。《澳大利亚医学杂志》上有一篇研究报告指出，羊毛的衬垫能够减少睡眠者的移动，能够提高关节炎患者的睡眠质量。

如果脖子僵硬，那么可能需要一个有特殊形状的枕头，或者一个比较小的松软的枕头，防止脖子受到挤压或者在睡觉时形成不正常的弯曲。

如果你有心痛或者呼吸问题，那么你的头部和上身最好能够垫高15厘米。用木块垫在床头的床柱下，或者使用楔形的枕头。

嘈杂还是安静？光亮还是黑暗？

一些人需要在完全安静和黑暗的环境中才能睡好。你可能是其中一员，因此尽量使自己睡眠的环境没有噪声，比如用地毯、其他面料的织物或者其他可以隔离声音的物体，看看这样能否改善你的睡眠。

对于一些人来说，开着窗或者有风吹入会影响他们的睡眠，而另一些人则无法忍受在一个几乎密闭的空间或者有空调的房间里睡觉。特别是当房间被完全密闭起来，他们会觉得氧气不够。将你卧室的窗户关上或者打开，看看哪种情况比较适合你。

有一个人晚上工作，白天休息，他的睡眠因为噪声和光亮出现问题。于是，他将墙壁粉刷成黑色，挂上厚厚的窗帘，使用黑色的床上用品，再加上耳塞。这些措施使他的睡眠质量提高很多。另一名患者戴上眼罩睡觉。

睡觉时要听收音机吗？这个也需要你自己测试一下。加拿大国家研究理事会报告说，收音机的声音即使调至最小，也会影响睡眠。但是，我们认为这个还是跟个人有关。将收音机的声音开得很小，播放整晚能够帮助某些人的睡眠。当他们半夜醒来后，稍微听一会儿收音机就能更容易再入睡。如果你喜欢伴着音乐入睡，那么可以尝试用自动关闭的音响和有安抚功能的乐曲（据说约翰娜·塞巴斯蒂安·巴赫曾经为一位王子写过名为《哥德堡变奏曲》的钢琴独奏组曲，这组曲子非常安静，它帮助这位王子克服了失眠症）。

时钟的滴滴声甚至也会使一些人受到干扰，而另一些人却因为某种单调重复的声音更容易入睡。

好像大多数人能够很容易适应任何相对比较稳定的噪声，但不能适应突然出现的噪声，比如飞机飞过、大厅的门被使劲关上或者卡车开过的声音。实际上，很响的噪声会打扰那些早上醒来后不记得半夜是否被吵醒的人。

这种情况在洛杉矶机场附近的居民区进行过实验。首先，大多数被访者说他们已经习惯了飞机的声音，不会再受到干扰。然后，研究者在被试家中安放了电极，通过电极他们能够清楚地观察被试睡眠时的脑电波。他们发现即使在这个区已经居住了6年或更长时间的居民，仍然会在飞机飞过时频繁地醒来。确实，一整晚的观察发现，生活在嘈杂区域的居民比生活在安静地区的居民每天少睡1个小时。

如果你不得不在嘈杂的环境中休息，那么使用噪声屏蔽是一个不错的主意。打开风扇或者空调。有一些可以产生比较舒缓的噪声的机器，它们可以产生如浪花拍击海岸的声音、下小雨的声音。可以使用产生白噪声的机器，它们能够产生一种舒缓、中性的，没有任何节奏或者意义的声音（收音机两个电台之间的声音就是白噪声)。

我们在睡梦中也能够分辨不同的声音,因此,声音是由什么引起的也很重要。一旦我们能够判断某种很小的声音是由于老鼠啃咬卧室墙产生的,它对睡眠的干扰就会超过噪声本身。同样,我们可能不会因为经常出现在街上的、非常响的汽车开过的声音而醒来,却会因为婴儿轻柔的哭声醒来。

可能最重要的是:人们在睡梦中对声音的敏感度差别非常大。在芝加哥大学的一个早年研究中我们发现,有的人在比背景噪声高15分贝的耳语声中就能被惊醒,而有的人则在高出背景噪声100分贝的迪斯科声音中也不会醒来。另外,对噪声的敏感度会随着年龄的增加而增强,而且女性对噪声的敏感度大于男性。

被吵醒的阈限同样也和睡眠的阶段有关,甚至跟梦的内容也有关系。如果睡眠者将噪声融入到正在做的梦里,那么这个噪声就不会吵醒他。

阈限和睡眠的需要也有关。在夜晚睡眠的需要逐渐降低,每个阶段的睡眠越来越轻,被吵醒的可能性就越来越大。如果有好几天没有睡觉,那么噪声就很难吵醒你了。

时 钟

很多失眠症患者都有一个晚上能够发光的数字时钟,整夜地提醒着他们时间。当晚上很难入睡时,他们就会很紧张地看着这个时钟。半夜醒来,他们看到的第一个物品也是这个时钟。不管看到什么时间,这都会影响睡眠。另一些人则被时钟嘀嗒嘀嗒的声音所干扰。

对大多数人来说,卧室应当是一个没有时间的环境。一旦你决定上床,那么就到了睡觉和休息的时间,不用管是凌晨1点还是5点。如果你睡不着,那么那就是娱乐和休闲的时间,应该看看书、听听音乐或者看看电视。

当然,每天早上按时起床很重要。因此,应当在卧室里放置一只闹钟,但是对于那些对时间非常紧张的人,它应该被放在听得见却看不到的地方。

我们建议你调好闹钟后，把它放在床下，或者衣橱最上面的抽屉里，然后就放松休息，直到闹钟响起。

像其他的建议一样，这个建议需要你自己试用一到两个星期以后，才能确定这是否能够帮助你改善睡眠。曾经有一个病人，他对时间很焦虑，当他把闹钟放在床下后，他总在估计到底几点了。很明显，他需要的不是没有时间的环境。

对一些人来说，时钟却能帮助他们安心。他们可能感到自己一直醒着，但时钟却显示他们已经睡了好几个小时了。

检验一下自己的情况，找出最适合自己的方式。

其他的环境因素

从另外一些方面，可能卧室对你的睡眠不利。如果你患有过敏症，打开窗户可能会带入花粉从而引起你的呼吸问题，或者一个发霉的旧枕头会让你打喷嚏、咳嗽、眼睛痒。你可能需要把床下打扫干净，洗窗帘、被罩、床单，这样才能够控制并摆脱刺激物。

保证卧室不太冷也不太热。无论以往的说法怎样，没有科学证据证明一间温度很低的房间能有助于睡眠。实际上，双脚冰冷会让你无法入睡。如果双脚真的冰冷，可以穿上一双袜子。人类睡眠比较理想的温度还没有真正确定。但是，我们知道如果温度在12℃以下或者24℃以上，人们不容易睡好，中途醒来的次数会增加，在睡梦中翻来覆去的次数也会增加，而且快速眼动睡眠和 δ 睡眠都会减少。

比较有趣的是，当人们处于快速眼动睡眠状态时，他们不再是"恒温"的——失去了通过颤抖或出汗来调节体温的能力。快速眼动睡眠在夜晚出现次数比较多，如果温度太极端，那肯定会影响到人们的睡眠。

同样请确定合适的湿度。如果空气太干，你的皮肤会很干，喉咙发痒，出现鼻塞；如果太湿，你又会感到汗湿和过热。

一些人睡不好的原因是他们感到不安全。如果你自己一个人住而且担心安全问题，就应当配一把安全的门锁，烟雾监测器以及防盗自动警铃。可能还需要一个电话分机放在床边以备不时之需。

你可以和另一个人同床睡吗？其实，我们并不是很想提这个问题。俄亥俄州州立大学的拉里·门罗博士曾经做过一个研究，这个研究中的被试都是习惯于睡在一起的夫妻。博士让这些夫妻某些晚上睡在同一张床上，某些晚上分床睡。当他们睡在一起时，他们会更多地做梦（即处于快速眼动时期）而很少处于深度睡眠的 δ 睡眠阶段，而 δ 睡眠才能够帮助人们恢复体力。研究表明只有当无干扰的睡眠进行至少10分钟后，才能够产生 δ 睡眠，一旦其中的一方干扰了另一方正在进行的这10分钟无干扰睡眠，那么就会从零开始，之后最少10分钟才能出现 δ 睡眠。因此，基于这样的研究结果，我们不太想干扰读者的婚姻幸福，也不会建议夫妻分床睡。但是，如果真的睡眠有问题，那么请选用比较折衷的办法，比如在一张特大号床上用两个分开的床垫或者其他的什么安排，来使自己睡得更好。

有时，你可能想要看看书、移动或者翻身，感到不舒服，而又不愿意打扰你的另一半。如果是这样，你就到另一个床上去度过这一夜（但是之后一定要解释原因，否则你的另一半会认为这是婚姻结束的预兆）。

有时夫妻同时上床，但其中的一个其实并不想睡觉，只是觉得这样比较礼貌。如果你自己的睡眠不好，请不要这样做。如果你是其中一个需要睡眠比较少的人，那么在自己真正想睡觉之前就上床可能会造成你失眠。

最后，我们想说，你必须要检验自己的问题所在。不同的方法对不同的人有效。

第 6 章

保持良好的心态

科林·巴恩斯从一辆旅行车后面的床垫上起来就来到了睡眠诊所。她说睡眠不足让她非常虚弱，甚至不能够坚持在车上坐3小时。她习惯于每天在床上待22小时，每天傍晚起来2小时，那也是为了"陪我丈夫吃晚餐"。家务事由佣人来做。

巴恩斯太太经常白天夜晚都在打瞌睡中度过，她经常在床上接待客人。她甚至组织了一个女性聚会，每个星期都会在她的大卧室里聚会一次。她从婴儿时开始睡眠就比常人差，现在的这种睡眠习惯是从10年前的一次肾脏手术及抑郁症之后开始的。她觉得她还没有从手术中恢复过来，虽然已经有两位专业的医生诊断说她已经完全恢复健康了。

她讨厌夜晚以及所有和睡眠有关的事情。她每天晚上会花很多时间想要静静地躺在床上（结果她感觉身上的每一块肌肉都像要抽筋一样），努力地想保持头脑中没有任何想法（结果她总是从一件事情想到另一件事情，脑子飞快地运行），努力让自己深呼吸（结果出现眩晕并且自己无法控制）。她说她已经试过能找到的所有出版物上关于治疗失眠的方法，但是没有一种管用。

巴恩斯太太总是觉得自己很虚弱，她小时候就被妈妈过分地保护起来（"亲爱的，你知道你不能出去玩儿，你会患上肺炎或者被累坏的"）。躺在床上无法入睡更让她肯定自己很虚弱。她害怕没有足够的睡眠会毁掉自己的生活，所以她待在家里的时间越来越多。

实验室的评估表明，巴恩斯太太的睡眠只能持续一个半到两个小时，但几乎白天夜晚都在睡，并且她的睡眠很多都只是处于第一个阶段（就是清醒和睡着中间的那个过渡阶段），没有深度的 δ 睡眠，快速眼动睡眠也极少。

巴恩斯太太在诊所附近的一个汽车旅馆里住了一个月。在一个非常亲密的朋友的帮助下，她在床下的时间从最开始的每天 2 小时增加到每天 16 小时。诊所的医生交给她放松的方法，告诉她睡眠保健的知识，而且每天她都会接受心理治疗，逐渐建立自信。慢慢地，她的睡眠变得正常了，当然还没有达到极好，但是，她很满意地回家了。5 年来，她的睡眠状况还是比较好的。

巴恩斯太太的病例表现出失眠症患者 3 种典型的错误做法：

"我躺在床上的时间越长，就越能获得更多的睡眠，这样就能感觉更好。"

"如果我无法入睡，我就不得不努力地使自己睡着。"

"没有任何事情比失眠糟糕了。它会毁掉明天，毁掉我的整个生活。"

实际上，失眠症患者躺在床上的时间越长，睡眠质量就会越糟糕；最糟糕的事情就是努力地想要自己睡着；某一天晚上是否睡着或者睡好实际上对于你第二天的表现可能只有轻微的影响。

下面这些事情你可以试着去做做，一开始可能会觉得有些奇怪，但是它们都能帮助你形成正确的态度和习惯，从而帮助你的睡眠。

规则一：减少睡眠时间

大多数失眠症患者躺在床上的时间太长。1993 年，我对到梅奥临床睡眠障碍中心来求诊的 62 位失眠症患者进行过一个研究。我发觉他们中的 90% 通过将躺在床上的时间减少 1 小时而改善了睡眠状况。在床上的时间过长也会影响儿童。在一个 1992 年的研究中，研究者报告了 28 名在波士顿儿童医院的年龄为8个月到11岁的儿童，他们都患有严重的失眠症。但是，当研究者将儿童的睡眠时间缩短为他们确实需要的睡眠时间后，这种情况几天后就消失了。根据研究者的研究结果，调整躺在床上的时间可以延长真正睡着的时间（虽然在床上躺的时间少了，但是真正睡着的时间却长了）。

当然，我们不是要你剥夺孩子需要的睡眠时间。不给孩子足够的睡眠时间就跟让他们在床上躺过长的时间一样是个严重的问题。但是如果孩子睡眠确实有问题，那么当他早上睡醒后在卧室里安静地玩耍时，就可以考虑让孩子起床。几天后你就会知道这是否是个好办法。

一定要记住，对于不同的人来讲，他们所需要的睡眠时间不同。一些人可能只需要睡3~4小时，白天同样精神抖擞，而另一些人可能需要8~10小时。回想你患有失眠症之前的生活。在你感到精神恢复的情况下，你的睡眠时间有多长？或者回忆得更远一些。当你还是个小孩时，你需要的睡眠时间是否就比常人少还是多？如果确实回忆不起来，那么你的睡眠时间可能跟常人一样，每晚应该需要7~8小时的睡眠。

如果你的睡眠需要7小时，但你每晚在床上躺的时间却是9小时，在这样的情况下会发生什么呢？你可能会想，这样的话，每天晚上的最后两个小时自己会失眠，但是情况其实与你的想象相去甚远。几个星期以后，7小时的睡眠就会分配到9小时里，你就会在这9小时里睡得很轻。在这9小时中，你可能很难入睡，而且半夜容易醒来。更重要的是，睡眠变得很轻，充满了第一阶段的睡眠而几乎没有深度的 δ 睡眠。就好像一定量的水被浇在了更大面积的表面上，没法完全地覆盖它。这种轻浅的睡眠很难帮助你恢复精力，会让你早上起床后感到比以往累、没有精神。

自然，你会认为自己的睡眠时间不够充足，所以就会更加延长睡眠时间。这样一来就会造成更多的轻浅睡眠，半夜更多次醒来，第二天早上会感到更累。这样就形成了恶性循环。给自己的睡眠时间越多，睡眠质量就越差，你就越容易失眠。

病人来看病时，我们首先告诉他们的就是，一定要减少躺在床上的时间。这听起来好像不对，而且不容易做到。你的身体已经习惯于在床上躺这么久，如果减少时间，它就会发出反抗的信号。事实上，你的身体会反抗几个星期，而在这个过程中你会感到非常难受。尽管如此，请一定坚持睡眠时间和没有失眠之前一样。几个星期或者更短的时间以后，你的身体就会习惯这种新的周期，然后你就会在那段时间睡得更好。

当身体发出信号表示这样是睡眠剥夺时，你确实很难坚持不睡。你可能会感到特别累，身上的每一个细胞都叫喊着要睡觉。很有可能当你在看电视或者看书时就睡过去了。我们建议这个时候你要进行比较有活力的活动，比如洗洗衣服、收拾柜橱或者跟朋友一起打打牌。积极的活动和社交都能帮助你度过这段时间，直到上床休息。

改变所处的环境同样能够帮助你保持清醒状态。你可以一会儿在书桌前工作，一会儿到客厅的桌子上，一会儿又挪到厨房里；你也可以一会儿听着音乐工作，一会儿不听音乐；在屋子里走走，伸伸胳膊伸伸腿；每个小时锻炼5分钟；先用热水洗脸，然后用冷水洗；刷刷牙，梳梳头发，或者换一身衣服；你还可以打开窗户，在夜晚清冷的空气里深深地呼吸。

如果你有一个同伴的话，事情就会简单一些。如果你知道还有人失眠，那么你们可以用"两人同行制"来互相帮助。一起讨论计划。每天晚上通通电话或者两个人作伴。

不久以后，你就会发现减少睡眠时间并不是那么困难的事情。两三个星期以后，当你发现自己睡得更沉，醒来后更有精力时，就会觉得自己的努力都是值得的。

纽约城市大学的阿瑟·斯皮尔曼博士有更加快速却疗效奇好的方法。我们要求病人把睡眠时间缩短到以往的正常时间，比如六七小时，阿瑟·斯皮尔曼博士却让他的病人把睡眠时间缩短到他们自己所报告的真正睡着的时间（但是仍然长于4小时）。他们可能需要半夜或者更晚的时间才能够上床睡觉，而早上6点就要起床。每天早上，病人都会向专业人员报告在他们躺在床上的这段时间中，真正睡着的时间是多少。那么真正的睡眠时间除以在床上的时间就是"睡眠效率"（比如，如果在床上的时间为4小时，而真正睡着的时间为3小时，那么睡眠效率为75%）。5天以后，如果病人的睡眠效率平均在90%或以上，那么阿瑟·斯皮尔曼博士就会让病人上床的时间早15或者30分钟。每次当病人的睡眠效率平均达到了90%，阿瑟·斯皮尔曼博士就会让病人提前15或者30分钟上床睡觉，直到几个星期以后，病人的睡眠时间和睡眠质量都达到正常的状态。

毫无疑问，如果使用阿瑟·斯皮尔曼博士的方法，你会很容易放弃。但是一定要记住，一旦你放弃了，那么以后的夜晚将会非常难过。在达到隧道的尽头看到光亮之前，放弃将是一个非常糟糕的决定。通常情况下，记录睡眠日志能够帮你看到自己的进步，从而激励自己坚持下去。记住，失眠症已经困扰了你很长时间，一定要允许一段时间来恢复。大多数人都能够在3个星期或者更短的时间内用阿瑟·斯皮尔曼博士的方法恢复正常睡眠。

我们通常使用的方法都是让病人将睡眠时间缩短到同他们患失眠症以前的睡眠时间一样，因为阿瑟·斯皮尔曼博士的方法要坚持下来太困难。当你好几个晚上都没有睡好后，让你坚持到凌晨两点半才上床睡觉需要有巨大的毅力，尽管这样可能是治疗失眠的好方法。

如果你的失眠还伴有抑郁，那么缩短睡眠时间同时也可能有助于治疗你的抑郁。Pflug 和 Toelle 两位德国医生发现，一整晚不睡觉能够帮助很多患有抑郁症的病人。他们不会感到瞌睡，反而会感到非常有活力。这些研究者首先让被试一个晚上不睡，在随后的两三个晚上让他们正常睡眠直到他们又出现抑郁的症状，然后再让他们一个晚上不睡，如此反复。一些病人在抗抑郁剂起作用之前的几个星期使用这种方法；有些人则只用剥夺睡眠的方法来治疗抑郁症。

选择对你自己最有效的方法来缩短睡眠时间。

规则二：不要努力睡着

"如果一开始你没有成功，那么就努力、努力、再努力！"这种信念可能在生活的很多方面都有效果。在失眠这个事情上，事实却是你越努力地想要睡着，就越睡不着。只有当你不强迫自己睡着的时候，才能入睡。

想想你自己的睡眠。是否在看电视或者看书的时候想要保持清醒却总是打瞌睡，而之后到了上床睡觉的时候，又总是很清醒？是否晚上该睡觉的时候总是睡不着，而快到天亮起床的时间又能睡得很好？对这些问题的回答如果是肯定的，那么你的问题可能是你太努力地想让自己睡着。

怎样才能让自己不这么努力呢？我们都听过数绵羊的说法。现在，大多数人都已经不是牧羊人了，但是想想无聊的事情总是个好主意。你越是想着不需要肌肉运动的无聊的任务，就越容易睡着。这就是我们为什么让很多努力想要睡着的病人做一些休闲的事情，比如看看书、看看电视或者听听轻音乐。原则就是你要把注意力集中在其他的事情上，而不是努力地让自己睡着，这样就能很自然地入睡了。最近的盖洛普民意调查显示，大概1/3的美国人都会用读书的方法让自己睡着。

如果看书，就用一个光亮充足但不刺眼的灯。看一些比较有趣的书，这样你就不会心不在焉而总是想着睡觉，但是也不要看太激动人心让你爱不释手的书。尽量保持清醒，时间越长越好。直到眼睛实在睁不开，然后放下书，关上灯，自然地让自己入眠。你越是努力地想让自己睡着，就越不容易睡着。

能够睡着当然是更好，但是如果确实无法入眠，舒服地躺在床上看看电视、看看书或者听听音乐也比整个晚上翻来覆去能让自己休息得更好。

如果你发现放下书、关上灯以后仍然无法入睡，那就是你没有看够。请拿出书再看一会儿。特别是在开始的时候，可能需要反复多次。最后，你总是可以看着书就睡着了，手上的书总是比安眠药好。

你不要认为阅读是浪费时间，应该认为这是额外的礼物。斯蒂文·阿伦需要的睡眠时间比常人长，每天大概需要10~11小时，他希望能够有比较长的没有睡眠的夜晚来看书。他经常说："如果我能够有更多清醒的时间，不知道我已经读了或写了多少本书，或者解决了多少问题，或者写了多少首曲子，或者经历了多少次冒险。"顺便提一句，他的言下之意就是，"这可以使我自己成为一个大人物。"

一些"专家"建议人们保持思维空白。这种方法几乎从来就没有效果。你能控制自己的思维一小会儿，当接近入睡的状态时，你肯定会对它失去控制，然后又开始天马行空了。控制任何东西，包括思维，都意味着将睡眠赶跑。所以，就任由思维天马行空吧！

如果你的思维固着于某件不高兴的事情或者造成困扰的事情怎么办呢？首先，不要试图去与之斗争、去抑制它，而是让它自由发展，自然消失。如果它一直萦绕在你的脑海挥之不去，那么最好的方法就是起床，打开灯，把你关于这件事情的想法都记录下来，并且记录下第二天早上起来要做的事情。同样，如果你脑海里突然冒出来一个很棒的主意，你又一直告诉自己不要忘记它，就请起床把它记下来，用这种方法把它驱逐出你的脑海。

但是不要忘记，无论你晚上做什么——看电视、看书、听音乐——早上都不能够睡过头。通常情况下早上该什么时候起床就什么时候起床。即使晚上看书看到第二天早上6点，而通常起床的时间在6点半，那么也应该在6点半起床，否则可能会养成晚上通宵看书，而白天整天睡觉的恶习。

规则三：不要害怕失眠

很多失眠症患者都非常担心他们的失眠。他们真是非常害怕睡眠的损失（心理学家把这种情况叫做失眠恐惧）。

现在已经凌晨三点半了，你几乎整个夜晚都盯着时钟的指针。早上，你将会做一个非常重要的发言，但是现在这些宝贵的休息时间你却睡不着。

刚开始的时候你会感到很苦恼，之后就会越来越害怕了："怎么办？我肯定会毁了这次发言，早上我会感到非常累，肯定把所有的发言都忘了。"

到此为止，千万不要继续想下去。即使一个晚上没有睡觉，也不会对你第二天的发言有任何实质的影响，除非你像现在一样害怕下去。你在发言时激起的肾上腺素会非常容易地帮助你克服一个晚上没睡觉的疲惫。奥林匹克运动员们一般在比赛的前一天晚上都无法休息好，但是第二天额外的肾上腺素激发能够使他们发挥自己最好的状态。

我们大多数人从小就被告知足够的睡眠非常重要。如果睡眠不足，第二天就不能正常生活、工作或学习。请相信，头一天晚上没有睡好其实并不会对我们第二天的生活、工作或学习产生多大的影响。

当我还是个年轻的研究者时，在维吉尼亚大学为了证明睡眠的重要性，我曾经做了一个实验。我让志愿的被试一整夜不睡觉，然后测试他们的反应时、解决难题的能力和进行练习的能力。让当时的我感到懊恼的是，一个通宵没有睡眠并不会给人们的体力或脑力造成任何的损伤。从那个时候起，类似的实验在其他实验室也重复进行过很多次。

后来不久，这个问题又再次被证实了。作为一个睡眠研究者，我常常需要整夜不眠地在实验室工作。有时，这样不眠不休一夜后的第二天我还要做一些讲座。我自己感到这种情况下的讲座糟糕透了。我变得毫无幽默感，找不到合适的词，脑筋转得不够快，所做的讲座非常没有生气。但是如果头一天晚上休息好了，我觉得我的讲座就会非常成功。其实，这都是我自己的想法，当我做完讲座后让我的学生猜我头一天晚上的休息情况时，他们通常都无从猜起（当然我希望这并不意味着我的讲座一贯都是无聊的）。

对于大多数短时的任务，整晚的不眠并不会产生很大的影响。可能会有一些小小的影响，但几乎是不会被发现的。我们自己感觉可能一夜的不眠让我们在某个工作上表现很糟糕，但是对于别人来说，好像并没有多大差别。仅仅在一些非常关键或者危险的工作、或者单调、毫无变化的工作（比如长途驾车）中，一整夜的不眠不休才可能会有一定的影响，甚至还会带来致命的危险。

不要害怕失眠！千万不要因为失眠而感到神经紧张。第二天的工作和生活并不会像你在半夜三更时所担心的那样糟糕，你会正常地工作和生活。一旦你相信是否有一个好的睡眠并不像自己担心的那么重要，那么就不会特别地努力使自己睡着，这样反而更容易入睡一些。

失眠症患者通常自尊较低。他们感到低人一等，觉得自己做任何的事情都比不上其他的人。他们对晚上无法入眠感到非常讨厌，因为他们认为这又是一项证明他们不如常人的事情——居然连睡眠都比别人差。不要这样想！很多名人都患有失眠症：如马克·吐温（他用幽默来面对自己的失眠："如果不能睡觉，那就试着躺在床尾，然后就可能掉下床"）、沙拉·伯尔尼特（她说自己在棺材里能够睡得最好）、路易斯·卡洛尔（《爱丽丝漫游仙境》的作者，也是个数学教授，当他睡不着的时候，通常会用解数学问题的方法让自己冷静下来）。其他患有失眠症的名人包括罗马诗人贺瑞斯（是他创造了"我不曾合过眼"这个短语）、F. 斯科特·菲茨杰拉德（是他写出："在灵魂的最黑暗的夜晚，通常就是凌晨3点"）；还有其他的名人，如普鲁斯特、卡夫卡、吉卜林和尼采。

所以，你应当建立的态度是：任何一个特定夜晚的睡眠都不是那么重要。

规则四：让习惯起作用

大多数人在上床睡觉前会有一些固定的习惯，一些人比较夸张。他们可能看看新闻、换上睡衣、刷牙、把狗或猫等宠物放到外面、完成他们自己的祈祷。当他们做这些事情的时候，觉得自己变得很轻松、很舒服。躺在床上，闭上眼睛，就是睡个好觉前的最后一个步骤。

动物也有睡前固定的习惯。当狗准备睡觉时，它们会在一个选定的地点用力嗅，然后圈起来，把其中的植物踩平看看有没有其他生物，最后就蜷在一起开始睡觉。

　　对于失眠症患者，通常情况相反。这样的习惯多次让他们沮丧并越来越清醒，于是，当他们在进行这些习惯的活动时就会越来越紧张。他们看新闻之前可能状态都还不错，一旦开始看新闻，就担心起睡眠来。到卫生间洗漱让他们越来越紧张和害怕，他们讨厌进入到卧室躺在床上，因为多次的经验告诉他们，可能这又是个让人沮丧的不眠之夜。很多失眠者都承认："我讨厌到床上去。讨厌夜晚的临近。床就是我的受难所。"

　　想让习惯起作用就要坚持下去，无论看起来是否有些奇怪。查尔斯·狄更斯在任何地方睡觉都会把床头挪到向北，床尾向南，因为他认为，这样地球的磁力才能够顺流过他的身体。不管他的做法是否科学，但是为了睡一夜好觉，挪挪床又有什么呢？

　　另一个方面，如果你的习惯让你感到紧张，那么就改变一下。你可以晚饭后即刻刷牙，早上的时候祈祷，如果确实讨厌到床上，甚至可以在沙发上睡几个晚上。可以随时改变这些习惯，让自己轻松下来。

　　最不容易打破的习惯是服用安眠药的习惯。如果几年以来你都会睡前服用安眠药，现在你决心放弃，那么在你的习惯里就有了一个空当。任何时候如果一个习惯没有办法施行，人们都会感到紧张（那些习惯于星期日早上看报的人如果遇到某个周日早上没有报纸可看，就会变得非常易怒）。如果简单地停止服用安眠药并不是一个好办法，那么就用另外的一种东西来代替它：喝一杯牛奶，吃一些奶酪或几块薄脆饼干，做几次深呼吸，或者吃几片钙片。

　　让儿童养成习惯也很重要。如果他们需要，让他们跟宠物说晚安，给他们读一个故事，给他们一个温暖的拥抱（说到祈祷，千万不要用什么"如果我在醒来之前死去"，这会吓到任何的人，何况小孩子）。不要在睡前意欲控制小孩，在其他时间可以（但是千万不要让孩子在睡前失去了控制），但睡到床上的时间是个放松且安宁的时间。

　　有些小孩也像有些成人一样，是短时睡眠者。如果你的孩子确实不想睡觉，可以让他自己看看书。很多小孩愿意让他们的房间门开着，这样让他感觉到自己没有和家里的其他成员分开。如果他们害怕黑暗，那么可以留一盏床头灯。重要的是在睡觉的时间有一段比较愉快的体验。

规则五：给自己时间进入睡眠的状态

我们的大脑并不是一个开关。如果你是个失眠症患者，你不可能在11点之前都很有精神地工作，然后到了11点15分就进入睡眠。你需要慢慢地进入状态。做做自己喜欢的事情，看看小说，看看电视，或者和伴侣、孩子聊聊天。快要上床睡觉之前千万不要纠缠于一个问题或者开始一场激烈的讨论。

有很多方法帮助你慢慢进入睡眠的状态。演员伯特·雷诺说："我非常相信热水澡的效果，充满热水的浴缸是这个世界上最被低估的东西。"

加州大学圣巴巴拉分校环境压力研究院的大卫·巴尼尔博士的研究证明了这一点。他发现，如果晚上人们泡一个热水澡能更容易入睡。但是，在早上或者下午泡个热水澡对睡眠作用不大。

水的温度必须很高——39~41℃，而且必须要泡20~30分钟。有些人喜欢泡完澡马上睡觉；另一些则觉得泡澡1~2小时或者更长时间能够有效地帮助睡眠。有些人，特别是年龄比较大的人，如果在这么高温度的水中泡太久会感到眩晕。如果你会发生这样的问题或者有低血压，请咨询医生。

另外一种让自己进入到睡眠状态的有效方法就是让一个自己喜爱并且也关心自己的人做按摩。当然也有一些可以自己给自己按摩的有效手法。自己做面部按摩能够起到舒缓精神的作用。闭上眼睛，双手轻轻地覆盖在脸上，用中指轻轻地、缓慢地打着圈按摩前额。稍稍将手下移，在眼部周围轻轻打圈按摩，然后是太阳穴的按摩，接着是颧骨、脸颊，最后是脖子。

说到慢慢进入睡眠状态的方法，对一个人有效的方法可能对另一个人起到相反的作用。比如，我曾经建议几乎每个有睡眠障碍的人晚上在自己社区周围逛一逛，"停下来闻一闻玫瑰的香味"并和朋友们聊聊天。这帮助很多人改善了睡眠。但是，有一位病人向我抱怨说："这是你建议我做的最糟糕的事情。散步之后我就无法入睡了。"我们在一起讨论了一下这个问题，我发现，当他在"悠闲"地散步时，他的大脑并不悠闲，总想着一些小事——"老板今天说早上好时，口气糟糕意味着什么呢？"经过多次的尝试和错误后，这个病人找到的慢慢进入睡眠的最好方法就是到地窖里去做模型飞机的引擎。这样几个星期以后，我们发现他如果在睡觉前做模型飞机引擎一个或者两个小时，就能够非常容易地入睡。为了证明这是否是一种失眠症的新治疗方法，我试着做这种小的东西。但是我发觉，这是一个你不能出现丝毫差错的工程！对我来说这会带来很大的压力：我满头大汗地开始做，20分钟以后，已经紧张到了极点，于是我决定放弃。但是对于那位病人来说，这样精细的工作正是他需要的，他可以靠这样的工作摒弃自己脑海中各种繁杂的想法。

那么关于性呢？医生是否能够给出一个关于性的药方来帮助患者治疗失眠？

很多年以来做爱就被用于帮助睡眠。对大多数人来说，性高潮能够帮助身体达到深度的放松。

佛罗里达大学的艾思迈特·卡拉肯博士和他的同事们决定研究性对于睡眠的作用。他们请一组年轻人7~10天无性生活，在此期间记录他们的睡眠情况。然后请被试在一次比较满意的性交活动几个小时后回到实验室。根据卡拉肯博士的报告，大多被试表示在性交后能够更加放松，而且睡眠会更加沉。但是，脑电波测试仪的结果并没有发现他们这个晚上和其他夜晚的睡眠情况有什么区别。"这说明了一个问题，"卡拉肯博士说，"那就是脑电图并不能够说明睡眠的全部。"

在我们对很多病人的研究中发现，性就和安眠药一样，它的作用完全依靠于病人本身对它的感觉。如果性交以后你觉得被爱、被关怀而且平静，那么它就能够帮助你的睡眠。如果性交只是一个任务，是你证明自己魅力的方式，或者你害怕自己无法满足伴侣或者受到他的拒绝，那么性可能是一个糟糕夜晚的前奏。

规则六：保持规律作息

　　查尔斯·平是一个32岁的高尔夫职业选手，他认为自己的睡眠问题严重影响到了自己的职业。作为例行检查的一项，我们请他填写一份睡眠日志，记录自己一个星期中每天的放松时间、上床睡觉的时间、半夜醒来的次数、什么时候起床等。我们发现他的记录波动非常大。有时，他会非常累，一般在晚上6点或者7点就上床睡觉了；有时可能会因为参加一个聚会而凌晨2点或者3点才睡觉；有时可能会睡到很晚才起来，有时又会起很早去上课，甚至因为头一天晚上有聚会而只睡几个小时。但是平先生表示，这个星期并不是典型的一周。于是，我们请他继续一个星期的记录。然后我们发现每个星期都不典型。尽管如此，当要求他记录比较典型的一周的睡眠日志，以便于我们分析他的失眠情况时，他又慢慢能够按时睡觉按时起床。甚至在记录时期完成之前，他就能够有一个比较正常的睡眠了，这样一来根本就不需要更进一步的治疗了。

　　毫无疑问，我们帮助他形成了一个比较规则的日程表，按时工作，按时休息，按时上床睡觉，这些最后都使病人的睡眠趋于正常。我们的身体能够在规则的时间节奏下发挥最好的作用。当然，有人可以过那种毫无规律、起伏很大的生活，但是如果这样的生活让你的睡眠出现障碍，就说明这样的生活方式不适合你。

　　另外一个方面，我们发现有的病人过于担心他们的失眠症，于是自己的生活就极其严苛地按照某种既定的方式进行。他们根本不敢打破常规去看场电影、看看小说或者参加到某种项目中去，害怕这样会影响他们的睡眠。如果你就是这样的人，那么你稍微放轻松一些，更灵活一些。可能在非常兴奋以后，你很难睡着，但是长期过着没有趣味的生活和极度兴奋导致的结果可能一样。如果有一个晚上因为一个十分令人兴奋的消息而睡不着，那么你就不应该按时间表很早上床睡觉。这时你就要让自己的兴奋劲过去以后，确实想睡觉了才上床睡觉。比较有规律的生活，确实对人有好处，但是如果成了完全按时间实施所有活动的机器人，就有点过犹不及了。

类似的问题与退休有关。很多人退休以后就过着毫无规律、没有目标的生活。没有其他的事情可做，他们每天大多数时间都花在看电视上，并且在同样的时间和同样的人一起进餐。生活变得没有意义，为了逃避，他们通常很早就上床，但是很晚才能睡着，然后就必然会患上失眠症。相反，应该寻找一些事情来做，偶尔让自己有一个兴奋的夜晚，这样对你的身体更好。每天进行一些脑力和体力劳动，这样的话，晚上才可能睡个好觉。

规则七：小睡的实验

"补充能量的小睡"在工作场所是可以实现的。我们知道，我们的身体在一天中，会有一个特定的时间感到疲劳。美国职业安全和健康研究所的研究表明，对于一些人来说，几分钟的小睡能够带来几个小时的敏捷性和工作效率的提高。在很多行业，这意味着更加安全。比如，联邦飞行管理局就起草了一份文件，同意飞行员和副驾在长距离飞行的过程中可以轮换小憩。法国的一家核能源公司，则试行允许核车间操作人员午睡的政策。另一项研究表明，对于那些倒夜班的工人，如果能够小睡，那么他们的敏捷性能够得到提高。

很多书告诫人们白天千万不要睡觉，因为这样可能会剥夺我们晚上的睡眠。其实这并不完全正确。很多病人白天睡午觉后，晚上睡不好，但是另外一些人却能够睡得更好。基本上没有什么规律可遵循。可能是因为有些人白天小睡后，就不会对晚上的睡眠过多地担心。少一些担心，就能够更容易入睡。无论原因是什么，自己试验一下，看看怎样的方式最适合自己。

下意识形成的态度

如果你失眠已经有一段时间，那么你很有可能在没有意识到的情况下形成了关于睡眠的某种态度或者习惯。这些态度和习惯会让问题持续下去。

比如，有一种被心理学叫做附属获益的东西。这听起来可能不太可信，如此痛苦的长期失眠症居然还能带来一些好处，但事实确是如此。失眠能够带来好处。比如，如果你告诉人们昨晚你没睡好，那么他们就更倾向于原谅你的坏脾气、判断的失误或者注意力不集中的状态。如果你有意或无意地把自己的问题归咎到失眠，那么就不用负责任了。而且还可以利用它作为借口："如果我没有失眠症，肯定就能做得更多了。"

有时，人们甚至把失眠症几乎当作自己的一个"荣誉徽章"。美国精神健康研究所的睡眠专家朱利叶斯·西格尔博士在《国内医学新闻》上写道："很多人认为睡眠不足是一种成功的表现，是一种身份的象征。如果你在自己的人生道路上鞠躬尽瘁，人们就会认为你必定会失眠了。这是胜利的象征，就好像溃疡和冠心病一样。"

确实，一些前来问诊的病人认为，生活在如此糟糕的世界还能够睡得很香，简直就是没心没肺、无情无义。

一些人甚至对他们的失眠很骄傲，就像很多人喜欢谈论自己做过手术一样。如果跟别人一起打牌的时候谈起自己昨晚根本就没有合上眼，那么你就会和别人不一样，并且得到别人的同情。

甚至有的人还比赛看谁的失眠症更严重一些。如果一个人说："我昨晚几乎就没有合上眼。"另一个人会立刻说："我一秒钟都没有闭上眼。每个小时我都能够听到时钟报时的声音。"

玛丽和约翰曾经就是这样的态度。他们几乎每天早上都会很激烈地争论前一天晚上谁睡得更少："你说你昨晚根本没有睡着是什么意思？我明明听见你打呼噜了。我才是那个一直没有睡着的人！""大错特错。我躺在床上受尽煎熬的时候，你却睡得很香。"

很明显，他们半夜都无数次地醒来，但是从来没有同时醒来。当然，他们没有继续吵下去，因为他们离婚了。

如果你发现自己正在对昨晚的失眠夸夸其谈，请你立即制止自己。然后继续这个治疗项目，让自己成为一个睡眠好的人。一个睡眠糟糕的人并不酷，其他人可能会因为你的喋喋不休而感到厌烦，慢慢地他们就会觉得你是个无聊的人。如果你睡眠不好，而恰好做的又是开车、操作机器或工具一类的事情，那么可能会出现意外事故。

条件性失眠

有时，因为暂时的严重压力或者疾病而导致病人几个星期都失眠，那么这种暂时性失眠很有可能发展成为长期失眠。长此以往，病人就会在不知不觉中逐渐将卧室和沮丧、清醒的状态联系在一起而不是睡眠。如果这样的情况发生，那么当你走进卧室，关掉灯，躺在床上，你就会觉得很沮丧。睡意不见了。很多病人都说："我可以一整晚在起居室里打瞌睡，但是只要进了卧室，我就完全睡不着了。"我们称这种情况为条件性失眠。

为了证实将卧室和清醒联系在一起是否是一个问题，那么问问你自己在哪里能够睡得最好——自己的卧室还是别的地方？如果你能在起居室、书房、旅途上睡得最好，而在卧室里睡得不好，那么可能就患上了条件性失眠症。

一名来诊所的大学生表现得极为明显。他在宿舍睡得非常糟糕。当被问到最近一次睡得很香是在什么地方时，他很尴尬地回答："你们可能没法相信，我是个登山爱好者。三个月前我们去攀登落基山。我们被坏天气困在了半路，慢慢天黑了。我们被困在了一块突出的岩石上，这个岩石比我宿舍的铺位还窄，位于一个悬崖的中部。我们每个人都把几个岩钉钉在岩石上，并且把自己固定在了这块岩石上。我的朋友们害怕极了，都不敢闭上眼睛，而我却睡得如此香甜，比我在大学里的任何时候都香！这并不是因为我很累。我经常爬山一整天后，在帐篷里也无法入睡。我不知道为什么，挂在那个岩石上我能睡得那么香。"

原因就在于，这位大学生当时所处的情况和他的卧室有非常大的差别，不符合他已经适应的所有条件。

我们在睡眠实验室经常遇到这样的情况。一些病人在家里有很严重的失眠情况，但是他们每次在实验室都能够睡得非常香，为此他们感到很尴尬。其实，这是有道理的：在实验室里睡觉，身上缚上很多仪器，这种情况和家里的情况非常不同，也就是说，病人已经适应的条件一个都没有出现。

布 钦 疗 法

有一种非常有效的、用于治疗条件性失眠的技术，由里查德·布钦博士（Dr. Richard Bootzin）25年前在芝加哥的西北大学发明。他的方法是一种刺激控制治疗法，用于抵消失眠形成的条件。

下面是布钦疗法的步骤：

1. 只有当你感到非常困的时候才上床。

2. 床只能用来睡觉，不能看书、看电视或者吃东西。

3. 如果你不能入睡，请起床到另一个房间去，等到十分想睡觉的时候，再返回床上。如果还不能入睡，请再次起来。这样做的目的是要将床跟困和入睡联系起来，而不是沮丧和无法睡着。

4. 重复步骤3，如果需要，整晚重复。

5. 调好闹钟，每天早上准时起床，无论晚上睡得怎样，睡了多久。这样能够帮助身体形成一个良好、有规律的睡眠—清醒节律。

6. 白天不要小睡。

第一天夜里，病人通常都会起来5~10次，没法睡得很好。随后的几个晚上，病人睡眠被剥夺更多时，入睡就变得比较容易了。不久，他就能睡得正常了。

乔治亚·索尔长期失眠。4年前，她19岁的儿子被卷入一场毒品交易，索尔夫人几乎发狂，她说她已经有至少两个月没有睡觉了。她感到自己永远没法从震惊中解脱出来。在来到治疗中心前，她的睡眠日志显示她的睡眠非常糟糕。

让每个人都惊奇的是，索尔夫人在没有灯光的实验室里不到5分钟就入睡了，而且整夜都睡得很香。仪器的监测显示，她的睡眠充满了过量的 δ 睡眠，就好像她被剥夺过睡眠一样。早上她很尴尬地说自己已经有一年没有睡得这样香了。第二天和第三天夜里，索尔夫人的睡眠按我们的标准不是很好（我们的标准是躺在床上的80%或以上的时间都是睡着的状态，才能算是好睡眠），索尔夫人却表示，这已经比她以往平均的状态好很多了。

索尔夫人接受的治疗方法就是布钦的刺激—控制疗法。仅仅用了不到3周！第一天晚上，她要起来6次；第二天晚上，8次；第三天晚上，仅仅起来了两次就入睡了，她认为自己好了。但是更难熬的时间却在后面。第四天晚上，她要起来8次；第五天晚上，6次；第六天晚上，10次；第七天晚上，5次。之后的几个晚上，她只需要起来1次或2次。第十一天晚上，她经历了这么多年以来第一次上床就睡着的情况。随后的几个星期，她有时晚上还得起来。但是，从接受治疗后的第五个星期开始，她就不需要起床了，她可以在上床后3~5分钟之内睡着。

9个月后，索尔夫人说她又可以睡得很好了。虽然每个月她还会有几个晚上没法好好睡觉，但都用布钦疗法轻易解决了。她也不再长期地焦虑和易怒了，只是在受到严重压力的情况下才会出现。

并不是每一个病人都要经历索尔夫人这样痛苦的阶段。通常情况下，他们都会在2个星期内显著改善睡眠情况。

到现在为止，已经有超过30个研究比较了布钦疗法和其他行为疗法。所有的研究都证明，布钦疗法要么好于其他的疗法，或者和其他疗法的效果一样。如果你认为自己有条件性失眠症，那么布钦疗法是个很好的选择。但是，这个疗法需要毅力，而且需要时间来改变你对床和卧室的感觉。有些人能够自己做到，但是大多数病人还是需要一位行为治疗师来帮助他们度过最艰难的时期。

可能你也注意到，布钦博士禁止病人在床上看书或者看电视，但是我们在前面谈到不要努力睡着的时候，鼓励大家在床上看看书或者看看电视。这个要看主要的问题是什么。如果你的问题在于非常努力地让自己睡着，那么做一些其他的事情来分散注意力就很重要了，所以看看书或者电视会有好处。但是如果你的问题是条件性失眠，那么布钦疗法就比较管用了。

健康的睡眠习惯

现在，我们对前面的健康睡眠习惯进行总结：

- 在上床睡觉之前让自己慢慢进入睡眠的状态。
- 当你真的非常困的时候再上床睡觉。
- 不要在床上待得比你需要的睡眠时间久。
- 不要努力地让自己睡着，因为这样只会让你越来越清醒。
- 如果时钟让你保持清醒的话，把卧室里的时钟藏起来，但你一定调好闹钟，这样才能保证早晨准时起床。
- 不要太把睡不着的夜晚当一回事；一夜无眠后，第二天你仍然可以正常生活和工作。
- 保持你的睡眠日程表相对规律。
- 意识到你无意识形成的睡眠态度和习惯，因为它们会带给你附属获益或者导致条件性失眠。

•••• 第 7 章 ••••

就寝时间放松术

　　大概10年前，我的医生告诉我："豪瑞，回家并且放松，你有高血压，如果不学会放松的话，会出现问题。"我问他我要放松多长时间。他说："每天坐在椅子上放松半个小时。"于是，每天我都坐在椅子上跟自己说："豪瑞，你要放松，你必须要放松，因为你不想出现任何问题！"我坐在那里，深呼吸。我终于艰难地放松了，感觉过了很长时间，但是一看表，才过了半分钟！我想我应该彻底地放松，但是十分钟以后，我变得疲惫不堪。

　　一些人很容易就可以放松，另一些人则不行。那些很难让自己放松的人必须要得到比"回到家里然后好好放松"更有效的指示。身体和大脑的放松都是一项需要学习的技艺，需要时间和精力来练习并掌握。但是一旦学会了放松，它将对改善睡眠有持续的效果。

　　大多数失眠症患者都能够从放松技巧中得到帮助，当然也有一些不能。假如你非常清醒或者紧张，那么学习放松技巧能够帮助你。但是，有些失眠症患者并不紧张，他们的睡眠改善计划中就不需要包括放松技巧的训练。如果你真的可以躺下来放松，那么你就是那些不需要学习放松技巧的人。

　　在这一章里，我们会解释某些特别的放松技巧，能够帮助人们更好地睡眠。看看是否有一些对你有用的方法吧。

紧　张

到现在为止，科学的研究结果表明紧张有三种类型：心理紧张、肌肉紧张和交感神经兴奋。

心理紧张主要表现为焦虑和担心，很多的想法在脑子里穿来穿去，感到特别紧张，表现得很神经质，容易激动。如果你在第二章的焦虑问卷中得分很高，那么很有可能有高度的心理紧张。

肌肉紧张表现在身体的某些部位。如果你磨牙、肌肉僵硬、来来回回地踱步、不停地敲击手指或者脚，那么可能就是肌肉紧张。

交感神经兴奋表现为你的交感神经系统很紧张，而且这个时候你的身体分泌的肾上腺素比平时多。交感神经系统控制着心跳、呼吸和身体其他自动化的活动。如果交感神经系统被激发，手和手指就会感到冰冷（因为肾上腺素能够使手指的血管收缩），你也会感到兴奋或者充满了期待（这也是因为肾上腺素分泌过多）。

这三种紧张有时同时发生，但是有时并不。有些失眠症患者心理很紧张，但是肌肉不紧张；另一些则肌肉紧张，头脑却非常冷静。大多数失眠症患者都过度觉醒，也就是说，无论是生理还是心理都处于高度运转的状态。无论晚上还是白天，整个人的肌肉紧张度、新陈代谢和脑力活动都处于高强度状态。记得在1995年，俄亥俄州代顿市的一对夫妇研究者——麦克·博内和唐娜·阿莱德发现，和正常睡眠者相比，失眠者24小时的新陈代谢速度都处于上升状态（表现为氧气和二氧化碳的置换）。

一种放松方法可能会舒缓某一种紧张状态，而对另一种却不起作用。如果你试了某种放松的方法，却不能帮助你舒缓紧张的状态，那就说明这两者不匹配。另外，放松训练能够帮助紧张的人做到放松，却让那些能够自己放松的人很沮丧，降低他们的睡眠质量。

一位即将生产的23岁少妇凯茜·哈娜在预产期前两个星期筋疲力竭

地来到诊所。她说她几乎两个星期没有睡好觉了。她盼望着第一个小孩能够顺产，她的心理助产师跟她说如果想要顺产生出宝宝，就必须睡得很多。突然她就开始失眠了。

我们决定使用放松训练录音带。哈娜太太躺在沙发上，听着录音机里放松练习的指导，在录音带放完以前就睡着了。

我们给了她一份录音带，让她回家后只要想睡觉就听这份录音带。这样，她就不再担心生产的问题，于是她的失眠在两个晚上以后就消失了。

伊莱恩·派克的病例充分说明放松训练可以帮助患有长期失眠症的人恢复正常的睡眠。当她来到睡眠障碍中心的时候，她入睡困难已经两年了。在睡眠实验室里连续三个晚上的记录也表明，她需要1.5~3小时的时间才能够入睡。

派克太太说两年前她的睡眠很正常。她现在的情况开始于两年前陪丈夫到拉斯维加斯开会以后。那次的旅途很累，到那里以后还去观光、赌博，当天晚上她就很难入睡了。随后的一个星期，她几乎没有睡觉，她觉得很担心。宾馆的医生为了让她能够舒服地飞回家，给她开了大剂量的镇静剂，暂时起了作用。但是两个月以后，当她从欧洲旅行返回美国，她又无法入睡了。之前，她从来没有听说过倒时差的问题，每次高空飞行后就开始失眠的事实让她相信当飞机处于高压下时，有什么东西悄悄地"潜入"了她的神经系统。虽然两家权威医疗机构的检查结果表明，她的身体没有出现任何问题，她仍然睡得很不好。

心理测试、精神检查和24小时的实验室观察表明，派克太太很紧张、很焦虑，尤其是到睡觉的时候。两个月后，她学会了怎样用生物反馈和其他放松技术来放松自己，控制自己的紧张。中心的医生允许她连续失眠超过两晚之后，可以服用一片安眠药。慢慢地，她的睡眠状况改善了。9个月之后，据她的描述，只是偶尔会出现比较难熬的夜晚，每个月不超过2~3个晚上，对此她非常满意。

这些案例以及其他一些案例都表明，放松技术能够帮助很多的失眠症患者。实际上，它们能够帮助大多数的失眠症患者。用得最多的放松技术包括：腹式呼吸法、逐步肌肉放松法、冥想和想象。

通读以下对各种方法的详细说明，找出适合自己的那种。试一试，看看是否对自己起作用。如果觉得对自己没有什么作用，那么再试另一种方法。如果没有一种方法起作用，但是你觉得其中的某一种可能会有效果，那么就向专业的训练师求助。当书和训练录音带都没有什么作用时，训练师往往能够起到很好的作用。

开 始 之 前

开始之前一定要记住上一章所学到的——不要太努力。有一个过于努力的案例就很典型，那是一位使用生物反馈法进行放松的女士。在训练中，她经历了15次训练，每次半个小时，采用生物反馈法进行放松训练。但是没有任何效果。12次训练后，她开始抱怨："我没法忍受了，我按照书上的每个步骤非常认真地做了，不管我怎样努力，这个音调仍然这么高，甚至还往上升，这个机器就这么冷冰冰地盯着我，我什么都做不到。"我们请她坚持做完15次训练，因为如果中途放弃的话，她的数据就没有办法使用了。她答应留下来继续完成后面的3次训练，她说："我会继续训练，但是我只是出现而已，不会再想要放松自己了，因为这种情况让我太生气了。我会就坐在那里，什么都不做。"你可以想象后面的事情。当她一坐在那里不再试图放松自己的时候，音调马上就降下来了，而她也得到了深度放松。

我们想说的是，千万不要"努力"放松。你必须顺其自然，被动地等它发生，特别是你想要用这些方法来帮助你睡眠的时候。睡眠的时间是自然放松的时间。

晚上要做的放松和伸展运动

这些放松运动只需要几分钟的时间，但是却能够帮助你舒缓精神压力和肌肉紧张。首先，晚上比较早的时候做做这些运动，先感受感受，选出那些能够帮助你放松的活动。然后，在上床前做一做，或者当你觉得非常紧张、无法入睡的时候，下床来做一做，再继续睡觉。每个练习都要重复做几次。

- 洋娃娃式摆动。两腿分开站立，弯腰；轻松地摇手和手臂。让你的头垂下，左右摆动。耸耸肩，然后下垂，完全放松。

- 头部转动。下颌下垂到胸部，然后向右转动头部，让下颌转向右肩、左肩再到胸前，完成一个完整的转动。反方向再来一遍。

- 摆头运动。放松两肩，头向左倾，左耳靠近左肩，重复几次；反方向重复。

- 抬头运动。把手放在脖子两侧，手指在颈后交叉。用手尽量向上向前拉伸脖子，好像要把它从肩上拉走一样。继续拉伸的过程中，轻轻地将头向左或右转动。

- 全身伸展运动。向上伸直右胳膊去摸天花板，尽量往上，就好像天花板上有钱，你试图把它拿下来一样。这时应该感到你身体的右边整个都向上伸展着，从手指到腰到脚趾。左手也做相同伸展。

- 半身伸展运动。坐在床沿上，膝盖分开，脚放在地上。双手握住毛巾或枕巾的两端，向上抬过头顶，尽量伸展胳膊。将胳膊抬高，慢慢地将上身向左倾斜，然后向右倾斜，如此反复多次。

- 头部按摩。把眼睛闭上，用手以画小圆圈的方式稍用力按摩头部和颈部。放松头部和颈部后，从头盖骨开始慢慢按摩到颈椎，然后是肩膀（如果有同伴的话，可以请他帮忙按摩）。

- 背部伸展运动。平躺在床上。将脊柱紧贴在床上，背部放平，收紧腹部。所有的肌肉都放松，深呼吸。重复几次，保持放松并深呼吸。

准备睡觉时的脑力游戏

当你很焦虑、很紧张的时候，可以用这些方法来放松。它们能够帮助你慢慢地进入到睡眠的状态。试试任何你觉得可能有效的方法。如果不太适用于你，没有关系，不要担心，继续试下一个就可以了。

● 想象自己是块海绵。平躺在床上，彻底放松，想象自己是一块海绵，手臂变得很柔软，并且慢慢地离开身体，肩放松下来，双腿分开并放松。头部和脖子也贴近床。闭上眼，用鼻子深呼吸。身体的各个部分都放松，想象自己就是一块海绵，从周围的世界吸取宁静。

● 叹气式的深呼吸。深呼吸，用鼻子呼气，嘴唇稍稍张开，尽量长地慢慢吐气。在吐气的声音中集中注意力，感觉自己的紧张都消失了。

● 数数。闭上眼睛，全身放松。让自己处于很舒服的状态。慢慢地从 100 数到 0，一边数一边在大脑里慢慢地把它们写出来，要写得很仔细、很漂亮，并且把它们想象成写在一个往下的阶梯上，一个数字比前面的低一个台阶。当你想象着这些数字时，感受肌肉和神经的放松。你也可以想象自己在一个巨大的黑板或者天空上慢慢地认真写出这些数字，写得越大越好。直到你睡着。

● 创造意象。想象一个让人愉悦和宁静的地方。可以想象画一个比较简单的物体——仔细研究它的每一根线条、感受它的每一条曲线和整体结构。或者想象使用一种颜色，画出不同形式或者不同深度的图，不断地进行修改、润色。或者就一个场景想象一种安宁的情绪状态：白茫茫的一片雪地，雪花从天上悠悠地飘落；或者是一种田园牧歌的生活：满眼都是绿色，马、牛悠闲地在一片草地上吃着草；或者想象自己在一片沙滩上晒着太阳。试着真正地感受这些情景而不是仅仅想象：感受太阳照在背上的感觉，脚踩在沙滩上发出嘎吱嘎吱的声音，微风轻轻地吹在身上，也许你还能听到鸟叫，呼吸到新鲜的空气，闻到周围灌木丛中苔藓的味道。

但是也要注意，如果这些细节让你感到困扰，无法放松，那么就请忘记它们，仅仅感受躺在沙滩上晒着太阳就可以了。

- 漂浮。很多人喜欢想象自己处于漂浮的状态。想象自己漂浮在一朵白云上，或者想象自己在气垫船上，慢慢地漂浮在海里，周围都是温暖的海水。

- 往下移动。能够有效放松的一种方法就是想象自己正在做向下的运动。想象自己像一片叶子一样飘浮着向下。或者想象自己在下楼梯，或坐自动扶梯向下走。当你越来越往下时，也就进入越来越深度的放松状态了。

- 什么都不要想。最简单的事情就是什么都不要想，仅仅让自己的思维处于比较空洞的状态。并不是每个人都能做到这一点，但如果你能够，那么这是个非常有效的方法。

腹 式 呼 吸

最容易开始的最简易的放松方法之一就是腹式呼吸，这是对于很多紧张状态都有效的方法。但是在还没有学会怎样做腹式呼吸之前，你千万不要在睡觉的时间做。刚开始学习时，在白天或者傍晚来做。只有学会了怎样做腹式呼吸，才能够在该上床的时候进入到想睡觉的状态。

刚知道这个方法的时候，你可能会觉得它太简单了，根本不需要练习。只有让这种方法成为自动化的动作，才能让你很自然地用这种方法慢慢地进入睡眠。要达到这样的效果，你必须每天练习20分钟，至少坚持两个星期。

如果在你做腹式呼吸的时候感觉到放松了、快要睡着了或者确实睡着了，那就是有进步了。另外一种让你觉得做腹式呼吸达到一定效果的标志就是，你会感到有些沉，或者有点轻飘飘的，或者很温暖；或者有漂浮的感觉，或者胃里感觉搅动，或者一些其他的奇怪的感觉。让人惊奇的是，很多失眠症患者刚开始都会有不舒服的感觉，但是一旦你意识到这种不舒服就是放松的标志，就会开始感觉好了。当你发现有了这种感觉，而且这种放松的方法已经成为了自动化的行为，那么，你就可以在上床时间或者半夜使用这种方法。

尽管如此，晚间时请只使用一次腹式呼吸的方法。如果因为喝咖啡太多或者因为正在感冒而睡不好，那么重复多次的腹式呼吸可能都无法帮助你睡眠。这样的话，这种方法就会和失望、失败的感觉联系在一起。你应当在上床睡觉的时候用半个小时进行腹式呼吸。如果不能起到作用，那么就不要在同一个晚上重复使用。

下面我们就来看看具体怎么做腹式呼吸：平躺，把注意力放在呼吸的节奏和深度上。不要试图改变节奏和深度，就是自然地呼吸。在感受到了呼吸的节奏后，开始尝试更多地用腹部呼吸，而较少地用胸腔呼吸（把一只手放在腹部，另一只手放在胸腔处，感受腹部随着呼吸起伏，而胸腔没有变化）。不用呼吸得更深、更慢或者更快，只是保持同样的节奏，用腹部呼吸即可。刚开始的时候可能觉得有点奇怪，因为从小到大，你受到的教育都是不要把肚子突出，但是现在却要让肚子起起伏伏。如果用腹部呼吸和停止胸腔呼吸很困难，那么把手放在脑后可以帮助你（如果胸腔只是轻微地起伏也是可以的），或者可以放一本书或者更重的物品在你的腹部，慢慢地让腹部起伏。可以用鼻子或者嘴呼吸，只要自己感到舒服就可以了。如果觉得不太舒服，可能是因为呼吸得太慢而使身体里的氧气不足。如果感到有点晕，那可能是因为呼吸太快而使身体里的氧气太多。

当你渐渐比较适应这种呼吸的方式后，你的呼吸就可以稍微有些变化了。每次呼吸完成以后，请屏气半秒钟想想：刚才的呼吸是否通畅？是否舒服？每次都好好地思考。当你慢慢地适应这种方式后，你的呼吸就会变得很通畅，而且每次的呼吸都和其他的呼吸一样。

吸气……呼气、屏气；吸气……呼气、屏气。如此反复。

一些人可能只需要十分钟的练习就能够掌握这种呼吸方法，而另一些人可能需要一个月的时间才能在使用这种呼吸方法的时候感到舒服。

当你渐渐地适应吸气、呼气、屏气的节奏后，就可以进入到下面一个步骤：呼吸的时候，用心感受气流流过舌头上方或者鼻腔的过程。一些人能够感受到气流流过，而另一些人呼气的时候能够感受到温暖，而吸气的时候能够对到凉爽。找到你能够对呼吸感受得最好的部位。找到后，一定要把注意力集中到这个部位上。完全地关注这个部位。感受新鲜空气的进入和浊气的呼出。从这个时候起，每当你做腹部呼吸的时候，组织好呼吸的节奏后，就集中注意这个部位空气的进出。一旦你觉得可以做到所有的这些，腹式呼吸就能够让你真正地完全放松了。

有时，你在关注自己的呼吸的过程中会有杂念的侵入。发现自己开始走神时，不要只是简单地把脑海中的想法摒除，因为它会自己回到你的脑海中。相反，应该把这些想法在想象的空间中写出来，然后想像有一个气球，把写有想法的那张纸揉成团，系在气球上，最后把气球放出去。当脑海里出现一个想法的时候，不要觉得生气，简单地接受这个事实，自己就是在想一个电话、一头黄色的大象或者其他的任何什么东西；把它写在一张纸上，揉成一团，系在气球上，把气球放走。然后看着这个带着自己想法的气球，慢慢地升上天空。当它升到一定高度的时候，就把注意力转移到呼吸上，继续专注于气息的流进流出。

有时候自己脑海里的想法太多太乱，以至于你都来不及把那么多的气球放出去，根本没有办法继续专注于呼吸。这就意味着，你应该停止对呼吸的专注，仔细地想想脑海中的某一个问题，或者做做其他的什么事情。

有些人说，如果脑海里事情太多，那么集中注意力于一个双字词能够有所帮助（但是不要用"休息"这个词，因为它会使很多人感到紧张，"休息"并不是一个让人感到放松的词）。找到你自己的词，比如"下沉"、"平静"、"沉重"、"安宁"或者"漂浮"。吸气的时候想着这个词的第一个字，呼气的时候想着另外一个字。或者你可以用两个词，比如"平静和温暖"、"凉爽和温暖"。如果你想要把这两个词和你鼻子里面的感受联系起来。每次呼吸的时候说这些词，直到自己安静下来。当你呼气的时候，微笑并放松整个面部的肌肉，感受紧张从眼睛、面部和下颌处流出。

在印度，人们会花上几个月的时间来练习腹式呼吸，所以如果不能够立即有效果，也不要放弃。就好像你不能在刚上自行车最开始的两分钟就能够学会骑车一样。你每天都要练习，至少要练习两个星期。

新式的放松方法

要练习这些放松方法，也许你需要一位专业人士的指导，因为如果没有专业人士的指导，很少有人能够学会使用这些放松方法，并且有效果。

生物反馈方法

使用生物反馈方法，你能够学会利用一种机器控制自己身体的活动。这种机器利用仪表、声音或者光来监测肌肉紧张度、体表温度、心跳速率、血压或者其他信息。通过这样的机器，能够观察到身体的自然变化，然后你就能够了解随着这些变化表现出来的心理状态。不久以后，你就能够不依靠这种机器，控制以前无法控制的身体状态，让自己紧张或放松。这种方法可以有效地抑制肌肉紧张和交感神经兴奋。

生物反馈方法就好像一面镜子，能够让你知道身体的某个部位的工作状况，这样就能够学会怎样控制它。打个比方，如果现在有人给你10000美元，让你摆动自己的耳朵，你可能做不到。这样的动作有一定的神经和肌肉控制，但是你不知道怎样操纵它们。如果你非常想要那10000美元，可能就会站在镜子前面，尝试所有能让耳朵弯曲的方法。刚开始的时候，你的耳朵丝毫不会动，但是突然有一次，耳朵能够动一点点了。但是这时，你自己可能都不知道是怎么做到的，于是就一次又一次地试。最后，在镜子前练习几天以后，你终于知道怎么控制耳朵的肌肉和神经，就能够使耳朵弯曲了。

同样的道理，生物反馈方法就像一面镜子。比如，它能够测量出前额（也可以是其他地方）肌肉的紧张程度，然后告诉你这里的肌肉是紧张还是放松。通常情况下，这种机器用音调来告诉你肌肉是紧张还是放松。如果音调上升，你就知道肌肉越来越紧张了；如果音调下降，你就知道肌肉越来越放松了。通过自我探索，你就会知道什么引起了肌肉紧张，然后学会怎样让自己放松。

生物反馈方法也能够通过测试身体其他的指数来告诉你身体的状态，比如手指的温度。但是，学会让手指温暖起来比让肌肉放松更难，因为要让手指温暖起来，首先要放松，几分钟以后，才能够试图让手指温暖起来，肌肉的反馈则是即时的。

当你放松的时候，手和手指的温度通常会在32~37℃之间。如果你的手指温度在21~26℃之间，而你的血液循环还正常，那么就说明你的交感神经处于兴奋状态。你自己或者请治疗师给自己进行温度生物反馈可能会有很大的帮助。

如果愿意，可以做一做家庭式的温度生物反馈。把一支室内温度计绑在自己的手指上，测测手指的温度。然后用已经介绍过的放松方法中的一种，比如腹式呼吸5分钟，看看温度计是否温度有上升一些。如果温度上升，说明你正在放松自己。无论自己正在做什么都继续。如果在5分钟之内都没有看到温度的上升，那么说明你正在做的事情并不能帮助你放松，那就试试其他的方法。这种方法中室内温度计比体温计好，因为手指的温度一般在27℃左右，体温计一般不会显示那么低的温度。

有时候，紧张是因为你所思考的内容所致——是办公室还是海滩度假。而有的时候，紧张则更多因为你思考的方式：你可以很放松地思考一些事情，但也可以身心都很紧张地思考。

你必须要找到一种新的精神状态。有人就是不知道放松为何物。有人认为，放松的状态就是一种等计程车一样的焦虑状态。如果你属于这样一类人，那么就需要完全地改变，寻找一种全新的精神状态了。生物反馈法能够帮助你做到这一点。

在达特茅斯医学院，我曾经用45名失眠症患者做过生物反馈法的实验。我让被试在家里记录睡眠日志，然后在实验室睡三个夜晚，之后接受生物反馈实验，几个星期以后，以及9个月以后继续记录患者的状态。研究发现，通过生物反馈法达到的放松状态能够帮助那些紧张和焦虑的失眠症患者提高睡眠质量，对于那些本来肌肉就处于放松状态的患者没有效果。

然后，我又以16名严重的失眠症患者为被试进行了生物反馈实验。他们的失眠症很多已经持续了两年多，睡眠日志表明14个夜晚中有8个夜晚他们都处于失眠状态。这些被试接受实验之前也在睡眠障碍研究中心睡过3个夜晚，其间接受了一系列的心理问卷测试和访谈。之后，他们在我们的实验室和欧内斯特·哈特曼博士波士顿的实验室里接受了生物反馈的训练。

两个研究结果都表明，生物反馈法能够对失眠症患者产生长期的效果。经过生物反馈训练的失眠症患者的睡眠状况都有所提高，而且9个月之后的睡眠状况也有持续的提高。这个发现十分振奋人心，因为在其他的研究中，生物反馈法的训练只能够带来暂时的改善。尽管如此，一定要记住，肌肉紧张的生物反馈法只能对那些努力睡着时肌肉紧张的失眠症患者有效。

有时，用生物反馈法来进行的放松训练能够对危机情形有所帮助。伯利·威尔太太曾经在离婚的同时，三个孩子中的一个得了白血病而去世。一个月以后，她唯一的姐姐在一场交通意外中去世。种种意外给她带来了经济问题。这种情况下她有很大的压力，毫无意外，也给她带来了严重的失眠。每天晚上她需要两个小时才能够入睡，而半夜经常很长时间地清醒。实验室的测试表明，威尔太太无论在睡眠情况下还是清醒状态下前额肌肉紧张度都非常高，而且她表现得非常紧张且易怒。

她参加了一个生物反馈法的训练课程，学习在上床前放松自己前额的肌肉。她经常在白天的时候使用这种方法。一旦她发现自己走神并且没法控制了，就放弃放松，而转向自己的工作。渐渐地，她开始能够控制自己的状态，9个月之后当她再回到实验室里，测试表明她已经能够拥有比较正常的睡眠了。

冥想

冥想能够让人进入一种被动专注的状态，有人称之为 α 状态，因为这时大脑会放出 α 波，就好像人快要进入睡眠前的那种状态一样。这种内省的安静状态对那些有心理紧张和交感神经兴奋的人有好处。冥想帮助人们降低交感神经系统的活跃性，从而能够降低紧张和焦虑、减慢呼吸、心跳速率以及降低血压。如果你曾经有完全放松并且完全专注于自我的状态，那么就可能经历过类似于冥想的状态。

有很多方法能达到冥想的状态。有些，比如超觉冥想，包括专注于一段乐曲（一个词或者短语）。其他的方法包括：专注于自己的呼吸，就像在瑜伽或者禅宗冥想中一样；双目注视一支燃烧的蜡烛、一片树叶或者静止的水。每种方法都是为了能够产生一种宁静的感觉和内心和谐的状态，有助于赶走紧张。

自生训练

自生训练是一个过程，在这个过程中，训练者自己重复着相同的一些短语，同时自己感受着沉重和温暖的感觉。通过暗示，那些显得很"沉重"的肌肉感到了放松，而且温暖起来的身体血液循环会更好。

开始时，想"我的胳膊变得很沉"，重复这个短语很多次，然后想身体另外的部分。之后，再开始想"我的胳膊很温暖"、"我的腿很温暖"以及"我的身体很温暖"。

在1968年的一个实验中，麦克·卡恩在耶鲁、布鲁斯·贝克在哈佛、杰·维森在洛克菲勒大学教16名大学生运用自生训练。在实验结束后，这些学生入睡的平均时间从52分钟减少到了22分钟。这些结果和1974年芝加哥西北大学里查德·布茨恩博士的实验结果一致。布茨恩博士发现，通过一个月每天逐步放松或者自生训练，能够帮助失眠者的入睡时间缩短50%。

逐步放松

当一块肌肉已经紧张了几秒钟后，自然的趋势是接着会放松了。逐步放松法就是利用这个事实。自己让身体不同部分的肌肉紧张，然后放松，感受肌肉放松的感觉。之后，可以不用先让肌肉紧张，就能感受到肌肉放松的感觉。

你可以用下面的方法试试逐步放松法是否适合你。坐在一张舒适的椅子上，或者躺在床上。舒服地呼吸几次。现在集中注意力于你的右手。右手握拳，尽量地握紧，紧到手指关节发白！握紧，使劲握紧！保持5~6秒，然后松开，放开拳头，让手上的肌肉越放松越好。注意手的感觉。现在手上的肌肉无论在做什么样的运动都放任它们。保持20~30秒，注意手的感觉。重复这个活动，握紧拳头，紧到指关节发白，保持6秒，注意手的感觉。然后放开拳头，当手放松时，注意手上肌肉的感觉。然后放任手随意地做一些事情。之后比较现在完全放松的右手和处于自然状态的左手。感觉到任何的不同了吗？这就是自然状态和完全放松状态的不同。

如果第二次做这组动作之后，你感受到了左右手有明显的不同，那就说明你自己是非常适合逐步放松法训练的。基本上，你可以学会让身体不同部位的肌肉群紧张、放松，并重复两次，然后在肌肉群放松的时候感受肌肉的感觉。可以自己试一试。活动了右手以后，再让右胳膊紧张、放松，然后是左手、左胳膊。接下来是面部肌肉，让前额和眼部周围的肌肉紧张、放松，让面颊和嘴唇的肌肉紧张、放松，让脖子和肩的肌肉紧张、放松，然后是腹部肌肉、臀部肌肉、大腿肌肉、小腿肌肉，最后是脚（脚的紧张和放松需要将脚趾向上然后展开，如果是脚趾向下让它们紧张，可能会导致抽筋）。

不要急于求成，慢慢进行。让肌肉紧张几秒，放松后观察20~30秒钟。

如果任何一次紧张导致了疼痛或者抽筋，那么就让这块肌肉再活动一次，不过紧张程度稍微低一些。这个训练的重要之处就是让肌肉紧张并放松后，能够明显地感受到肌肉放松的状态。

最开始的一两个星期，使用逐步放松法时应当在下午或者早上，不要晚上上床睡觉之前做，并且一开始会出现与腹式呼吸所带来的一样的不适反应，对此要有心理准备：觉得身体很沉、很轻、很温暖，感觉到在飘浮或者出现胃部不适。当你彻底放松的时候，身体突然抽搐是正常现象，不要试图阻止。有时候，所有的情绪反应好像都会从你脑海中闪过，眼睛里会涌出眼泪，或者你会感到非常兴奋，或者感到很沉、很重。就让这些感觉自由地进行，不要让它们影响到你的放松。通常情况下，一旦你继续保持放松的状态，这些感觉就会慢慢地消失了。如果保持放松的情况下，这些感觉还长久地存在，那么就需要向专业人士咨询了，因为这可能是你为什么不易放松的指示。

你对这样的方法熟悉之后，就能够很容易地消除紧张的状态。这时就可以轻松地集中注意力感受每一块肌肉，感受它们经历着相同程度的放松。这是用这种方法作为睡眠放松法的最有效途径。

神经语言学程序

神经语言学程序（Neurolinguistic Programming，简称为NLP）是一种相对比较新的方法，这种方法还没有被睡眠专家们测试过。这是一种对身体语言的镜像：将你的身体置于过去某一次成功经历的感受、感觉和姿态中，你就可能使你的大脑重复同样的经历。这种方法听起来很复杂，但是一旦经过指导，很多人都认为这是一种很有效的方法。

神经语言学程序通过以下的方式让你能够睡得更好：当你躺在床上时，回想某一次你很容易入眠的经历。回想特定的一次睡眠，在想象中再次经历它。你看到一幅画面吗？你处于什么样的姿态？你听到了什么吗？你当时是否想着什么特别的事情？是什么让你感到很舒服和困乏？你当时处于什么样的情绪和感受中？一旦你能够再次促使自己经历同样的状态，那么任何时候都可以把自己置于相同的姿态、画面或者感觉，想着相同的语言，那么这样就能够很容易地帮你进入睡眠状态。

选择一种方法

我们已经描述过几种放松方法，当然还有很多其他的方法。有些人能够在深度的祈祷状态下进入深度放松；还有一些人学会了自我催眠或者通过瑜伽达到放松的状态，有的还通过针灸疗法得到放松。

我们当然不希望你对所有的放松方法都精通。但是，如果躺在床上不易放松，那么我们建议你能够选择一种我们介绍的或者其他某种放松的方法，并且开始练习。无论你选择怎样的放松方法，坚持练习非常重要。你需要使之成为一种自然和自动的状态，这样的话，你才可以不用任何的精力就自然地让它发生。

•••• 第 8 章 ••••

学会全天控制自己的压力

约翰·雷明顿曾经是市中心一个私立福利机构的社工。他喜欢自己的工作，有很多可以做的事情。来访者们希望能够得到关于社会福利系统的信息，想要知道怎样申请工作、食品救济券和福利。另一些只是希望能够跟人聊天——被人轻拍一下后背，得到继续生活下去的鼓励，解决婚姻矛盾的帮助。其中有一项工作就是要劝解青少年，让他们不要在街上流浪。人们需要法律援助。约翰多年工作面对了很多的苦难。

他自己的家庭也需要关注和改善。约翰已经结婚并且有两个学龄前孩子。在非政府机构的工作并不能让他挣到足够的钱，于是，他只能自己修葺房屋。每次他在家里度过某个夜晚时，他都会想工作时遇到的某个来访者现在可能正处在难过中。所以，他会让自己特别地忙，每天下班后，他会赶回家吃晚饭，在家里待上两个小时，然后再返回继续工作3小时。结果，他开始变得易怒、情绪化并且睡眠质量很差。

约翰的病例在失眠症患者中很典型。就像我们现在知道的一样，大概一半的失眠症都和患者的心理问题有关，比如焦虑、抑郁和紧张，而这些通常都是因为令人不满意的婚姻、孤独、要求过高的工作或者其他与感情相关的情况。这种种不好的情况之首就是社会的压力。

白天你忙于工作，而问题则暗潮汹涌。到了晚上，所有的问题都浮出水面，开始在你脑海里一遍又一遍地出现。当你躺到床上后，努力地想放松和睡着，但无奈怎样也做不到，因为脑子里还是一团乱麻。这样一团乱的思维会让你很难入睡或者就是根本无法睡觉。

　　当你面对压力时，肾上腺素的分泌会增多，心跳过快，血压升高，而且肌肉紧张。这些身体的变化对于应激反应很好，比如和一头剑齿虎决斗或者从一场激战中逃脱等。但是大多数压力却是慢慢的、持久的，可以持续好几个月或者几年：怎样和爱人、处于青春期的孩子或者老板相处，怎样解决一个经济上的问题。你不能用持续10分钟的应激反应处理这些压力，但是你的身体会自动地对你的状态做出反应。短时应激反应的系统将会崩溃。人们因此会头痛、出现溃疡或者性问题，但是大多数人会患上失眠症。

　　有时，压力和失眠之间的关系很明显。比如，你刚和自己爱的人吵过一架，或者老板因为一个不是你的错误而责怪你，或者你订了一个自己都认为不可能完成的最后期限，这之后都出现了失眠。或者你可能在让人激动的事情之前有"圣诞前夕失眠症"。还记得小时候曾经在圣诞夜睡不着觉吗？成人以后，我们可能会在新工作、一次大的演讲或者旅行出发前睡不着觉。

　　晚上发生的事情会延续到睡眠中。实验证明，如果睡前看了恐怖电影或者其他引发深度情绪的电影，就会把这种情绪带入睡眠或者梦里。

　　有时候，这种联系会比较微妙。长期的问题可能会引起紧张和失眠，慢慢地消耗你的精力却让你意识不到，降低你的自信，让你生气、紧张或者失望。

　　很多病人确实无法感觉到他们有压力的问题。很多人还说："我没有精神问题。我只是无法睡觉。"于是，他们仅仅服用安眠药，而不想办法治疗由于紧张和压力所引起的精神问题，或者通过过度的吃喝、吸烟等加重失眠症的方法来缓解压力。

　　即使人们意识到自己的失眠和压力有关，他们也可能无法搞清楚具体的状况，因此没有办法自己解决。有意无意地，他们会避开真正的问题，不去找出引起压力的原因并处理它。你有时可以改变引起压力的事情，有时却无能为力。但是，即使仅仅知道紧张可能是失眠的原因这一点就可以有一些帮助。

研究表明，让我们变得脆弱的通常都不是什么大的问题，如离婚或者一位亲近好友的辞世，而是一些琐碎、使人愤怒的日常小事。一般情况下，并不是这些事情本身让我们感到压力，而是我们对它们的态度和反应让自己感到压力。我们完全不需要对小事情小题大做，就好像遇到了什么大灾难一样，事实上我们却经常这么做。

有时候，如果你改变了对事物的看法，可能就能够有效地缓解压力。饭烧糊了、牛奶洒了、轮胎瘪了、账单没有付、孩子号啕大哭，这一切的一切都可能带来压力。这些事情对你的影响可大可小，关键在于你对它们的反应。纽约理性情绪疗法研究所的创建者艾伯特·埃利斯博士提出了一个"灾难化"的概念，就是将所有的事情都看作大灾难。他认为，"灾难化"是很多心理问题的根源所在。

其实，我们对自己命运的控制比我们想象的还好。我们可以作出不同的选择：我们可以选择一条比较绕远但堵车情况不太严重的路线；我们可以选择不出席一些舞会，因为肯定会碰到自己不喜欢的人；我们可以选择在公园里享受自己带的午餐，而不是匆匆忙忙地吞下一个汉堡或热狗；我们可以选择放弃一些让人烦恼、没有成效的活动；我们也可以选择不和令人厌恶的人交往；我们可以选择让自己快乐。

自我检测，发现隐藏的紧张

你可能会比自己意识到的更紧张吗？我们大多数人可能不会意识到压力和紧张在靠近，因此如果有一种办法能够进行压力自测，就再好不过了。

现在就开始自测，这一天中只要想起来也可以进行自测——特别是当你觉得焦虑、非常努力地处理某个问题或者发现自己不明原因地紧张和匆忙时。

下面是可以自测紧张的一些项目。任何一个项目都可能是某一个其他原因造成的，如果这些项目中很多都与你相符，那就说明这些都是和压力有关了。

- 脖子、下巴、肩膀或背感到紧张
- 咬紧牙关或者磨牙
- 说话声音很紧张
- 肩膀耸起
- 手指或者脚趾蜷曲、无法伸直，手指不由自主地颤抖
- 脚无意识地打着节拍、腿时常颤动
- 脊柱僵硬
- 前额肌肉紧张，有时还伴有头疼
- 手脚或者腋窝频繁出汗
- 易怒，对小事情反应过激
- 经常皱眉
- 脉搏和心跳速度很快
- 动作突然失控，动作时肌肉僵硬、紧张
- 不规则、浅的呼吸或者经常性地喘气
- 感到窒息
- 感到腹部紧张、绞痛、恶心
- 吸烟次数增多
- 眨眼次数频繁或者眼睛疲劳

当你遇到上述的状况时，请深呼吸并微笑，不仅仅是嘴巴微笑，要让眼睛也微笑起来。让自己的肌肉放松。不需要在打电话时紧握话筒，不需要走路时让脚重重地落地或者一个劲地向前冲，也不需要做家务时匆匆忙忙。放慢你说话的速度、走路的速度，放松你紧握铅笔或者电话的手指，不管你在做什么，都请放松你的思维和身体。

即使很难消除工作或者社会中的压力，你也可以中途停下来自测紧张

的肌肉和情绪。自测的这个过程本身就能够帮助你放松。即使在危机之中，也要学会让眼睛微笑。如果你仅仅嘴巴微笑而眼睛没有，那么紧张仍然存在。只要让眼睛微笑起来，紧张就会自然而然消失无踪了。

要时时记住自测，这很不容易。一个有效的办法就是买一些红色的不干胶，把它们贴在你时常会看到的地方，比如书桌最上面的那个抽屉、冰箱或者汽车仪表盘上。每次当你看到红色的点时，就停下来自测一下是否具有紧张的标志。问问自己："我是否在掌控之内？"动一动紧张的肌肉，舒服地深呼吸两次，对自己微笑，然后继续做该做的事情。

你也可以自己发掘适合自己的放松方式。美国总统肯尼迪会在任何有空的时间，甚至是在电梯里，背靠墙闭上眼睛，让自己完全放松。保罗·达德利·怀特博士则习惯用骑自行车或者散步放松自己。一位很有名的科学广播播音员习惯在直播开始前发出哼哼声。我的一位外科医生朋友习惯在每次手术之前唱歌。

掌握控制权

近来，一个重要的心理学研究成果告诉我们，并不是工作的压力让我们陷入无助的状态，而是对于这种压力没有控制力让我们觉得很烦恼。因此，需要改变的是我们对一件事情无能为力带来的抑郁、焦虑和紧张。

那些有睡眠问题的人通常都是对生活或者工作中出现的问题觉得束手无策的人。但是如果我们给自己时间，用逻辑思维好好地想想这些事情，可能就能够找到解决之道。下面是我们觉得比较有效的方法。

焦虑时间

如果你的失眠表现为躺在床上时，头脑中充斥着各种各样的想法，你自己无法停止，或者你觉得自己担心经济和工作，或者感到对自己的生活失去了控制，那么"焦虑时间"法能够有很大的帮助。

下面就是"焦虑时间"法的作用原理。每晚睡前请抽出半个小时的时间，来思考自己担心的一些事情，这样它们就不会在你想睡觉的时候来骚扰你。思考可以单独在一个安静的房间里进行，告诉家人无论什么事情都不要打扰你，即使是电话。准备好一些空白小卡片和一支笔。坐下来，放松。如果你确实正在担心某件事情，或者担心无法掌控自己的生活，那么就会有很多想法涌入脑中。当它们来到时，请在每张纸上记录一个想法。这些担心可能不都是大事，很多都是毫无意义的或者琐碎的小事。无论怎样的担心都请记录在一张单独的卡片上。你马上就会发现，这样的方法很有效，任何你记录在卡片上的想法都不再存在于脑中。一直这样做10~15分钟，直到不再有其他的想法骚扰你。

有时这些担心不会出现。可能在半个小时内都不会有担心的想法出现在你的脑海中。那也没有关系，你可以将这段时间仅仅用于休息。因此，不要坐在那里为自己没有什么可担心而焦虑！

第二步就是把这些记录有自己想法的卡片分类，把它们分成不同的堆。这样就能够帮助你把混乱的想法整理出一定的秩序，从而开始控制它们。你可能会有一堆想法是担心自己的经济状况，一堆是担心自己的人际关系，一堆是关于自己不够好，等等。但是不要分出太多的类，大概3~7种就可以了。如果每一个担心你都分成一个单独的类别，那么就不要指望能够解决它们了。

有些人以担心的内容将想法分类（如工作、家庭、钱财等），有些人则以担心的重要性将想法分类（如小担心、大问题、毫无意义的担心等）。只要你分的类别适合自己的情况，那么如何进行分类就不重要了。

分类完毕后，对这些担心的想法进行仔细的分析，好好思考怎样才能处理它们。在每张卡片的最后写上自己认为最好的处理方式。比如，如果担心第二天要处理的事情太多，那么处理方法可能是对第二天的时间进行安排和计划；如果担心自己忘记第二天需要打的电话，那么就把这些电话号码写在卡片的底端，第二天用这张卡片作为提示，逐个打；如果银行里只有200元而需要付款800元，那么就可以在卡片上计划哪些需要马上付款，哪些可以再等等，需要给对方打电话解释的有哪些，或者可以先支付部分钱款的是哪些。

关键在于要将所有的处理方法写下来，不要让它们仅仅存在于你的脑海中。将处理方法写下来能够帮助你消除担心。就好像你跟自己订了一个书面的协议来督促自己做到这些事情。第二天就可以按照卡片上的计划一一处理。

当然，肯定有一些担心是自己毫无解决办法的。如果是这样的情况，那么就在卡片上写："我今天不处理这些事情。""我没办法处理这些事情。""我会在三个星期之内当某人到城里去的时候再处理这个事情。"或者你可以写："我已经做了所有能够做的事情，现在我唯一能够做的就是等待。"有时，可能是某个人引起了你的痛苦，但是你又无法改变这个人的性格，可能你能做的就是想想下次碰到他的时候可以对他说什么。

你的目标是直接面对每一个担心，决定怎样处理，这样最终你对每一件担心的事情都能找到解决的办法。待到所有的这些步骤完成以后就把卡片收起来，第二天早上起床时再看。这样，你就已经思考完成了所有要担心的事情。如果当你睡觉时它们再次侵袭你，你就可以对自己说："我已经有了解决的方法，所以请走开吧。"

偶尔，你所担心的某件事情不会在"焦虑时间"出现，却出现在稍后睡觉的时候。你就可以在床边放一张空白卡片，当它出现时，你就把它写下来，留待第二天晚上的"焦虑时间"来处理。有时想出来的解决方法不起作用，结果这件事情每天晚上都出来骚扰你。如果出现那样的情况，说明你的方法可能不正确，那么就从头再想想有没有其他的解决方法，或者寻求咨询师的帮助。

这个方法的关键在于：在上床睡觉之前很清醒的时候，想出一些办法来解决自己担心的问题，这样就能够避免自己在半夜时想起这些事情而小题大做。你现在就可以告诉自己："万事大吉，因为我都知道应该怎么做了。"半夜时想起来某件自己担心的事情，非但会无形中夸大这个问题，还无法做任何的事情来解决。有很多问题在凌晨3点的时候无法解决，但是稍早一些时候确实能够解决。比如，如果你害怕忘记母亲的生日，你可以打电话给她；如果你担心和儿子相处的问题，那个时候他还在做作业，你可以跟他面对面谈谈。但是，这些在凌晨3点的时候都是无法做到的。

重点就在于，你要积极行动来面对自己的担心。即使第一种解决方法并不是最好的，也比什么都不做强。一位朋友跟我们讲述了他解决和妻子之间渐行渐远问题的过程。某个晚上的"焦虑时间"，他考虑到了这个问题，想到了可能有以下几种方法能够缓和他们之间的问题：他可以带妻子到她最喜欢的餐厅用餐；可以送给妻子一束玫瑰；可以对妻子说"亲爱的，我们需要坐下来好好谈一谈"；甚至可以寻求婚姻问题咨询师的帮助。最后，他决定送妻子一束玫瑰。当他第二天晚上下班，满怀希望地回家时，他遭遇的却是妻子的怒火。她说："你以为一束玫瑰就能解决我们之间的问题吗？再好好想想吧！"然后气冲冲地出了家门。

显然，送玫瑰的方法是个错误。即便如此，我们的朋友仍然不气馁。当他再考虑这个问题的时候，他的选择范围就缩小了。通过尝试和错误，他就有了找到正确解决方法的希望。妻子认为他们之间的问题不是一束玫瑰就能解决的，这样的话至少向他表明了，她也意识到了他们之间很有问题。下一步他需要做的就是跟妻子谈话，找出困扰他们的问题所在。他确实这么做了，并且两人决定寻求婚姻问题咨询师的帮助，最终成功地解决了问题，又幸福地生活在了一起。

在一周或者两周的每个夜晚都安排一段"焦虑时间"。如果对你的问题有效果，那么继续做下去。如果没有用，那么换一种新的方法。有些人选择不定期地采用"焦虑时间"法，当他们的问题变得令人烦恼了才使用。

"焦虑时间"法另一种形式叫做"最坏结果法"。当你在分析记录想法的卡片时，仔细地想想："这件事情最坏的结果是什么呢？"然后问问自己是否能够承受这样的结果。无论事情多么糟糕，你都可以用这种方法在脑海中形成一定的假设："如果我在工作中坚持这个原则，那最坏的结果是什么呢？可能老板会开除我。"你能承受开除这个结果吗？你认为值得这样做吗？如果回答是肯定的，那么你就坚持这样去做。但是如果你无法承受结果，或者认为不值得，那么你就再想想其他的解决方法。不管怎样，都不用再为这个事情烦恼了。

就像马克·吐温说的一样："在一生中我担心过成千上万的事情，但实际上大部分是完全不会发生的。"确实，你所担心的事情可能永远不会发生，一旦发生，你也完全有准备。而且一旦你面对它，你就会发现之前所担心的事情就远远不是你之前想象的那么可怕。

减少紧张并处理压力

每当事情发展到无法控制的时候，都应该想到你没有必要对生活产生狂乱、紧张和焦虑的反应。你可以选择不同的应对方式。阅读下面的建议并将对你有用的方式标记出来。然后再次阅读，这次用不同的标号标记出你觉得自己愿意使用的方式。然后选择一种你认为最适合自己的，自己愿意马上就执行的一种方式（你可以多次地重新选择其他的方式）。

- 思考自己最想从生活中获取的东西。列出清单，看看自己在最近的几个月中最想达到的目标以及以后的长远目标。尝试尽可能把自己的精力放在达到目标和解决主要问题上，而不是一些琐事上。

- 每天都认真安排自己的时间来做必要的或者想做的事情，不要总是处于狂乱地争取时间的状态。为自己想买的东西和想做的事情列出清单。随身携带一个小笔记本，随时记录下自己的想法。每天晚上，对着自己的日程表和小笔记本计划第二天的活动。

- 合理使用每一段碎片时间。只看对自己重要的电视节目。每天晚上用一个小时的时间享受亲情的温暖或者完成一些小的工作。随身带着一本书、一封要写的信或者其他的小事情，这样就能够利用任何等待或者坐车的时间。

- 如果某些事情不需要你亲力亲为，完全可以找其他的人帮忙。当然也要学会对那些自己认为没有太大必要接手的事情说不。让事情简单化。

- 养成集中注意力的好习惯，无论做什么事情都要集中注意力去做。当自己在做当下的事情时，不要让思维游弋到另外的事情上去。给自己创造宁静的工作环境。尽量消除噪声，避开争吵和冲突，这样才能让自己完全集中于正在做的事情。

- 遇到紧急的事情尽量让自己冷静、理智。根本没有必要每天都过得像赛跑一样。深呼吸、哼哼歌、走慢一点。

- 如果有什么烦恼，可以说出来，不要藏在心里，讲给家人或者朋友听。如果这样还不够，那么可以寻求专业帮助。

- 给自己时间进行反省和思考。很多人发现压力很大的时候，阅读哲学著作可以帮助他们找到目标和宁静。

- 找到自己真正喜欢的工作。记住，并不是工作的压力让你无法承受，是沮丧和失败让你难过。长时间工作或者很大强度的体力劳动很少会让人感到具有危险性的紧张。如果缺乏工作的满足感，很可能导致焦虑。如果因为感到不胜任现在的工作而紧张，那么就去学习应有的课程或者读书来提高自己需要的技能。在工作中，带来压力的两大因素是不知道该做什么以及没有合适的材料或工具。这些均可通过和上司进行友好的谈话来解决。

- 你有多少精力放在了害怕或生气上？与同事相处尽量以合作的态度而不是竞争和愤怒。同事之间不必像在高速路上一样，要超别人的车；或者像吵架一样，一定要分个输赢。学会承认别人的优点，停止消极的和生气的感觉。

- 做一些体力劳动。如果觉得因为生气或者沮丧快要窒息了，那么就去慢跑、做一些园艺工作或者户外劳动。散散步、打打高尔夫或网球、跳跳舞或者去游泳。锻炼能够缓解紧张。

- 逃离一段时间。看场电影、拜访一个朋友、跟自己的孩子做做游戏。然后再回来，继续解决自己遇到的困难（但是不要一直逃避；放松一小段时间以后，要尽快解决遇到的问题）。

- 当自己休息时，要完全、真正地放松。有的人即使在看电视或者躺在沙滩上时仍然很紧张。休息时请将问题完全抛之脑后，让自己完全地放松。

- 享受天伦之乐。和家人在一起，无论是父母、伴侣还是儿女，都能比把他们排除在你的世界之外，得到更多的理解、支持和欢乐。

- 如果无聊和寂寞是自己的问题，那么就请自己找些变化和笑声。给自己留出玩乐和与人亲近的时间。给自己的生活中注入积极的元素；摒除消极的能量。参加新的团体，志愿成为帮助解决社区问题的一员。学会笑——去看喜剧，看搞笑的电视节目，看一本幽默的书，结交一些幽默有趣、生活积极的朋友。

　　上述大多数事情都需要时间来完成，但是我们经常觉得自己没有多余的时间。然而很多商业精英告诉我们，如果每天只工作9小时，然后就休息，这样的工作效率比每天工作11个小时或更长时间高，因为后一种工作时间会让我们非常疲劳而毫无效率可言。

人　无　完　人

　　尽自己最大的努力做事，即使没有取得最终的胜利也不要有负罪感。在重要的事情上要做一个完美主义者，但是在不重要的事情上不要吹毛求疵。

　　追求完美的内在动力被一位研究者称为"角色榜样压力"。对于女性来说，主要表现为想要在任何的社会角色中做到最好：成为一位完美的母亲、一位完美的妻子，有一份成功的事业，并且拥有充实的社会生活。对于男性来说，主要表现为不能承认任何的悲伤、失败、挫折、沮丧或者事情正向着不好的方向发展。

　　我们的幻想和梦想常常不能成为现实。我们大家都有问题，我们正是在和这些问题的斗争中成长。人总会犯错，总会失败——这一点即使最成功的人也不例外。

你并非没有出路

如果你处于比较狂乱的状态，就需要停下来，重新找寻出发点——坐下来，好好想想自己的问题，确定哪个地方出了问题，然后思考解决的办法。大多数人简单地认为自己已处于绝境，其实并不是这样的。仔细阅读我们的建议或者创造出自己的方法，在一些可选择的理性解决方式中选择一种自己尝试一下。如果尝试的结果不是你所想象的，那么就可以回到以前的方式中或者尝试另一种方式。

你也可以尝试从现在的思维和心理状态中脱离出来，一天一次或者两次。如果可能的话，可以放平双腿、闭上眼睛、慢慢地深呼吸，然后放松肌肉。在塔希堤岛做一次三分钟的"旅行"，想象自己躺在沙滩上，沐浴着阳光，或者使用我们在第七章里介绍的放松方式。这种三分钟的放松方式可以在每天都使用。

如果试过这些方式后都没有什么效果，你自己感到紧张和压力仍然是主要的问题，并且凭借自己的力量很难改变，那么就到了应该寻求专业帮助的时候了。这个时候专业的咨询能够让你走上正确的道路。

咨询你的医生、心理咨询师、精神病医师、本地的医疗机构、大学，甚至通过电话咨询有关生物反馈、时间管理和其他压力管理的技术，它们可能对你的情况有用。现在有些公司为员工提供减压工作坊。

即使这些事情都不能够改变你的生活状态，努力也总是值得的。将紧张压力的状态改变为一切在掌握中的状态，能够帮助你减轻负担，让你感到更加安全和宁静。如果白天能够更好地控制自己的生活，那么夜晚就更能够得到高质量和满意的睡眠，而且还能够促进健康。一项历经14年、对12500名男子进行的瑞典研究近来在《美国公众健康期刊》发表，研究结果表明，和那些能很好控制自己的工作的人相比，对工作控制水平很低的人更容易因心脏病而死亡。

在这一章中，我们主要讨论了引起失眠的过度压力问题。相反的情况也是存在的：一些病人没有足够的压力而感到很无聊。他们整天可做的事情很少，每天就等着夜晚的到来。白天经常打盹儿，到了睡眠时间，又会感到不累。比如，前面有一章中我们讲到那些退休前很忙很成功的职业经理人，他们退休以后不知道怎样管理自己的时间。退休前，他们每天进行着具有挑战性的工作；退休以后，他们发现自己找不到很刺激的事情可做，于是开始失眠。我对他们的建议就是：请他们中的一些回到工作中，或者让他们参加很多的慈善活动，或者发展新的爱好，这样才能睡得更好。因此需要你进行自测，自己是压力过大、压力不够，还是压力刚刚好，然后根据自己的情况采取合适的措施。

●●●● 第 9 章 ●●●●

让饮食帮助睡眠

印第安人使用肉豆蔻油帮助睡眠。德国人的一个偏方是将磨碎的茴香和蜂蜜放入温热的牛奶、缬草茶或甘菊茶中。瑞士乡村的人则在院子里种上蜜蜂花（柠檬香蜂草）。英国人喜欢在睡前茶中放入报春花。很多老人都认为，睡前喝一杯热牛奶对睡眠有好处。

确实已经有研究证实个人的饮食会影响其睡眠。芝加哥大学睡眠研究的倡导者纳萨尼尔·科雷特曼博士比较了睡前饮食对睡眠产生的不同影响。他和同事们发现，睡前喝一杯牛奶麦片对睡眠有非常好的促进作用。1969年，J.W.法拉和他的同事通过实验证明，如果猫的胃里有牛奶或者脂肪，它可以睡得更好。1975年，伦敦圣乔治医院的F.菲利普斯博士和他的工作人员发现，饮食中含的不同碳水化合物和脂肪会影响 δ 睡眠和快速眼动睡眠的比例。麻省理工大学的哈里斯·李伯曼的研究发现，被试食用高淀粉的午餐后比食用高蛋白的午餐后更容易疲倦，反应更慢。

本章将讨论这方面最新的研究结果。像使用其他章节中所建议的方法一样来使用这些营养建议：要挑选适用于自己的一种。改变膳食结构，看看是否会给自己的睡眠带来变化。因为身体本身需要一个适应的过程，所以要给自己两个星期的时间，坚持一种膳食结构，看看是否会有一定的效果。

日 常 饮 食

饮食可以给失眠患者带来变化。饮食营养失衡的人常常会经历失眠、易疲劳、易怒、紧张、抑郁和其他问题。如果饮食中没有足够的维生素、矿物质和其他的一些营养元素，人就会患上各种各样的心理或者生理疾病。

不管是否有其他的因素存在，如果身体健康，睡眠质量就会比较高。健康的关键之一就是日常饮食。如果你牢记一些要点，那么良好的饮食就非常容易达到了。

下面的这些健康饮食指南参考了美国心脏协会、外科协会和农业部最近在饮食上的一些建议，还有美国癌症协会的饮食建议以及我们实验室的研究成果。因此，如果你能够遵照执行，那么这样的饮食还能帮助你预防心脏病、高血压、糖尿病、癌症、肥胖症和其他的疾病。

让你的饮食有价值。如果食物带给你热量，同样也要带给你营养。

规则一：多食用沙拉和新鲜蔬菜。

尽量避免食用预先包装好的食物、熟食以及含防腐剂的食品，比如冷冻快餐。形成良好的饮食习惯，多吃新鲜的、土壤种植的非加工食物——比如芦笋、西葫芦。

为了能够吸收更多的营养，要选购新鲜蔬菜，尽量短时间地储存，不要过度烹调。让蔬菜稍有点硬、有点脆，这会比在水中浸泡过长时间或者过度烹调含有更多的维生素。沙拉中的蔬菜比再次或者第三次加热后的蔬菜营养价值高。

规则二：多吃全麦或者富含纤维的食物。

少吃加糖的麦片、派、蛋糕和白面包，从土豆、水果、沙拉、蔬菜、全麦面包和不加糖的麦片中获取复合碳水化合物。这些食物能够降低患上心脏病、糖尿病以及某些癌症的风险，比如结肠癌，也能够降低胆固醇和血脂，降低血压，促进消化。这些食物所含的维生素 B 能够有效缓解易怒和紧张状态，而这两种状态都很容易引起失眠。

规则三：保持食物种类多样。

要达到最佳的健康状态，身体需要超过 50 种营养元素。没有哪一种食物单独就含有所有的这些营养元素，因此保持食物的多样性很重要。另外，因为我们并不知道人体究竟还需要哪些营养元素，因此保持食物的多样性能够最大程度地帮助我们获得尽可能多的营养物质。

规则四：控制脂肪的摄入。

不要吃肉汤、油炸食物和酱料。少吃猪肉，多吃鱼肉和家禽。烹饪前将猪肉上的脂肪去掉。烹饪方法多采用烘焙、烤、蒸和炖，少用煎、炸的方式。要注意隐性的脂肪：在蛋糕、饼干、甜甜圈、冰淇淋和巧克力糖果中不仅含有糖，而且还有脂肪。

但是也不要完全不吃含脂肪的食物。你的身体需要一定量的脂肪和胆固醇。有的人将脂肪的摄入量控制到非常少的程度，以至于月经和性出现了问题，因为身体缺乏能够转化成必要激素的脂肪。脂肪可以延缓饥饿，能够让人感到满足，它对于人体吸收适量的脂溶性维生素也很必要。

规则五：控制饮酒量和咖啡量。

前面我们已经对酒精和咖啡因在失眠症中的作用进行了讨论，因此读者应该知道减少酒精和咖啡因的摄入可以很大程度地提高你的睡眠质量。

如果睡前确实想喝点什么，那么请用矿泉水或者花草茶代替酒精型饮料，或者在含碳酸的矿泉水、白水、苏打水中加一片柠檬或酸橙。白天要饮用 7~8 杯水，不要喝咖啡或者酒。

进食的时间也会影响睡眠质量

如果我们说一顿大餐能够让人昏昏欲睡，那么晚餐吃得很多似乎是符合逻辑的，但是事实是晚上的一顿大餐会使消化系统负担过大，从而影响睡眠，可能会让你整晚无法入睡。

所以临睡前不要吃得太多太油腻，否则就会影响睡眠。

健康饮食应该做到早餐多吃，午餐适量，晚餐少吃，并且在睡前不能吃得很油腻（这样的饮食也能帮助你减轻体重，因为最近的研究表明，上午身体能够消耗更多的热量）。

因此晚餐要尽量少吃，并且保证其中含有蛋白质，比如鱼肉、鸡肉或者非肉类的蛋白质，比如花生酱、谷类、豆类或者豆腐。蛋白质能够帮助你抵抗夜间的饥饿。

有的营养学家的指导更精确：如果你入睡困难，那么应该在睡前4小时进食含蛋白质、碳水化合物和脂肪的晚餐，并且在睡前2小时吃一点含全麦碳水化合物的零食。如果半夜经常醒来，这些营养学家建议在睡前2小时吃晚餐，临睡时吃一些零食。我们还没有试验过这些建议，但是你可以自己试试，看看这种饮食方式是否适合自己。

不能吃什么

尽量少吃那些会带来消化问题或者烧心的零食，比如含脂肪的食物、蒜味食物或者辛辣食物。如果胃肠胀气会影响睡眠，那么就不要吃豆类、黄瓜或者其他会引起胃肠胀气的食物。

很多人对味精敏感。味精能引起很多症状，包括失眠症。如果你发现白天吃中餐后，晚上有失眠的症状，那么味精可能引起了你的失眠症。有些平时吃盐较多的人，只要减少盐的摄入量，就能够睡得更好；有的人吃盐较多反而能够帮助他们睡眠。

如果你正在节食

那些正在减肥的人可能睡眠质量不好，经常在后半夜醒来。那些患有严重神经性厌食症而体重减轻的人也发现，如果他们能够开始进食一些食物，然后体重增加，那么他们的睡眠也会有所改善。我们不是建议你停止节食，但是你可能需要在临睡前吃一点低热量的零食来防止自己半夜频繁醒来。

有时甲状腺机能会影响体重和睡眠。甲状腺机能亢进与体重下降、睡眠缩短及过多的 δ 睡眠有关。甲状腺机能减退会引起体重上升和睡眠时间增长。

食物过敏性失眠

食物过敏也会引起失眠。呼吸过敏会让你无法入睡，但是因为这些症状非常明显，如打喷嚏以及眼睛发痒，因此也容易被人觉察到。一般来讲，你会知道自己对什么东西过敏，比如豚草、灰尘、霉菌或者宠物皮屑等。食物过敏则相对较隐蔽，可能你不会意识到食物过敏会引起失眠。

婴儿食物过敏可能引起疝痛或者半夜惊醒和哭泣，成人食物过敏反应可能引起难以入睡或者半夜频繁醒来。

婴儿有时会对牛奶过敏。比利时布鲁塞尔自由大学儿童睡眠研究实验室的安德烈·康恩博士对33名患有失眠症的婴儿进行了实验，发现几乎所有的被试都对牛奶过敏。不给他们喂牛奶以后，他们的睡眠便正常了。为了测试又给婴儿喂了牛奶，结果他们又开始失眠了。

有时给婴儿喝没有加热过的牛奶可以改善他们的疝气症状。如果这样还不能改变疝气的问题，那么就说明婴儿对牛奶过敏了。和医生讨论应该进行母乳喂养还是在饮食中去掉牛奶。

你可能需要看看过敏的专家，讨论到底是什么引起了过敏。无论是儿童还是成人，下面的食物都容易引起过敏：牛奶、玉米、小麦、巧克力、坚果、蛋白、海鲜、红色或黄色的色素以及酵母。相关的一些食物可能也会引起过敏，比如如果你对玉米过敏，那么含玉米的食物也会让你过敏，像玉米淀粉、山梨醇、甘露醇、玉米糖浆、葡萄糖、焦糖色素、玉米油和玉米麸。

一般来说，如果把这些食物从你的饮食中除去，你的失眠症状立即能够得到改善。但是一般需要一两个星期，因此要耐心等待。如果你想要确定是否是某种食物引起了你的失眠，那么就在睡眠正常几个星期后再食用这种食物，看看是否再次出现失眠的情况。记住：一定要成为自己的睡眠医师——用实验找到适合自己的方法。

夜　食　症

夜食症也被称为夜间饥饿或夜间进食。这种病症包括很多的行为。有的夜食症患者半夜惊醒，会觉得非常饿，然后就会有意识地进食。他们可能会煮少量的东西，或者准备零食。他们觉得半夜吃点东西能够让自己更容易再次入睡。其他的一些病患可能是因为身体机能的病变，比如溃疡、神经性厌食症或者因为在节食，所以夜间起床吃东西。对很多人来说，可能就是一个条件性的习惯。成人包括婴儿都可以被训练得在半夜需要进食。

还有一种情况，有的夜食症患者可以在完全睡着的情况下（即梦游的状态）进食，或者处于一种游离的状态，半醒半睡，完全不知道自己在干什么。这被称为睡眠相关的进食障碍，我们将在第15章详细讨论。

如果你有在夜间完全清醒的情况下进食的习惯，那么为了慢慢打破这个习惯，你就需要尝试重新安排自己日间的饮食，然后为夜间准备少量健康的零食。为了打破自己起床吃东西的习惯，把零食放在床边。然后，你需要慢慢地降低零食的热量，直到这些零食变成一杯水为止。但是在很多病例中，夜食症患者都不能够在这样的训练下放弃夜间进食的习惯，往往需要药物的帮助。

另一种夜间进食可能是因为低血糖。在并不久之前，人们趋向于谴责所有无法解释的低血糖症状，并且给了这种病症一个很不好的名称。尽管如此，这种病症是存在的，而且还会影响睡眠。如果睡觉的时候血糖降低，那么你就会由于饥饿醒来。如果你患有低血糖，那么解决问题的最好方法就是临睡前吃一些含蛋白质的零食。蛋白质代谢比较慢，这样就能够帮助维持人体内的血糖水平。但是，不要吃很多含糖量高的零食。糖会让血糖水平快速地上升，然后急剧下降。自己做做实验，搞清楚自己的情况。如果怀疑自己患有低血糖，可能就需要进行一次5~6小时的葡萄糖耐受性检验。

有助睡眠的维生素和矿物质

现代生活中的很多人吃饭太匆忙，很难吃到新鲜食物，因此补充维生素和矿物质很重要，特别是对于那些有睡眠障碍的人。

营养不足或者吸收不好会导致长期失眠。维生素 B、钙、镁、锌、铜和铁对睡眠都有影响。

维生素 B

维生素 B 对身体内色氨酸和其他氨基酸的使用有调节作用，因此维生素 B 对睡眠的作用不言而喻（对色氨酸我们后面会有较详细的讨论）。B 类维生素会被吸烟、酒精和压力耗尽，服用避孕药的妇女体内也会缺少这类维生素。

很多研究都对不同的 B 类维生素及其和睡眠的关系进行了研究。比如，补充维生素 B_3（通常被称为烟酸或者烟酰胺）能够有效地缓解失眠症患者的抑郁情绪。有时，一天补充50~100毫克的烟酸能够有效地缓解轻微抑郁，从而改善因此而引起的失眠。研究证明，烟酸能够促进色氨酸对睡眠的改善作用。阿拉巴马大学神经科学系的康妮·罗宾逊博士的研究证明，烟酸能够延长快速眼动睡眠时间，并减少夜间醒来的次数。还有研究证明，烟酸对于容易入睡但是半夜醒来后难以入睡的患者有特别的疗效。烟酸可能会引起暂时性皮肤发红，这是自然的反应，不用担心。

维生素 B_{12} 也有帮助。1983年《睡眠》杂志中的一篇研究报告中提到，维生素 B_{12} 帮助一名难以入睡且夜间频繁醒来的患者恢复了正常睡眠。三位来自美国心理健康研究所的科学家，贝鲁兹·康戈帕斯博士、汤玛斯·威尔博士和克里斯汀·吉琳博士发现当患者服用了维生素 B_{12} 补充剂后，他持续十年的失眠恢复了正常，其睡眠——清醒循环恢复了正常。

维生素 B 家族的另一名成员——叶酸，在某些失眠症中也能有帮助。J.S.霍华德博士在《身心》杂志上发表文章称，某种失眠可能是缺乏叶酸的副作用，治疗这种失眠的方法是每天补充2~5毫克叶酸。

科学研究还发现，如果睡前1~2小时服用其他维生素 B 族的成员——纤维醇和泛酸，也可以有效地缓解失眠。如果你想确定自己的失眠是否与维生素 B 有关，那么在检验每一种维生素 B 家族成员之前，请先服用维生素 B 复合剂。

请注意，对于有些人，维生素 B 可能会起到兴奋剂的作用，会过度刺激而导致失眠。因此我们建议，如果你想要服用任何补充剂，特别是大量服用时，请咨询专业医生。

钙

众所周知，钙能够镇定中枢神经系统，对正常睡眠有很好的效果。阿拉巴马大学的一项实验证明，即使身体少量缺钙都可能会引起肌肉紧张和失眠。事实上，钙是神经系统中最重要的矿物质之一。钙和镁是天然的弛缓剂。相反，在压力的条件下，这两种矿物质会很快被耗尽。根据现在的饮食数据，很多人每天摄入的钙、镁量都在推荐值以下，而且吸收钙的能力会随着年龄的增长而下降。因此，失眠可能源于摄入钙不足，或者吸收不足，或者二者兼有。体内含钙量低还可能引起骨质疏松症。

美国国家健康中心建议每天钙的正常摄入量（这个数值经常会变化）为：男士及50岁以下的女士1000毫克；青少年和怀孕或哺乳期妇女1200毫克；如果50岁以上的女士没有摄入雌激素，那么应该是1500毫克；超过65岁的男士和女士均为1500毫克。大多数人都很难完成建议的钙摄入量：很多成人因为过敏或者对乳糖不耐性，都会减少牛奶摄入量或者干脆不喝牛奶，另一些就是不喜欢喝牛奶。对大多数人来说，服用钙片是补钙的好方法。根据最近的美国政府报告，在两餐之间服用500毫克及以下钙片能够很好地补充体内所需的钙质。因此，补钙最好的方法就是在睡前服用钙片，让它能够起到镇定作用。钙片中也应该含镁、钾，帮助钙的吸收并达到体内矿物质的平衡。请不要忘记维生素 D 能够帮助吸收钙，晒太阳能够补充维生素 D。

镁

镁是天然的镇定剂；它能够有效地舒缓神经，防止焦虑。一些失眠症患者已经被证实体内缺乏镁。很多医生都说，对于这类病人，只要每天服用250~300毫克的镁，就能够补充体内缺少的镁质，并且提高睡眠质量。

南非比勒陀利亚大学的 W. 大卫博士和 F. 兹亚迪博士在实验中以超过200名失眠症患者作为被试，他们的研究报告显示，很多患者在服用了镁补充剂后，睡眠状况得到了改善。他们很容易就能入睡，夜间也不会醒来，早上起床时能够感受到身体和精神都得到了恢复。白天的焦虑和紧张状态也得到了缓解。

镁配合钾还能够帮助那些觉得持续疲惫的人。《当代治疗研究》里的一篇研究报告称，87% 感到经常性疲惫的人在服用镁和钾补充剂后的5~10天内都感到精力充沛了很多。《腹部外科》杂志上的另一篇报告称，80名被试中有75名都说他们在服用镁钾补充剂后的3天到2个星期内就感到疲怠和虚弱感消失了。他们说他们能够睡得更好，并且以前起床会感到特别累，现在已经没有这种感觉了。

服用镁一定要注意平衡剂量，两份钙配一份镁。

锌

患有失眠症的人还可能缺锌。通常情况下，缺锌会引起半夜频繁醒来，还会导致婴儿哭泣。你可以尝试服用锌补充剂几个星期，看看是否能够提高你的睡眠质量。但是一定记住，如果给婴儿或者儿童服用锌补充剂，一定要在专业儿科医生的指导下进行。看看孩子服用的维生素中是否含有锌，如果没有，而且孩子经常半夜醒来，可能你就需要和儿科医生商量一下，是否要用含有钙、镁和锌的补充剂了。

铜和铁

据美国农业部一位心理学家的研究，如果饮食中含铜或铁的量太少，也会引起失眠。1988年美国农业部农业研究服务中心的詹姆斯·彭兰德博士报告了一系列研究的结果，一共包括五组严格控制的长期实验。在这些实验中，彭兰德博士探讨了微量元素和睡眠之间的关系。每天早上他会问被试中的女士8个关于前一晚睡眠的问题，如睡得怎么样、睡眠时间多长等。在她们回答之后，彭兰德博士会把她们的情况与前一天的饮食以及血浆中某种微量元素的水平相匹配。

研究的7种微量元素中，铜、铁和铝最能够影响睡眠。如果减少每天铜或铁的摄入量，"睡眠时间就会增加，而质量会降低"，彭兰德博士说。铝用在很多抗酸剂中但都不是很必要，然而铝的大剂量摄入却会降低睡眠质量。彭兰德博士说，经常服用抗酸剂的人"每天能够很容易地摄入1000毫克的铝"——这也是这个研究中的用量。

在美国北达科他州格兰德佛克斯的农业部人类营养研究中心的一个研究中，研究者给志愿者食用铁和铜含量很低的饮食。其中，一组女被试的饮食中含铜量少于农业部建议每日摄入量的1/3，持续3个月；另一组的饮食中含铁量少于农业部建议每日摄入量的1/3，持续3个月。这两组被试也会食用正常饮食3个月。

研究结果显示，在摄入铜或铁的量不足的情况下，这两组被试都反映不同方面的睡眠质量不好。那些摄入铜不足的被试反映，和正常饮食相比，她们睡觉的时间增多了，但是醒来却感觉不好；而那些摄入铁不足的被试则说，她们睡眠的时间增加了，但是却经常半夜醒来。

研究者们很多年前已经知道铜和铁会影响脑的活跃性。铜元素在产生去甲肾上腺素中有一定作用。去甲肾上腺素是一种大脑化学物质，对大脑整体的唤醒很重要，并且对睡眠来说很关键。铁元素则在产生多巴胺和血红蛋白中有一定作用。多巴胺有助于产生去甲肾上腺素和肾上腺素，血红蛋白则能通过血流提供身体和脑正常工作所需的氧气。因此，不同水平的铜和铁会影响睡眠。

铜和铁的补充剂只能在专业营养学医师指导下才能够服用。摄入过量的铜和铁会产生严重的副作用，而且还会引起和体内其他营养元素不均衡。特别是对于男性，过量的铁会影响锌的吸收，还会在体内的一些软组织沉淀。

追 踪 观 察

我们大多数人都不会考虑维生素和矿物质的均衡，但是如果现在你还没有通过这个治疗项目明显改善睡眠，那么就应该好好探索这些维生素和矿物质对自己的作用。当你服用维生素、矿物质补充剂，或者尝试某种营养物质摄入的转变时，记录睡眠日志。如果你发现某种物质的补充可能确实对你有效果，那么就停止补充一到两个星期，然后再次补充，看看是否还有很好的效果。

色　氨　酸

　　色氨酸是一种天然产生的氨基酸，是食物中所含的20多种不同的氨基酸中的一种（氨基酸是帮助人体产生蛋白质的重要物质）。在牛奶、猪肉、鱼、家禽、蛋、豆类、花生、奶酪和绿叶菜中都含有色氨酸。吃过牛排或者火鸡大餐后，让人感到昏昏欲睡的一部分原因就是其中富含的色氨酸。

　　色氨酸之所以如此重要，是因为它是大脑产生神经递质5-羟色胺的重要原料。5-羟色胺的重要功能之一就是能够抑制神经兴奋，从而让人产生睡眠。

　　生活在可以买到色氨酸补充剂国家的人，可以在晚饭后3小时、睡前1小时混合果汁服用2000毫克色氨酸补充剂。如果前三个晚上已经服用色氨酸，那么后面的四个晚上就可以不用服用了，因为色氨酸的作用是累积的。研究指出，服用色氨酸的同时最好不要食用猪肉、奶酪或者其他的蛋白质及牛奶作为睡前零食。因为这些食物中所含的其他氨基酸会争相通过血脑屏障，从血液到大脑的运输系统很有限，所有的氨基酸都会相互竞争，之后最充足的才能够通过并且起到一定的作用。一些医生建议，当你服用色氨酸补充剂的同时，应该服用250毫克烟酰胺和一片涂抹鳄梨酱的全麦面包或者其他一些碳水化合物的食物，这样才能够使色氨酸对睡眠的作用尽量持久。果汁也能够帮助将色氨酸运输进大脑。如果你正在服用色氨酸并且让你睡眠质量很好，那么试着减少剂量，看看是否也能让你得到同样的效果。

褪　黑　素

　　1994年到1995年有很多关于褪黑素作为安眠药的报道。人们可以不靠医生的处方就能够在保健食品和其他百货商店里买到褪黑素。这可能并不完全正确，但是，到现在为止，我们只知道这么多。

褪黑素是一种激素，和人体很多以24小时为周期的功能有关。褪黑素能够"告知"大脑和身体外面已经变成了黑夜。根据对不同动物的观察发现，褪黑素能够诱发睡眠或者机警的反应。在褪黑素的作用下，老鼠会变得非常活跃，因为它们的生理反应就是在夜晚比较活跃；相反，人类会变得非常镇定，因为人类的生理反应就是在夜晚睡眠。

只需要很少的量（比如0.3毫克），褪黑素就能够有效地改变生理节律。它的作用和炫目的灯光正好相反。一名睡眠时间推后的病人（比如他可能在凌晨4点入睡，到正午才能够醒来），如果暴露在强光下，他能够在早上8点时睁开眼睛（见第11章）。另一种方法就是在夜晚稍早的时候给病人服用0.3毫克的褪黑素。

大剂量的褪黑素能够起到镇静作用，能够让一些病人睡着，特别是那些褪黑素缺乏的病人，这种缺乏通常会发生在老年人身上。如果在头一天傍晚服用褪黑素，那么第二天就不会像宿醉一样头昏目眩。

但是，褪黑素的作用远远不止调节睡眠-清醒的循环。对动物来说，褪黑素还能够减少性激素的产生，从而调节动物的发情期。褪黑素还能调节血流、收缩冠状动脉，这就要引起老人和那些已经出现心脏供血不足的人群的注意了。还有一些证据表明，对于那些有抑郁倾向的人，褪黑素可能增加他们患抑郁症的概率。

很多专家和研究人员撰写了关于褪黑素能够有效治疗失眠症的报告，其中一位加利福尼亚的家庭医生雷·萨哈里恩在他的书中写了一篇生动的文章《褪黑素——自然的安眠药》，他引用了很多褪黑素在治疗失眠症中的成功案例。但是，很多专家仍然对它持保留态度，因为褪黑素能引起睡眠的性质并没有得到很好的证明，而且它还有一些作为激素的其他作用。

我们希望不久以后能够对它有更为清晰的了解，这样我们可能就会推荐给病人或者不使用。近来，很多的相关研究已经在进行中。在还没有明确的结果之前，我们建议大家小心使用。

最后，我们仍然建议你在医生的帮助下，自己决定是否使用褪黑素及使用多长时间。可能这种激素会提高你的睡眠质量，但同时也要注意它还是一种激素，会有其他的一些作用。就像服用其他的安眠药一样，尽量少用。

草 药 治 疗

草药医生认为对睡眠最有促进作用的是含有下面一些植物的草药茶：甘菊、缬草、樱草花、香草、杏仁、茴香、蜜蜂花、西番莲、迷迭香、黄芩或者蛇麻草。早期定居在美洲大陆的人用佛手柑茶、薄荷和蜜蜂花。霍皮人用马鞭草。欧洲人曾经好几百年都一直用龙胆根帮助睡眠或者放松。

瑞士雀巢研究实验室的彼得·雷斯伍德博士研究了缬草根的水提取物。他在《药理学、生物化学和行为》杂志上发表了这个研究。在这个控制性研究中有128名被试，研究发现新鲜缬草确实能够有效地改善这些被试的睡眠质量，不再出现宿醉效果。而且被试入睡更快，特别是那些平常睡眠质量很差的被试。缬草因为其镇静的作用被广泛地用于法国、德国和瑞士。

如果你想尝试草药的方法，那么最好请草药专家帮助，因为草药的剂量和配置如果不恰当，可能会产生严重的副作用，特别是和某些处方药一起服用。保健食品店或者其他零售商店经常会出售治疗失眠的混合草药。请先少量试用，不要过度服用。

除了能够泡茶喝外，很多草药产品还能够做成胶囊和片剂的形式，有时和其他的镇静草药要配合使用。有调查发现，现在有的草药片剂中含有安定的成分，但是在成分表中却没有列出，因此购买和服用时请千万小心。

•••• 第 10 章 ••••

让运动帮助睡眠

　　很多医生喜欢讲述下面这个故事：有一个人非常抑郁以致无法入睡，工作也很失败，他感到非常难过，于是决定让自己跑死，这样还能够给家里留下一笔保险金。做了这个决定后，他就出去尽量地跑，能跑多远跑多远。但是他并没有成功地死去。于是，他决定第二天再出去更快速地跑更远。就这样，他连续六周跑步，然后感觉特别好，于是就决定继续活下去了。

　　运动能够让人有很好的感觉，并且能够睡得很好，但这也不总是有效（一些运动员，包括奥运冠军，都是失眠症患者，所以运动也不能完全保证帮助你睡眠）。虽然如此，运动仍然是治愈失眠最有效的方式之一。

　　在你一整套的治疗失眠的方案中，一定保证有运动。运动能够让你的身体感到疲惫，从而改善睡眠质量，同时还能够让你保持健康。疲惫和健康能够帮助睡眠。苏格兰皇家爱丁堡医院的实验室研究已经证明了身体的整体健康很有价值。新兵通过长期的行军使他们身体更加健康，更易入睡而且夜间醒来的次数也减少了。

　　很多抱怨有失眠症的患者都是经常坐着、不运动的人。常规性的运动不仅能让人更容易入睡，而且能够带来更深层的睡眠。运动员和其他身体健康的人比非运动员的 δ 睡眠更多。

　　白天的运动是否能够加深你的睡眠，取决于你是在什么时间运动。早上或者深夜进行运动的效果不如下午或者傍晚好。

当然不需要运动到筋疲力尽，但是一定要运动到自己的脉搏在常规的基础上加快。几个星期以后，这样的运动不仅能够提高你的睡眠质量，而且还能够带来很多其他的好处。运动能够燃烧能量、加速新陈代谢、增强心肺的活力、强健骨骼防止骨质疏松症、使肌肉更有弹性、减少胆固醇以及降低血压，会让人看起来更好，感觉也更好。

伸展运动和柔韧性训练还不够；你真正需要的是增强心律。近期，这已由西雅图的睡眠研究者麦克·韦提罗博士所证实。他研究了55名平均年龄在67岁的病人。其中一半的人每周3次、每次40分钟做有氧运动，另一半每周3次、每次40分钟做伸展运动和柔韧性训练。所有的人都反映说自己的睡眠质量得到了提高。但是，实验室的测试证明只有做有氧运动的病人的睡眠质量真正得到了提高。实验室的测查表明，有氧运动使病人的体温周期变得正常了，而且他们有了更多的深度睡眠，分泌的夜间生长激素也增多了（这种激素不仅对生长有作用，而且对修复身体也有帮助）。

运动后感觉比较好的另外一个原因是，运动会使人体产生一种情绪促进素——内啡肽，这种产生于大脑里的化学物质能够减轻抑郁，让人感到安宁。运动后能够改善抑郁的情况，这也被很多的研究所证明。其中一个是维吉尼亚大学的精神病学家罗伯特·布朗博士对800名抑郁的学生进行的实验。他发现，经过3个月、每周至少3次慢跑的被试抑郁的情况改善了，那些没有慢跑的被试仍然很抑郁。纽约州立大学的另一个实验中，被试是那些平常会进行规律运动的学生，让他们连续几周不运动后，他们会变得紧张和焦虑。毫无疑问，大多数轻微抑郁和焦虑、特别是伴有失眠的病人，每周进行3~4次的锻炼是改善睡眠和精神状态的最有效方式之一。一位34岁、伴有抑郁和焦虑的失眠症病人，在进行心理治疗和药物治疗之前，医生建议他进行常规性的锻炼。他选择了跑步，几个星期以后，他感觉非常好，因为抑郁和焦虑已经得到一定的改善，而且失眠完全消失了。另一位病患参加了交际舞学习，她说自己能够睡得更好，而且感到年轻了10岁。

与温度的关系

运动能够治疗失眠已经广为人知，但是近几年来，睡眠研究者又发现了十分有趣的新信息。他们发现，不仅仅是运动本身对失眠有很好的效果，而且运动引起的体温变化也会产生很好的影响。

一般来说，如果你是白天工作的人，那么体温会在白天上升而在夜晚下降，通常情况下，在下午晚些时候的时候体温达到最高，而到了凌晨四五点钟的时候体温降到最低。年轻人的最高体温比最低体温高1℃，随着年龄的增长，这种差别会减小。这是人体已经形成的生物节律，你我都一样。跟睡眠很好的人相比，失眠症患者的体温在夜晚下降幅度比较少；在夜晚体温下降越多，人就能够睡得越香。运动能够使体温上升。20~30分钟的有氧运动能够使体温升高并保持达四五个小时之久。这段时间过后，体温就会下降，可能比没有运动时达到的温度还低，这种比较大的下降幅度能够有效地帮助睡眠。

运动这种方法的问题就在于很难坚持。就像任何一个新年决心一样，很多决定开始运动的人能够坚持2~4个星期，之后渐渐地会有他们认为更重要的事情要坚持，于是运动就被忘记了。我们的大多数病人认为自己需要外界的支持才能够坚持运动。如果你决定散步，那么邀请一个人跟你一起，这样你们俩都能够坚持。或者请一个人监督你的运动。有一个病人说他最后采取的方法是请家里的每一个人每周一、三、五的晚饭时间都问他是否运动了，如果他没有的话，就必须要忍受家里人的唠叨。他15岁的儿子把这件事情看作是一个很好的机会。他会说，"爸爸，如果你因为缺少锻炼而病倒，请不要在客厅里，因为我们刚刚换了一幅新地毯。""爸爸，如果你因为缺乏锻炼而死去，那么我就会继承你的汽车，那么为了这件可能发生的事情，请你买一辆时尚点儿的车吧。"。这些督促都是以这样一种幽默的方式。但是如果这个父亲某一天回家非常疲劳而不想运动的时候，听到这样的话会帮助他坚持运动。而且，他也逐渐意识到，随着运动成为他生活的一部分，坚持就越来越容易了。

如果某种运动能够使体温升高1℃，并且保持20分钟，那么无论什么样的运动都很好。应该进行什么样的运动完全决定于自己的兴趣和健康状况。尝试不同的运动方式，看看它们对你的睡眠能够起到什么作用。

与温度的关系很好地解释了泡热水澡能够帮助睡眠的原理，你可以泡个热水澡来看看是否管用。如果某一天你没有时间运动，那么试试下面的方法：上床睡觉前1~2小时，把自己泡在有热水的浴缸里20分钟。水必须要烫而不仅仅是舒服，如果是浴缸的话，要保证热水能够持续保持在一个比较高的温度上。只有淋浴20分钟以上，热水淋浴才能有一定的效果。第一次尝试这样的热水浴时，建议有个人在旁边守着，以防昏倒。

与活跃性的关系

这听起来可能很奇怪，但是真的有来到我们中心的失眠者显得"僵住了"。他们从来不会放松自己，无论是身体上还是精神上都不会舒展自己。他们看起来总是害怕生活中的任何变化让自己的睡眠变得更糟糕。我们通常需要教他们自己鼓励自己——工作更努力一些，娱乐也更努力一些，享受运动和完全放松的乐趣。时间一长，这种有变化的生活反而能够使他们的睡眠比总是处于僵化的状态好。

纽约医院康奈尔医疗中心的查尔斯·伯勒克博士在报告中说，患有失眠症的人白天身体的移动很少，但夜晚却很多。他们的活跃——休息循环比一般人少。当然，这并不是唯一的理由，但这是个应当考虑的理由。白天的时候尽量让自己多活动，不要让自己处于一个无聊的、程式化的"僵硬"状态。

有效的锻炼

我们的很多病人最喜欢的运动就是轻快的散步。有时，仅仅是散步就能够让人远离失眠。轻快地散步，双臂摆动起来，就足以让你的心跳加快、呼吸加深，让你的活跃性和体温上升。几分钟的时间，散步就能够让你甩掉紧张和焦虑。

骑自行车也是很好的锻炼方式。如果你是用一辆动感单车，那么锻炼的同时还能够看电视或者看书。重要的是要找到自己喜欢的一种方式。如果你觉得有趣，就会坚持，而不会中途放弃。

你可以通过跑步、游泳、骑自行车、散步、跳舞、滑冰、打网球、滑雪或者做有氧锻炼来让自己的活跃性和体温升高。或者可以选择多种运动，每天做不同的锻炼（仅仅做家务或者整理花园并不能算是有效的锻炼，除非很剧烈，比如用吸尘器打扫房间或清理落叶，而且这样的运动也要20分钟才能够让心跳加速）。

记住，你运动得越多，之后就能够运动得更多。如果某一天身体状态不太好，那么就把那天跳过，第二天再锻炼。但是，不锻炼的时间千万不能过长，因为仅仅72小时以后，身体的状况就会每况愈下，那么睡眠问题可能又会重新回来。研究表明，坚持运动的人如果有时不运动，那么他们夜晚的深度睡眠会比平时都少。

如果感到太累而不想运动怎么办呢？不要把运动推迟到某个不确定的未来，不要认为到那个时候自己才会有更多的精力。和大多数人的想法相反，适度的运动实际上能够让人振奋精神，让你感觉更好一些，而且能够帮助你克服慢性的劳累。如果太累了不想出外锻炼，或者对自己的形象、动作没有自信，那么请跟着电视里的锻炼方式进行，或者自己买录像带跟着做。

如果你觉得自己太疲劳而无法主动开始运动，那么就参加一个运动计划。大多数失眠症患者都认为自己首先要睡得好，才能够运动。但事实却相反：你必须得先运动，然后才能够睡得更好。

注意：当人们开始一个运动计划后，经常会运动过量，结果就会导致肌肉疼痛。要避免过量运动。一定要和医生商议，做出适合自己健康状况的时间表，在若干周内循序渐进地增加运动强度。任何时候如果觉得自己的脉搏急速跳动或者跳动不规律，那么请马上停止运动，并且在重新开始运动之前，去看看医生。

运动会给你的身体状况带来改变，医生可能会愿意根据这种改变，调整治疗方案。比如，如果你有糖尿病或者高血压，运动对你非常有效，那么你的用药量就会降低。

在开始一项运动计划之前，你应该先看看医生，听听他的建议，特别是有下列症状的情况下：

- 超重
- 年龄超过了 45 岁，并且身材臃肿肥胖
- 有心脏问题或者曾经发作过心脏病
- 医生曾经说过你的血压太高，已经无法控制，或者你根本都不知道自己的血压情况
- 运动过后经常会觉得胸腔、脖子、肩膀、手臂感到疼痛或者压力
- 轻度运动后曾经历过呼吸不畅
- 有骨骼或者关节问题
- 家族有心脏病史
- 经常会感到头晕目眩
- 有某种疾病，比如糖尿病，需要特别注意

患有慢性疲劳综合征的病人要注意：这些病人比他们应有的状态更容易疲劳、困倦。他们的睡眠质量很差。这种症状的原因尚未查明。很多人是在一次严重的疾病后出现这种症状的。这样的病人如果一开始运动就很

激烈，那么就很有可能发烧并且还会浑身疼痛，这会使他们在床上躺好几天。但是，完全不运动也会加重他们的状况，因为发胖会让他们的疲劳加重。这样的病人应当每天运动，但是一定要注意不能太过剧烈。慢慢地，他们可以运动得更多一些，直到他们的运动规律足够保持他们的肌肉和血管系统功能运作良好。曾经有这样一个病人，她绕着自己的房子走一圈都会觉得非常累，因此我们就让她绕自己的房子走半圈（从前门出，后门进）。一个星期以后，她就可以绕房子一圈，然后再过一个星期以后，就可以沿着门前的小道走上一段，而后渐渐地能够越走越远。现在，已经过去了两年，她已经能够走完两公里，尽管慢性疲劳综合征仍然困扰着她，但是她感觉好一些，睡得也好一些了。

其他的指导

没有必要每天都运动。一般的建议是每周运动3~4次，每次先进行5~10分钟的热身运动，当觉得心跳加速后，就进行20分钟的有氧运动，然后逐渐慢下来，最后淋浴。

热身时，做一些轻松的、慢的、没有压力的运动。在运动的过程中，尽量展开你的关节。举起双臂并画圈，尽量伸直双腿，踮起脚尖站立，或者仅仅是简单地做你计划的动作，不过要缓慢进行，不要太剧烈。热身运动能够使你的体温升高，让肌肉变柔软，增加血液流量从而产生更多的氧气以满足产生能量的需要。伸展同样非常重要，它能够防止肌肉和韧带在剧烈的运动中拉伤。在热身和伸展的过程中，要避免强迫性或者强扭性的动作，把注意力集中于放松肌肉上，慢慢地进入到锻炼的状态。

运动以后，要给自己至少5分钟的平静时间，做和热身运动一样的运动，比如稍微走一走。

要知道自己是否处于有氧运动的状态、体温是否有升高，可使用心跳速率的"目标范围"作为指标。下面我们看看它的使用方法：用220减去你的年龄。这样得出的数是你这个年龄的人的最大心率。这个数字的60%~75%之间就是你的"目标范围"。在进行有氧运动时，努力使自己的心率在目标范围内。（要知道自己的心率，可以数一数自己的脉搏，大概10秒钟，然后用这个数乘以6）

你也可以从表10-1中找到自己的目标范围。

如果你不想做所有这些测量，也可以锻炼到自己觉得呼吸急促为止，锻炼到你可能不能唱歌，但是还可以说话的程度。

如果运动以后，心率还在目标范围的底限以下，那就说明你锻炼得还不够。但是，如果心率在目标范围的上限以上，那么只会对你的身体造成伤害。你需要慢慢地塑造自己的容忍度。在开始，如果你的身材已经完全走样了，那么锻炼的时候就只能控制自己的心率在这样的目标范围，并仅仅持续几分钟。慢慢地，包括热身和运动后缓和的时间，你就可以把时间增加到10分钟、15分钟、20分钟。6个月的规律运动以后，如果自己愿意，就可以增加运动量，让自己的心跳在最大心率的85%。

表10-1　有氧运动心率的目标范围

年龄（岁）	目标范围（次 / 分钟）	最大心率（次 / 分钟）
20	120~150	200
25	117~146	195
30	114~142	190
35	111~138	185
40	108~135	180
45	105~131	175
50	102~127	170
55	99~123	165
60	96~120	160
65	93~116	155
70	90~113	150

要找到自己的目标范围，就从年龄栏中找到跟自己年龄最接近的一个，然后看看对应的数值。比如，如果你30岁，那么你的目标范围就是每分钟114~142次。如果你43岁，表中最近的岁数是45岁，那么你的目标范围就是每分钟105~131次。

数据来自美国心脏协会。

如果运动的时候觉得憋闷或者胸腔感到疼、眩晕、严重呼吸不畅、恶心、心跳严重的不规律、大汗淋漓、突然出现像流感一样的症状，那就需要立即停下来。如果这些症状还持续不止，那就应当去看医生了。

多久才能够看到成效？

在运动开始的2~3个星期，可能就能够开始感受到身体的一些明显变化。慢慢地你就会感到精力旺盛，无论白天还是夜晚的紧张也减少了，睡觉质量就会大大改善。

坚持运动，然后到了某个阶段，你就会永远离不开运动了，因为运动让你感觉非常好。

···· **第 11 章** ····

调整你的睡眠时钟

1938 年，芝加哥大学的纳撒尼尔·克莱特曼博士和他的助手布鲁斯·理查森博士两人单独待在肯塔基州曼莫斯洞潮湿阴冷的深处，他们想看看自己的身体是否可以承受 21 小时的睡眠-清醒周期。还有一次，他们尝试让自己的身体接受 28 小时的睡眠-清醒周期。他们每次都在温度只有 12℃ 的曼莫斯洞穴里连续待 6 个星期。这些科学家利用这样人工环境的方法，探索体温和其他因素与人工睡眠-清醒周期的关系。

1962 年，一位年轻的法国地理学家米歇尔·斯福尔，在没有任何时间线索的情况下探索生命。在阿尔卑斯山海拔 2286 米的地方，他发现了一个洞穴，这个洞穴在 27 米深的地方，入口通道呈 S 形，然后急速向下到 122 米的地方。这个洞穴完全没有光，地面是坚硬的冰，温度也像冰一样冷。他在那里待了两个月，唯一和外界的联系就是和两个在洞外的朋友之间的电话联系。通过电话，他告诉他们他什么时候睡觉、什么时候起床、什么时候吃饭。他自己用日记记录着自己的活动，并且作了一张表记录他认为的时间和日期，而在外面的两个朋友则记录着实际的时间和日期。

现在，大多数无时间概念的实验都不会如此艰难。被试通常住在外界声音完全被隔绝的房间里，窗户被封起来，钟表被移走。在房间里一般都有一张床、健身台、工作台、厨房、一套音响和一台录像机，但是没有电视或者收音机这些可以让被试知道时间的物品。志愿者可以按自己的意愿工作、吃饭、睡觉。他们除了和技术人员接触外，几乎失去了所有与外界的联系，技术人员受过严格的训练，不会给被试任何时间的暗示。比如，一位男性技术人员要进实验室之前必须要先刮胡子，因为他不能让被试看出他的短髭，从而推断出时间。食物的提供也是根据被试的需要，而不是按照平常吃饭的时间。核心温度、激素水平以及其他的一些重要的参数都会被随时监控并记录下来，和心理及行为变化一起用电脑进行分析。研究者通过摄像头观察志愿者的情况，当他们睡觉时，其脑电波也会被记录下来。

但是，洞穴仍然是一个能够最大程度地隔离外界噪声、给人以最严格的孤立状态的地方。所以，1989年一位名叫斯蒂芬尼尔·费利尼的女性志愿者在新墨西哥州卡尔斯班一个离地面9米深的洞穴里住了整整131天。在洞穴里，她住在一个树脂玻璃房里，有一台电脑和大概400本书作为娱乐手段。这个研究的部分目的是想要搞清楚，人在长时间、孤独寂寞的太空飞行中的反应。

所有的这些实验都成功地表明，人类可以不用按照24小时周期的方式生活，他们可以自行地产生一种自己的周期，这个周期通常都比24小时更长。比如，费利尼就形成了清醒23小时，然后睡眠10小时的周期；之后清醒的时间可以更长。其他的人在这种无时间概念的环境里可以调整自己的睡眠-清醒时间在26~30小时之间。

打破生理节律可能会引起失眠

我们24小时的周期被称为生理节律。这种节律能够保证我们的睡眠和清醒的完整，能够让我们精力充沛，因此它对失眠有很大的影响。

如果在不该睡觉或者自己不想睡觉的时候睡得很好，就说明你的生理节律出现了问题。比如，一些人能在早上6点到下午2点，或者晚上7点到凌晨2点的时候睡得非常好，但是却不能在晚上11点到早上7点的时候睡得好，而这个时间才是他们自己想要睡个好觉的时间。在极少的病例中，由生理节律紊乱引起的失眠表现出周期性，比如每5个星期里会有2个星期有失眠的症状。如果你觉得这可能是引起你失眠的原因，请记录睡眠日志并坚持两个月，看看是否是因为生理节律的问题影响到了你的睡眠。

不同的人有不同的生理节律

研究者发现，在人的一生中，睡眠-苏醒节律会发生改变。新生儿不具有任何生理节律，但是在出生后几个月内就能够发展出自己的一套生理节律。从6个月大到14周岁，这种生理节律都以24小时为周期。大多数孩子每天早上几乎同一时间起床，夜晚在同一时间睡觉。

大概在孩子十几岁的时候，这种节律就逐渐变慢，这样一来，孩子体内的生理时钟就比外界的时钟要慢一些。这就是为什么每天即使到了晚上11点钟，十几岁的孩子都不想上床睡觉。他们的生理时钟告诉他们现在还不到晚上8点。他们早上起床也很困难。每天早上7点钟的时候，他们的生理时钟却告诉他们还不到凌晨4点。所以，从15~25岁，我们大多数人就要和体内的生理时钟抗争，因为它总是运行得比外界的时钟慢，它的周期是26~30小时。要将生理时钟调整到以24小时为周期，唯一的办法就是早上起来得比体内生理时钟早。不过，要让十几岁的孩子或者二十几岁的年轻人早上起床，从生理上来说确实非常困难。并不是因为年轻人很坏、很懒而且不思进取，他们的生理时钟本来就运行得比较慢。

幸运的是，快30岁的时候，我们的生理时钟就变快了，基本上能够赶上以24小时为周期的生理节律了。

但是，当我们变老后，通常情况下，生理时钟会变得更快。这样生理节律就变得比24小时短了。这就是为什么到了爷爷奶奶岁数的人总是在晚上七八点就上床睡觉的原因，因为他们的生理时钟告诉他们已经半夜了。同样的道理，他们每天凌晨两三点就醒来了，因为生理时钟告诉他们已经到了早上该起床的时间了。

　　当我们变老以后，另一个问题就是我们的生理节律变得更平了。年轻人夜晚和白天的体温差会有1℃，如果到了75岁的年龄，夜晚和白天的体温差还能够达到0.27℃，你都应该感到幸运。其他和睡眠有关的特质也都变平了。这就是为什么年轻时我们会有比较强的生理节律的原因。我们的睡眠和苏醒的时间都比较清晰，白天的时候会有很长一段时间处于苏醒的状态，夜晚会有很长一段时间处于睡眠的状态。当我们变老以后，睡眠和苏醒的时间就变得没有那么清晰了，无论是夜晚还是白天都会打瞌睡，白天经常会小睡一会儿，而到了夜晚却又会清醒而睡不着。老年人可能总共的睡眠时间并没有比年轻的时候少多少，但是却把这些睡眠的时间散乱地分配到了这24小时里，不像年轻的时候集中在夜晚，这样夜晚的睡眠就会相对地减少。

　　实际上，情况更加复杂。无论处于什么年龄段，在我们体内都有两个时钟。研究者已经证明，一个是神经生理学上的时钟，其中的神经细胞核靠近视觉神经细胞集中的地方，因此这个时钟会受到光的影响。另一个时钟就好像是由一些化学物质组成的，它们在白天的时候会对人体起作用，到了夜晚则会重新得到补充；或者可能是另外一种方式：可能白天的时候这些化学物质慢慢地综合在一起，然后到了晚上会对身体起作用。身体的不同功能都由这两个时钟来调节。我们的体温节律由神经生理学时钟调节；我们的睡眠-苏醒节律则由形成-衰退时钟调节。但是问题在于，这两个时钟的运行节律不同。

　　年轻人的神经生理学时钟以25小时为周期，形成-衰退时钟则是以28小时为周期。可以想象一下如果有两个时钟，一个调整到25小时一个周期，一个调到28小时一个周期。如果同时让这两个时钟运行1~2个星期，那么就压根儿不知道到底是什么时间了。如果不得不一起用这两个钟，就要记着每天早上重新调整，这样的接下来的一天才知道确切的时间。但是第二天，它们又会有几个小时的差别，于是你还得对它们进行调整。我们的身体就好像同时有这样两个时钟一样。只有这两个钟尽量保持一致，我们的身体才能够正常运行，我们才能够跟这个世界同步，因此就必须要每24小时调整一次。这种重新调整时钟的信号就叫做"给时者"。

对于年轻人来说，最好的给时者就是规律的起床时间。具体是什么时间不重要，重要的是这个时间非常规律。年轻人必须要将自己的起床时间调整到比自己感到舒服的时间稍早一些。

对于老年人来说，最好的给时者是规律的就寝时间。老年人必须将自己就寝的时间调整到比自己感到舒服的时间稍微迟一些，这样的话，他们就不会凌晨3点的时候就起床了（当然，如果你需要凌晨3点起床那也可以）。

调整生物钟的两个有效的方法是借助光和行动。如果身体在你自己需要清醒的时候想要睡觉，那么就走出去，沐浴着阳光，动动身体，这样就能够帮助你调整生物钟。或者让自己暴露在特别明亮的室内光中。

你可能会怎样打破自己的生理节律

虽然生理节律与生俱来，但是我们自己可能会打破它。如果每天早晨或者晚上，我们不用给时者好好地调整自己的生物钟，而是让自己随意地就寝和起床，那么就不仅仅是两个时钟不会同步，而且生理节律的很多方面都会被我们打乱。然后，我们可能就会像一个新生儿一样，每天不管白天夜晚断断续续地小睡一会儿，每次睡0.5~3小时，完全没了规律的生理节律。

通常情况下，生理节律打乱开始于连续几天的失眠。夜晚没有休息好直接让你凌晨时睡去，这样就影响了第二天晚上的睡眠，然后第三天的凌晨再睡去。不久以后，睡眠时间就向后推移了一些，如果想要在之前的时间睡眠就变成了不可能的事情。

或者如果第二天白天的时候小睡一下，这天晚上就根本无法得到深度睡眠，然后不良的睡眠循环就形成了，睡眠-苏醒节律就被平均地分配到24

小时内，生理节律就不复存在了。情况可能变得非常糟糕，一天的大多数时间都被你耗在床上，却无法入睡。为了避免这种情况的发生，试着每天早上固定时间起床。

一名25岁的机械师汤姆·马斯多菲里斯被火车撞伤，在医院里住了3个月后，奇迹般地康复了，除了有一点言语障碍和记忆损伤外，看起来一切正常。尽管如此，他的律师建议他在诉讼有结果之前不要去工作。

汤姆一直就是个孤独的人，接下来的两年内，他独自待在自己的小公寓里，每天除了看书、看电视基本上就不干别的事情。如果需要食物，他就到附近的一个24小时便利店去买。在这种情况下，根本就没有给时者在他周围。大概过了2个月这样毫无规律的日子以后，他的睡眠每况愈下，他感到越来越累。慢慢地，他在床上耗的时间越来越多，就在床上打盹，而没法真正地睡着。身体也变得非常虚弱。

两年以后，他的诉讼案一再拖延，他也开始向失眠诊所寻求帮助。24小时的日常记录显示，他一天中会有很多次打盹的时间，但是每次都不超过30分钟，清醒的时间也不会超过1小时。那时他的身体已经没有明显的生理节律，而是变得非常不规律。

医生催促汤姆一定要重新形成规律的生理节律，他觉得很难，因为他总是觉得非常累。最终，他请了一位朋友监督他，保证他在白天的时候清醒且经常进行活动，让自己把睡觉的时间集中在晚上。当然，这个过程很漫长。刚开始的时候，他只能保证自己上午11点到下午2点这段时间清醒。逐渐地，他每个星期延长1个小时。医生还让他逐渐养成规律的饮食和少量运动的好习惯，以此来巩固他建立起来的生理节律。过了开始的6个月最艰难的日子后，汤姆建立了正常的苏醒-睡眠节律，并且开始感到舒服了很多。

然后，他的案子也终于结案了，他用赔偿金在新英格兰买了一个农场。慢慢地，他习惯了规律的农夫生活，这种生活也给他带来了奇迹。现在，他很好地经营着自己的农场，失眠症状也完全消失了。

如果失眠，那么你需要有规律的生理节律

可能汤姆·马斯多菲里斯的故事太过传奇，发生的概率很小，但是规律的睡眠时间确实能够带来奇迹。失眠症的状况越严重，你就越需要一个规律的苏醒-睡眠时间，尽管有的时候对于失眠症患者来说，这非常困难。这就是我们为什么建议那些通宵未睡的人按时起床、白天仍然坚持做一些体力活动的原因。

如果患有失眠症，那么无论怎样都必须在平常的时间起床。也许你需要伴侣把自己从床上拉起来，并催促去淋浴，或者在卧室里藏3个闹钟，无论怎样，你都要努力地尝试每天都按平常的时间起床。

如果你经常到了凌晨5点的时候才能睡着，那么就逼迫自己在早上9点起床。几天或者几个星期以后，可能就会更早地感到困乏了，特别是当你在清晨时候使用光照疗法（见后文）后的那一天。

大多数情况下，个人可以独自帮助自己建立起规律的生理节律，但是也有自己做不到的情况。这时可能就需要寻求专业人员的帮助了。

禁　区

对24小时生理节律进行研究的研究者发现，我们很容易在生物钟的某个时间睡着，而另一些时间相对来说不太容易。研究者发现，在我们通常的入睡时间前2~4小时，有一个"禁区"，即一段时间内我们非常难以入睡。也就是说，如果你通常的入睡时间是半夜12点，那么晚上8点到10点之间的这段时间，可能就根本无法入睡。对于失眠症患者更重要的是，如果你一般要到凌晨3点的时候才能够睡着，那么要想在晚上11点到凌晨1点的时候睡着就几乎没有可能。可能连试一下都没有必要，因为如果试图在晚上11点到半夜这段时间入睡，只会平添失望。如果习惯于凌晨两点入睡，

那么可以尝试大概在凌晨1点就寝，因为这个时间在你的"禁区"之外。你需要做的事情就是脑中谨记这个"禁区"的存在，然后逐渐地改变自己的就寝时间。

周日夜晚失眠症

有一种由被打乱的生理节律影响睡眠的情况叫做"周日夜晚失眠症"。患者在每周日晚上会出现失眠的情况，他本人或者家人会认为这是由懒惰、不想面对工作导致的，但问题其实可能因为生理节律被打乱了。比如，玛丽周五晚上经常熬夜到很晚，因为第二天不用上学或者工作，周六早上便会比平时晚起几个小时。这样，她体内的生物钟就往后拨了2小时。周六晚上她甚至待到了更晚，周日早上起来得也就更晚了，这样体内的生物钟总体又往后拨了4小时甚至更长的时间。如果周日晚上她想像平时一样的时间就寝，这时生物钟就会让她的身体觉得时间还早。这就难怪她为什么不会感觉到困乏了。

如果你确实出现了这种状况，那么就应当在周五和周六晚上的合理时间就寝，然后在周六和周日早上按时起床。即使没法在合理的时间内就寝，也应当强迫自己按时起床。这样也许会感到很累，但是不会打乱自己的生物钟，才能够在周日晚上有一个好睡眠，周一能够精神奕奕地去学校或工作。

当然，周日夜晚失眠症也可能由另外一些原因引起，比如周日下午看足球赛。整个下午窝在沙发里看电视也会引起失眠。

当然，我们并不是说任何人都应当在周五和周六晚上按时就寝，周六和周日早上按时起床。有很多人并没有"周日夜晚失眠症"的情况。有的时候，你因为要跟朋友玩而很晚才睡觉，那么就要为周一早上起床非常困难做好准备。只要自己确定这样的生活方式不会出现失眠的症状，那么一次两次打乱自己的作息时间也没有什么问题。

熬 夜 的 人

一位女士曾写信给安·兰德斯说她自己是个夜猫子，而她的朋友却大多都是早起的人。她可能有延迟睡眠综合征。这样的人体内的生物钟通常运行得很慢，他们会在大概凌晨三四点的时候才会感觉到想睡，因为其生物钟告诉他们不过晚上10点、11点而已。他们通常很晚才上床睡觉，第二天中午或者下午才起床。给安·兰德斯写信的那位女士就是每天凌晨5点才就寝。

我们认识一位退休的政府官员，现在已经70多岁了，他的生物钟运行得就很慢。他的一生都在每天早上7点起床这件事上挣扎，他觉得自己应该睡得更久一些。终于，他退休了。对他来说，每天早上能够睡到9点到10点才起床，就像过着天堂般的生活。不幸的是，这样舒适地生活了几个星期以后，他发现自己入睡非常困难。一开始，他发现自己不到凌晨两点或三点就无法睡着，第二天早上自然而然地就会睡到更晚的时候。最后，他必须要到早上6点或7点才能够入睡。睡得越晚，白天睡的时间就越长。当他到睡眠中心寻求帮助的时候，他的白天和黑夜完全颠倒了。这就是所谓的延迟睡眠综合征。

有些人可能体内生物钟运行得有些慢。他们是轻微的夜猫子，夜晚是他们觉得舒服的时间。但是，有些病人的反常情况非常严重。

26岁的记者海伦·罗伯特的情况就比较糟糕，她因为频繁地瞌睡而被开除，于是到睡眠中心寻求帮助，希望能够治疗自己的失眠症。她说自己需要在床上躺至少4~6小时才能够入睡，第二天早上起床特别困难。除了因为按时起床困难而有一些自我防御倾向以外，她的精神状态良好。

罗伯特女士已经用尽所有办法让自己在早上按时起床。她曾经请朋友每天早上过来，将自己从床上拖起来，拉去冲冷水澡。还曾经用好几个闹钟，结果她自己没被闹钟闹醒，反而是住在隔壁的邻居被闹醒了。她也曾经试图按时就寝，但是无论怎么努力一定要到凌晨时分才能够入睡。尽管试用了无数的方法，却仍然无法让自己按时起床。每个周六和周日，她都会从早上6点一直睡到下午很晚的时候，这样睡眠以后，她觉得精神非常好。

作为一项研究的被试，罗伯特女士进入到一个无时间概念的环境。现在，她是一个自由作家，每次她都会带上很多工作，直到自己觉得很累，才会休息一个小时，然后上床睡觉。不可思议的是，在这样的环境下，失眠好像离她而去了，她的工作效率极高，每天可以完成大量的工作。

到研究告一段落的时候，她被告知自己在这样没有时间概念的环境中待了多长时间，这时，她感到非常惊奇。她自己认为待了16天，但实际上，她待了有28天。她通常工作20小时，然后睡15小时。也就是说，她的白天-夜晚周期是35小时。如果有一个星球的周期为35小时，那么在那个星球，罗伯特女士会生活得非常好。

之后一段时间，她开始按照自己喜欢的方式工作和睡眠，不累的时候工作，累了就休息。这样一来，她可以休息得很好，而且工作效率高，身体健康，但是却与整个社会隔绝起来。她无法知道何年何月，无法提前计划任何的事情。

罗伯特女士需要接受光照疗法。

光照疗法：治疗生物钟较快或较慢的患者

在对200个盲人进行实验的研究中，90%的人报告自己有睡眠问题。大多数人说，他们白天很困，到了晚上又很难入睡或者夜间很容易醒来。这也是大多数时间在室内工作、生活的人经常产生的睡眠问题，特别是那些工作环境没有窗户的人。

光是很重要的给时者。如果体内的生物钟说现在是晚上，但是眼睛接受的光照给大脑的信号说现在还有光，那么大脑得出的结论就是出了什么问题，然后就会调整生物钟所反映的时间。在过去几年里，光对大脑中生物钟的影响作用是研究的热点问题之一。

明亮的户外光具有最强的作用。为了得到最好的结果，光照应该足够强，也就是在这样的光照下使用普通的照相机和胶卷，不用闪光灯都能够拍出效果不错的照片。这样的光就是户外光。即使是阴天，从太阳升起来后的一个小时到太阳下落前的一个小时，户外光都足够强，可以满足这样的要求。

如果读到这一章时是夏天，而且你觉得自己的睡眠比常人推后或者提前，那么试试下面这个实验，坚持3周时间。当你觉得很困，但是又不想睡觉时，到外面待1个小时。在外面做任何想做的事情：散步、看书、吃东西或者其他。但是不要戴太阳镜，也不要在树荫下或者任何阴凉的地方躲着。比如，有一个大学生，通常要到凌晨4点才能够入睡，之后一直要睡到中午，那么她应当强迫或者请朋友强迫自己在上午10点的时候起床，起床后，应当马上到户外待上大约1个小时。这样做了3天以后，自然而然地就可以早点入睡，然后轻松地在上午10点起床。然后再强迫自己上午9点起床，之后马上到户外待上大约1个小时。她应该坚持这样，几天提前一个小时，这样逐渐就能够达到真正应该起床的时间。

另外一个例子，一位老奶奶，每天晚饭后就会觉得非常困，但是一般凌晨4点就会醒来，那么她就应当每天晚饭后到户外待大约1个小时。这样3天以后，她就应该能够轻松地让自己晚饭后保持苏醒的状态，然后早上也能醒得更晚一些。

但不幸的是，明亮的光线只能够改变生物钟的"指针"，而不能够改变一个事实，那就是这个钟仍然运行较常人快或者慢。因此，体内生物钟运行同常人不一样的人，应当每天都到户外去晒晒太阳，让自己暴露在阳光下。一旦习惯了这样的实验，那么就可以尝试让自己暴露在阳光下的时间稍微长一些。应该试试自己暴露在阳光下30分钟是否有效，45分钟呢？如果暴露的时间为1个小时仍然对你没有什么效果，那么就试着让自己暴露在外面2个小时。如果坚持1个星期，每天暴露在阳光下2个小时仍然没有效果，那么就可能是其他原因了。

这一疗法在北方的冬天不太适用，因为北方冬天的太阳升起来的时间较晚而落下的时间较早，即日照时间比较短。这样的话，可以使用人工制造的亮光箱。

如果你想要买一个亮光箱在冬天用的话，那么选择一家生厂商，写信索要一份价目表。告诉他们你只对能够产生10000勒克斯光的产品感兴趣。你使用时一定要按照说明书上所指示的距离坐在亮光箱前面，一般是5.5米远。在夏天的时候如果可以使用户外光，那么每次使用亮光箱的时间大概为30分钟。你不用坐在仪器前面，一动不动地盯着它，你可以吃早饭、化妆、读书或者做家务。如果你能够坐在一张用白色的桌布或者白纸覆盖桌面的桌子前，那么使用这个机器的效果就更好了。

使用光照疗法的副作用是可能会成为"过分激动的人"。也就是说，几乎像躁狂症患者。如果真的出现那样的症状，那么缩短光照的时间或者坐得离亮光箱远一些。如果3天后没有什么效果，那么就将光照的时间增加到1小时。

对于我们大多数人来说，光照都是无害且安全的。但是，可能会有亮光损害眼睛的情况发生。可以和医生确认一下，自己是否可以使用。

如果你是需要光照疗法的人，那么一定要坚持每天使用，让它成为每天必须要做的日常事务。比如，很多高中生早上起床非常困难，而晚上就寝也非常困难。我告诉他们只要每天早上不坐校车去学校而是走路去，就可以帮助他们改变这种状况。他们每天走到学校的时间如果是45~60分钟，那么走路去学校就能够很好地调整他们的生理节律。

如果没法负担一个亮光箱，你可以自己制作一个。买4~5盏商场使用的照明灯，每一盏都有两个4脚荧光管。在天花板上装两个挂钩，或者做一个架子。灯的中心点离你眼睛的距离不能够超过3.7米。使用白色的桌布或者白色的墙可以增强自制亮光箱的效果。不用使用全光谱荧光灯，冷光灯就可以了。这样制作的"亮光箱"看起来可能比较粗糙，但化费较少。

　　除了对延迟或者提前睡眠时间的失眠症患者有效，光照疗法对普通失眠症患者也有效果。如果入睡很困难，那么早晨就到户外去，接受"日光浴"。几天以后，就可以轻松入睡了。如果早起有困难，那么晚上到户外去，接受"月光浴"，并且就寝时间稍微往后推一点。这样坚持2~3星期，看看效果怎样。

　　最新的研究表明，家里的照明灯光也对一些人有帮助。你可以在睡前几个小时待在可调光的房间内，睡在完全黑暗但早晨的阳光又能够射入的房间内，试试看是否有效果。

　　睡眠研究者一直在讨论应当将睡眠周期"推后"，还是"压平"。关键点在于人体体温最低的时候会在你通常醒来时间前1~2小时（当然，不同的病人情况不一样）。比如，可能有的病人体温最低点会出现在早晨5点。如果我们让病人在早上5点前接受光照治疗，比如3点半或者4点半，那么这样会推迟他的生物钟，让他起床稍晚，就寝也往后推。但是如果我们让病人在体温最低点的时候接受光照治疗（早晨4点半到5点半），就叫做"压平"，在一开始就会让24小时的周期变得更加平。两天以后，我们就可以在任选的另一个时间给病人光照治疗，从而有效地达到我们想要的周期。"压平"很有效，但是需要知道病人准确的体温最低点。早晨5点后给予光照治疗，会使病人起床时间更早，入睡时间也更早。

　　我们大多数人比较喜欢"推后"。因为不知道病人的最低体温发生的确切时间，而且不想产生反效果，我们会慢慢地接近那个我们需要的时间。如果一个病人通常睡眠的时间是早上4点到中午，那么我们会在中午的时候给他光照疗法，几天后在上午11点，然后10点，以此类推。如果一开始就在早上7点对他进行光照疗法，那么可能会取得反效果，因为我们可能走向病人体温最低点的反方向。

时 间 疗 法

我们知道光照疗法之前，对延迟睡眠综合征患者都会采用时间疗法，那就是让他们每天就寝和起床的时间比通常情况晚2~3个小时，直到其睡眠周期能够正常地按照24小时的周期运行。这种疗法在实验室比较容易操作，因为实验室里可以控制病人所有的可见光。在现实生活中，这种方法就比较难操作了，因为现实生活中，很难让病人在白天睡觉的那几天见不到光。要达到这样的效果，必须要有一件可以挡住所有光的房间，并且白天不出去。对睡眠延迟或者提前的患者，现在光照疗法已经完全代替了时间疗法。

每个人的苏醒-睡眠周期都并非不可改变的。生理节律可以被改变。尽管如此，一些人不愿意改变自己的生理节律，而是调整自己的生活来适应这种节律。有一位病人，是一个电视机修理师，他就是这么做的。他曾经有一段时间每天都要到早晨才会上床睡觉。于是，他决定调整自己的工作时间，他每天晚上到修理铺里修理那些白天留下的故障电视机，早晨的时候回家睡觉。白天的时候则是白班的师傅来接待和帮助顾客，这样顾客会非常高兴地看到自己前一天送来的电视机已经修好了。

因此，你可以通过改变自己的生理节律或者改变自己的生活来适应这个节律。但是如果你有失眠症，那么无论哪种方式，都请让它持续不变。

•••• 第 12 章 ••••

夜班、时差和季节性情感障碍

这三种和生物钟有关的情况会影响人们的生理节律从而引起睡眠问题，它们是夜班、时差和季节性情感障碍。

夜　　班

人们习惯的生活方式是夜晚休息而不是夜晚工作。当然，如果我们坚持，也可以在本应休息的晚上熬夜工作。但是一般说来，我们体内的激素以及我们的生理节律需要在夜间起作用，以保证我们在白天的清醒和活力。

尽管如此，现代文明社会已经发展成为一个全天24小时运行的状态，生活在其中的很多人不得不熬通宵。有一些夜间工作确实无可避免：我们需要夜间的保安，医院需要夜间门诊以保证能够处理紧急和必要的病人，有些工厂的设备因为技术原因必须全天候运行等。但是，我们现在好像已经超出了必要的程度。便利店没有必要整夜营业，也不是所有的工厂都要24小时运转。

当我们计算全天24小时不间断工作的收益时，我们忘记了倒班制工作所造成的人力损耗和产出并不能达到平衡。

生理节律能够很好调节身体的平衡状态，因为保持一定的生理节律能够让身体的上百种功能协调一致。当改变工作的时间时，我们可能需要很长的时间才能够重新建立起平衡。除非我们人为地让自己暴露在强光下，一般来说，需要2个星期的时间才能够让身体完全适应这种白天和黑夜的颠倒。

当然，如果我们一直坚持通宵加班的话，要适应白天和黑夜的颠倒也不是特别困难。为了写博士论文，我连续45天都保持白天休息、晚上工作的状态。开始两个星期以后，我就能够非常习惯这种作息时间了，晚上的时候，头脑清晰，白天又能够像以前的夜晚一样享受质量很高的睡眠。但是，这好像并不是倒班制工作的常态。通宵工作的人通常会5天夜班，然后2天休息。在休息的2天里，他们通常都希望能够陪伴自己的家人，于是就要强迫自己白天清醒，晚上睡觉。之后又一轮通宵工作开始了，他们又要颠倒回去。因为需要2周的时间才能够适应这种黑白颠倒的生活，长期夜班的人就永远无法习惯。他们可能在自己40年的工作时间里永远地过着倒时差的生活。

在这样的情况下，情绪低落、效率大幅降低、身体健康受到影响都是常事。比如消化分泌物遵循一种生理节律，如果你在半夜进食，这个时候消化系统并没有分泌物来帮助消化，而当消化系统有了分泌物的时候，你却让肠胃空着。这就是为什么上夜班的人比正常时间工作的人更多患上胃溃疡的原因。

当然，倒班制工作对不同的人的影响并不一样。对于习惯于夜间生活的夜猫子和睡眠质量高的人来说相对容易，但是也会影响到他们的家庭生活。对于失眠症患者来说，这种工作会非常麻烦。即使现在社会并没有把这个问题考虑在内，你自己也要在选择是否进行倒班制工作的时候考虑清楚。

连续5天上夜班，然后周末休息的2天要陪伴家人，这种工作方式已经会造成非常不好的影响，但更糟糕的是，进行三班倒的工作，即一个星期上夜班、一个星期晚班，一个星期上早班。三班倒、每种一个星期的工作，通常会让人生理节律失去平衡。相比较而言，总是上一种班或者三班倒的时间稍微长一些（比如3个星期）会更好。如果是三班倒、每种3个星期的情况下，虽然连续3个星期都会上5个夜班，随后2天为了陪伴家人要适应正常的作息，但是其他两种班的时间里总可以从12点睡到第二天早上6点。这样的话就会有6个星期的时间和自己的生理节律同步。因此，三班倒周期较长的方式对健康的影响小于周期较短的方式。

还有一种方法也可以改善这种情况。一般来说，三班倒的顺序是早班（早上7点到下午3点），然后夜班（晚上11点到早上7点），最后是晚班（下午3点到晚上11点）。通常情况下，年轻人三班倒，而他们的生物钟运行又比较慢，因此三班倒的顺序如果改成早班、晚班，最后是夜班，即这种倒班制应该在生物钟之前，而不是之后，就能够改善他们不得不上三班倒的生理节律的平衡问题。

我们碰到很多人，在20岁、30岁的时候还能够很好地适应这种上班方式，但是到了40岁、50岁的时候，就开始了倒班制引起的失眠。这可能与我们在前面讨论的问题有关，那就是随着年龄的增长，我们的生物钟的运行速度会发生变化。推迟的三班倒方式（即早班、晚班、夜班）恰恰能够配合年轻人延迟睡眠的倾向，但是和四五十岁人的生物钟却不一致。而且，随着年龄的增长，我们睡眠和适应的能力都降低了。因此，很多以三班倒方式工作得很好的人，工作几十年后，到了四五十岁仍然不得不改变工作方式，遵循正常的工作时间。

哈佛医学院工业作息时间设计中心的查尔斯·切斯勒博士和他的同事以费城警察为被试，研究了他们的倒班制工作。他们改变警察的工作作息以适应人的生理节律，试图观察这样的改变给警察们带来的好处。

研究开始时，警察们连续工作6天，休息2天；然后开始倒班制：早班，而后夜班，最后晚班——跟我们建议的方式相反。切斯勒博士的团队发现，超过一半的警察反映有一定的睡眠问题，1/4的警察说他们在过去的一年内曾经因为困乏出现过或者险些出现交通事故，80%的警察说他们至少每星期有一次在值夜班的时候会打瞌睡。

然后，研究者改变了被试的作息时间，变换了三个班的顺序，并且将每个班的持续时间延长到8~18天。报告睡眠问题的被试减少了1/3，表示白天很累的人数从40%降低到了20%。服用安眠药或者饮酒帮助睡眠的人数降低了一半。

工业研究发现，类似的作息时间改变能够提高生产力。斯坦福大学医学院的理查德·科尔曼博士对一家公司的员工进行了为期3个月的研究发现，如果三班倒制的时间在生物钟时间前，并且每一种班的延续时间超过3个星期，能够提高20%的生产力。该研究还发现，这样的改变能够"提高工作的满意度、对作息时间的满意度和员工的身体健康状况"。因此，更合理的倒班时间能够给公司和员工双方带来好处。

1989年，在华盛顿召开的专业睡眠协会的年会上，哈佛大学的查尔斯·切斯勒博士和理查德·克拉劳尔报告了一项对14名18~24岁男子的研究，他们成功地改变了他们的生物钟。在这些被试的体温达到最低点的时候，他们让被试暴露在阳光下5小时，这样持续了3天。第3次的暴露使被试的白天黑夜周期颠倒。如果用亮光，那么可以将对新的倒班制的适应期从2个星期降低到3天。

疲倦可能很危险

现在的社会已经开始关注在工作中出现过度疲倦的状态可能对社会产生的影响。美国前健康与人类服务部副部长詹姆斯·曼森博士认为，这个问题会越来越引起社会的关注。

其中一个重要的分析来自1987年的职业睡眠协会。这一协会的灾害、睡眠和国家政策委员会发现，几乎每个人在凌晨2点到早上7点这段时间都有睡觉的倾向和工作能力下降的倾向。而且，如果我们在前一天睡眠被剥夺，那么这种倾向在那个时间段最为严重。协会呼吁那些有关劳工、管理和政府部门的政策制定者们能够对这种情况警醒。

美国加利福尼亚州拉育拉市斯克里普斯睡眠障碍医疗中心的科研主任

莫里尔·米特勒博士是该委员会的主席。他表示，积累的数据表明雇主"对人体要求太高……他们认为如果报酬够高，并且管理够强势，那么他们的雇员就能够在工作中保持清醒。我们的研究已经证明这种想法非常危险。"

很多事实证明，疲倦对自己和别人的健康都有危害。美国国家运输安全董事会成员约翰·K.劳勃在职业睡眠协会的大会上做出了关于这一问题的报告。他的结论是："我们调查了很多事故，其中的原因很多都指向睡眠缺失、睡眠障碍、疲倦和生理节律问题。我不认为我们意识不到这些因素对运输系统事故的影响……我们经常会发现悲惨的事情。"比如，1984年4月13日凌晨4点，在美国科罗拉多州维金斯市两辆货运火车相撞，7节机车和40节车厢出轨，5名工作人员死亡。美国国家运输安全董事会认为，事故可能原因是其中一辆机车的司机和其他工作人员睡着了，没有看到限制信号。那次会议以后，多起事故原因都得到了确认。

1985年5月31日，在南加利福尼亚，一辆向北行进的半拖车和一辆向南行进的小轿车和一辆校车相撞。校车上27名乘客，6名死亡，12名严重受伤。事故发生前，这名卡车司机在36小时的路途中仅仅睡了1.5小时。

航空飞行员协会补充说，生理节律如果被打乱、休息不足会影响一名飞行员的判断力，而这个可能是很多重大事故的原因。为了避免更多的事故，飞行员的飞行时间、休息时间和倒班时间都被做了改变，并且在其中考虑到了飞行员的睡眠时间。同样，卡车司机的作息时间也比以前规律多了。

如果可能的话，凌晨2~6点睡眠很有好处。无论对工作的人还是对社会来说都是最好的状态。在这个时段，特别是对那些工作环境很安静的工种来说，睡眠的力量不可小觑。你欠下的睡眠债越多，就越容易在这个时段不知不觉地睡着。如果要一个人能够知道自己的极限，那非常荒诞。如果你认为自己会知道什么时候应该停下来，睡一觉，那么你可能就犯了致命的错误。

倒班工作者怎样才能睡得更好？

如果你完全不用倒班，那自然最好。但是，如果你无可避免地必须要做这样的工作，那么下面这些措施可以帮助你。

下班回家后给自己足够的时间让自己放松下来，然后再上床睡觉。因为你不可能11点下班，然后回到家想在11点半就能够入睡。

给自己定一个睡眠的时间并努力坚持。如果上夜班，需要从早上8点睡到中午12点，那么不要因为上午11点有邻居的拜访而提前起床。那个时候的拜访，就好像凌晨4点拜访平常人家那样毫无礼貌。

让自己的卧室足够的暗、足够的隔音。尽量睡在附近没有家庭活动、厨房和卫生间的地方。耳塞和眼罩应该能够起到一定的作用。把闹钟藏起来，如果确实无法入睡，那么请躺在床上休息。看书或者看看电视。就像我们前面讲过的一样，休息也能够让身体恢复。

限制自己饮用含咖啡因饮品的量，比如咖啡、茶和可乐。只在轮班开始时可以喝一些这样的饮料。晚饭时，尽量避免太油、太辣或者难以消化的食物。

如果是三班倒的工作方式，那么就在休息日、倒班开始之前准备作息时间的改变。比如，如果下轮是上晚班，那么就试着让自己在晚上稍微睡晚点，早晨稍微起晚点，以此来适应新的作息时间。

计划一些有品质的活动，同自己的家人和朋友一起锻炼、放松和娱乐，并且做出确定的时间安排坚持这些计划。如果已婚，那么就和伴侣说明自己的需要。很多倒班工作的人告诉我们，家人的理解与支持是对他们适应作息时间改变最好的帮助。你需要谈谈自己如何调整自己的时间和状态，在自己的工作时间不平常的情况下，尽力地配合家庭生活。无论对于倒班工作的人还是其他人来说，每个星期设定一段特定的时间和家人一起聊聊工作，聊聊你不在家时，家里发生的事情，这是个非常好的办法。带着孩子去参加某些运动活动或者上街购物，比几天晚上大家都在一起看电视的效果好。计划一次野餐、划划船或者在附近的山里走走。

时差反应及避免办法

时差反应是指在你快速地跨越几个时区的情况下，体内的生理节律和新地方的时间不同步的状态。到达目的地后，你会感到非常累而且毫无行动力。除了疲倦外，睡眠也被打扰，不断地醒来，完全醒来后也没有恢复体力。头脑变得不清晰，也很难集中注意力，变得易怒，反应也变慢，还有可能出现肠胃问题。

有些人甚至在夏令时到来或者结束的时候都会出现微弱的时差反应。有的人可以轻松适应，而有的人需要调整一个星期才会感到舒服。

如果横跨2~3个时区，比如从夏威夷到纽约，那么时差反应就会变得非常明显。大多数人，尤其是生物钟比24小时长的年轻人，他们很容易从东部飞到西部，但是要他们从西部飞到东部就比较困难了，因为那样的话相当于要把他们的生物钟压缩到少于24小时。老年人的麻烦则相反：他们从东部飞到西部比较困难（在南北两个方向互相飞行，则没有这么多的问题，因为时区是一样的）。

研究者对经常来往于海内外的商人、飞行员、空乘人员、演员、象棋手、运动员甚至赛马进行过研究，穿越了几个时区以后，没有谁在开始的几天内可以发挥正常，包括赛马。如果是去参加一个重要的会谈，需要头脑清晰、言词尖锐，这个时候，你的身体却还处于反抗和调整的阶段。这个问题对于外交官和公司总裁来说非常关键，因为他们可能需要在这个时候做出某个重要决定（亨利·基辛格在《白宫的日子》里写到，他曾经在越南和平谈判中遇到过一些问题，就是每次都在他飞行了很长时间后马上要开始进行谈判）。

如果某个会议非常重要，那么就在约定时间之前几天到达会议地点，让自己的身体能够适应。如果在到达目的地的当天或者第二天必须要进行一个会议，那么就把这次会议安排在平常你在家时应当是清醒的这段时间。比如，一个在英国的美国人，应当把会议安排在下午较晚的时候，因为这个时候相当于美国早上的工作时间，而在这里的早晨相当于美国的半夜时分。

你也可以采用下面的办法来避免时差反应的出现，那就是在离家的前几天就开始训练自己适应目的地的时间，睡眠和吃饭都按那里的时间进行。比如，如果你需要从纽约到加利福尼亚，那么就让自己提前几天逐渐推迟就寝时间和起床时间，以适应在加利福尼亚的时间。吃饭时间也作相应的推迟。虽然完全调整以适应目的地时间不太可能实现，但是至少你可以让自己的作息时间向目的地时间倾斜。

在飞机上要多喝水，这样在飞机这样一个低湿度的空间内可以防止脱水。脱水会影响身体的调适。同样，如果害怕时差的出现，也要少喝酒和咖啡，因为这两样东西会加重身体的负担。

当你到达目的地的时候，马上按照当地时间调整作息。不要仅仅因为自己很累就上床睡觉，而是要等到新时区的时间到了该睡觉的时候再睡。出去散散步，在公园里坐一会儿，或者在路边喝一杯咖啡，尽量多沐浴一些阳光。第3天或者第4天当太阳出来的时候，你的生物钟会已然适应了当地的时间。

如果第2天早上想早起，那么早晨的阳光对你有好处；如果想晚点起，那么下午的阳光或者晚上的月光对你有好处。如果身体想要睡觉，但是大脑告诉你必须要清醒，那么就走到外面去晒晒太阳。

日本的佐佐木光央博士报告说，日本航空在美国旧金山市为自己的飞行员专门建立了一间光亮休息室，这样飞行员就能够利用光照疗法帮助自己重新调整生物钟，从而避免时差反应。被试也会在飞行前2周和飞行后1周服用维生素B12，这样有助于他们对光照的反应。

大概20年之前，美军需要向北大西洋公约盟军显示他们能够做到在24小时内将全军从美国运送到欧洲并且开始作战。美国军队做到了，并且军队一到德国境内，就开始加入陆军作战。让每个人都感到惊奇的是，美国步兵2天内就适应了欧洲的时区，但是指挥官们2周以后仍然受着时差反应的影响。户外光和活动是很重要的给时者，它们对于调整人体内的生物钟有很高的效率。步兵们接受了足够的阳光，并且进行了大量的活动，而那些军官天天坐在灯光灰暗的防空洞里，既没有足够的阳光也没有充足的活动。这就是为什么我们强调当你到了新的时区时，要尽量让自己接受很多的阳光，并进行充足的活动。记住：当你的身体想睡而你想要保持清醒的时候到户外去。也许不久以后，跨时区飞行的乘客就能够使用一种护目镜，有了这种眼镜，当他们想保持清醒的时候，就能够得到足够的光照，当他们想睡觉的时候又能够给他们遮光。

一些人使用芳香疗法，当他们想睡觉的时候使用宁神配方，而当他们想要清醒和警醒的时候使用赋予精力的配方。有很多的饮食也被推荐给需要克服时差的人。大多数饮食方案建议大餐一天，然后第二天一点都不进食，据说这样能够适应时区的跳跃。我们并不认为这样的饮食能够有所帮助（但是，可能你还是希望能够自己试试）。

其他的研究推荐使用褪黑素。最初的研究结果表明，如果在某个特定时间给患者注入褪黑素，这样几天以后能够有效缓解时差反应，这在第9章中也说到过。

你是否会在冬天觉得疲劳和抑郁？

20世纪80年代初，美国国家精神健康研究所的精神病学家彼得·穆勒曾经治疗过一位患有周期式冬季抑郁症的29岁女子。在几年内，这名病人搬去过多个城市。穆勒和她一直保持联系，他发现，这名女子如果住得越北，秋天来临得越早，她的抑郁症持续时间就越长。当她在冬季中期的时候到加勒比海旅游后，几天之内，抑郁就消失无踪了。穆勒开始推测可能阳光在一定程度上影响着这名病人的身体状况。于是，他开始验证自己的推测。连续几天早上，他让病人暴露在全频谱的强光下。不到一周的时间，病人的抑郁便痊愈了。

穆勒的发现受到了诺曼·罗森塔尔、托马斯·威尔和阿尔弗雷德·路易的关注，因为这几位医生也对抑郁症感兴趣。他们便开始了对冬季抑郁症的全方位研究，招募了很多志愿者，对他们进行观察和治疗。这就是我们现在知道的季节性情感障碍（SAD）研究的开始。

季节性情感障碍的典型症状包括抑郁、无精打采、睡眠过多、有时渴望碳水化合物和暴饮暴食。患者一般很早就寝，在床上躺9~10小时，但是睡眠断断续续，并且没法恢复完全的清醒。白天的时候，患者会昏昏欲睡，无法集中注意力。患者同样也会渴望光，他们会打开家里所有的灯（当然，通常情况下家人又会一一关掉，为了节约电）。

这些症状出现在秋末冬初的时候，一般会持续到第二年的春天。一旦春天来到，季节性情感障碍病人就会充满活力、创造力，充满了对生活的热情，并且对碳水化合物的渴望也会降低。

季节性情感障碍引起的原因好像很多：会影响情绪和精力水平（会受光的压制）的褪黑素；包含在神经系统中调节着人体对碳水化合物食品胃口的5-羟色胺；受光控制的神经性生物钟。

对一些人而言，冬季的几个月非常冷，不能提供足够的光来帮助那些调节器。于是它们就开始"自由运行"，这基本能解释季节性情感障碍病人的睡眠问题。

对于这样的病人，最好的方法就是能够在一个阳光充足的地方享受尽量长的假期。另一些人则可以使用光照疗法（见第11章）。早上暴露在阳光中似乎最有效。光越强，暴露时间就可以越短。每天在阳光下散步或者坐一个小时都会有帮助。

有一个典型的病人叫凯特·诺里斯，那时38岁，是一位农夫的妻子，有两个孩子。整个夏天她都在农场干活，从日出到日落。但是一过了收获的季节，大概从感恩节开始，她就进入了"冬眠"状态。她和她丈夫都认为是因为夏天过于劳碌，所以需要几个月来休息。通常到了播种的季节，她又精神焕发了。

然后出现了农业危机，尽管他们尽力想要保有他们的农场，但还是失败了，于是两夫妇带着孩子搬到了镇上。诺里斯太太在那里当一名餐厅服务员，她觉得这个工作不太累，但让她感到奇怪的是，她又出现了同在农场时一样的症状。没办法，她只能勉强自己起床去工作，整个冬天的家务都由丈夫和孩子们完成。

这样的情况一直持续了3年，仅有一年例外。因为工作表现出色，作为奖励，她丈夫得到了两张去巴哈马群岛的油轮票。让诺里斯女士感到意外的是，在游艇上两天以后，她就恢复了对生活的热情。但是，当她回到家后几天，疲倦再次来袭。

自从到镇上来的第二年，诺里斯女士就开始咨询精神科医生，但是她没感到轻松，反而感到越来越抑郁和劳累。医生给她开了很多抗抑郁的药，但是这些都没用。之后，医生听说她在轮船上恢复的情况，马上断定她是患上了季节性障碍，并且让她多接受光照。她丈夫自己制作了一个亮光室（见第11章），每天早晨她就在其中坐1个小时，吃早餐或者看书。2个星期以后，她抑郁和过度睡眠的症状就消失了。后来，她变得有点活跃过度，所以就将光照时间降到了每天40分钟。

之后的两年，每年的11月到来年3月，她每天都会在亮光室里坐40分钟。这样抑郁和过度睡眠再也不来找她了。

研究表明，无论生活在什么地方，很多人平均每天接受的户外光照不足1个小时。如果我们，特别是经常在室内工作和生活的人，每天都能够多一些时间暴露在阳光下，就能够有效地改善我们的睡眠质量和心情。

•••• 第 13 章 ••••

医 学 因 素

斯考特原本在自己公寓中没有任何的睡眠障碍，但是当他和妻子布兰达每个秋假去岳父岳母的小别墅做短期旅行时，却出现了问题。那期间，斯考特晚上总会翻来覆去睡不着，而他一天中的一半时间几乎都用来睡觉了。布兰达总是抱怨丈夫不愿意陪父母共度时光。但事实是斯考特对猫过敏，而布兰达的父母养了一只猫。当斯考特试着通过外出散步逃脱猫的时候，他又发现别墅外边种植着豚草，不幸的是，他对豚草也过敏。所以，他白天会被过敏折磨，而晚上睡眠又成问题，所以他一天总是很疲惫。

斯考特的兄弟鲍伯也有睡眠问题。他在膝部动了手术之后，膝盖就出现了关节炎的症状。如果膝盖没有得到充分的运动，那么鲍伯在夜晚将与疼痛和失眠相伴。

这是医学因素引发失眠的两个例子。如果我们本章前面提供给你的指导建议都不能帮助你克服失眠的话，那么你就应该考虑去医院做个身体检查了。

有时，医学因素导致的失眠十分明显。举例来说，来自关节炎的痛苦、牙痛、头痛、甚至一块肌肉的疼痛都可能使任何人睡不着。但也有一些情况，医学因素的影响并不如此明显。举例来说，一些传染病可能引起失眠，有时药物治疗也可能引发失眠。

安桑尼是一个26岁的动物学研究生，他在晚上总是频繁醒来，所以他一天的大部分时间总是很劳累。这让他十分担忧，因为他的博士考试就在几个月之后，而以现在的状态来看，他似乎已经筋疲力尽，无法去为考试做准备了。他的成就动机很高，而且本科时是以第四名的优异成绩毕业的。他很担心自己无法通过博士考试，他总会做考试失败的噩梦。

很显然，他过于紧张了，所以我不像要求其他患者那样去要求他（所有患者在来进行行为治疗之前，我都建议他们先去做身体检查）。我教他放松训练、压力管理技术和睡眠卫生保健知识。之后，他平静了下来，更清楚自己的焦点应该放在哪里。但是，他每个晚上还是很容易醒来。于是，我重新回到了基本问题上，并且进行了一项开始时就应该进行的工作——追溯历史，这样，我找到了解决问题的关键。

大约六个月之前，安桑尼在巴西参加了一项培训（当时巴西是炎热的夏天），他去学习热带的野生植物。在巴西的最后两周，他患上了"热伤风"，从而耗尽了他的体力。

发现这点之后，我不仅要求安桑尼去做体检，而且特别提示他去找热带疾病专家看看。然后，我们在他身上发现了一只热带特有的寄生虫，接着我们对这个小东西进行了处理。从那以后，安桑尼的睡眠得到了改善，他还坚信，我给他的压力管理技巧帮助他通过了考试。这个案例让我很不安，以后无论患者的症状看起来多么明显，在进行行为治疗之前，我都坚持先对患者进行整体的评估。

可能导致睡眠问题的医学因素

有很多医学因素可能引起失眠。哮喘会引发咳嗽，而过敏则可能导致鼻塞、流涕，支气管炎和肺气肿会引起呼吸困难，心脏问题则能引起呼吸时的胸部不适或呼吸困难，消化问题会引起烧心，而吞咽食物时发生的异常将引起咳嗽和窒息，溃疡或关节炎会让人们疼痛无比，尿路感染能导致人们睡梦中频繁醒来，昆虫叮咬或荨麻疹会让人们无法安睡，更年期的燥热更能在半夜叫醒女性。的确，几乎任何医学方面的紊乱都能引起患者的失眠和白天的昏昏欲睡。

还有一些潜在的医学因素，包括传染病、脑瘤、帕金森症、肾病、甲状腺功能紊乱，还有新陈代谢功能紊乱，像糖尿病之类的疾病等。睡眠问题还可能由于酒精中毒或药物滥用所引发。甚至只是雌激素水平过低也能让更年期的人们失眠（医生时常以雌激素作为替代治疗）。导致失眠的其他可能因素还有贫血、一氧化碳中毒、多发性硬化症和砷、汞、铜等其他重金属的中毒。失眠还可能是放疗或化疗所产生的副作用。

而且别忘了，失眠时常还是抑郁症以及其他精神疾病的常见症状。抑郁症患者大多很早就醒来，不过他们晚上的入睡通常没有问题。如果你认为抑郁症可能是导致你失眠的因素，那你应该如实告知医生。如果你同时也出现了食欲不振、丧失平日的生活兴趣、觉得孤单或绝望，尤其要把这些向医生说明。

在孩子中，影响睡眠最常见的医学因素是长牙、胃肠功能紊乱、扁桃体和淋巴肿大、疝气痛、关节痛和蛔虫等（如果你的孩子有睡眠问题、焦躁不安、而且总抓擦肛门的话，那么他很有可能有蛔虫，请向医生求助）。另外还有一些很少见的情况，比如舞蹈病、脑炎和软骨病也能引起孩子的失眠。其他的常见因素还有寝具潮湿引发的疼痛与不适，父母行为教育的不当等。

如果你发现你的失眠是由医学因素导致的，那么有一个好消息是：如果医学因素得到了处理，失眠也将得到改善。举例来说，一旦抑郁症有所好转，失眠的问题通常会迅速缓解。当抑郁症患者的睡眠问题出现改善时，这时常也代表着其抑郁症已经开始好转。

你的睡眠问题是否可能由以上这些因素导致呢？如果你认为存在这种可能，那么与你的医生进行讨论，以便你能得到适当的治疗从而回到良好的睡眠状态中去。

怀孕期间的睡眠问题

在怀孕的第一个阶段（前三个月），大多数的准妈妈在白天会觉得非常困乏，这往往是怀孕的第一个征兆，甚至比害喜发生得还要早。白天困乏可能由激素黄体酮（众所周知，黄体酮有镇静作用）的增加所导致；或者，也可能由于你身体对某种物质的缺乏所导致，如铁缺乏等。

在之后的孕期，准妈妈们可能会出现睡眠障碍，因为她们总会有不适感。但无论如何不适，在未经产科医生同意的情况下，请不要服用安眠药物，哪怕是非处方药。也不要用酒精类产品安眠。你可以尝试一些行为方法，比如放松（第7章）与压力缓解技术（第8章）。

日落症候群以及其他可能潜在的老年睡眠问题

当大脑开始老化，一些人似乎需要较多的刺激物来维持其正常和清醒的人体机能。一些老年人，尤其年纪不太大的老年人，他们在白天还能保持正常清醒的人体机能，但是到了晚上，刺激物减少，他们就开始出现不安、困惑的症状，这被称为日落症候群。

老年人的另外一个问题是身体对药物的代谢开始减慢，过去可能足量的药物现在对老年人来说则可能过量了。举例来说，过去8小时睡眠时间中可以被代谢掉的药物现在可能引发两倍时间的镇静效果，引起老年人白天也处于镇静的状态。可能有的药物对30岁左右的人来说，只会导致轻微失眠的副作用，但是对于70岁的老年人来说，则可能引发严重的失眠。

大多数人在四五十岁的时候，不能像以前睡得一样好了。他们在夜晚更频繁地醒来，而且清醒的时间也比原来要长，在白天更容易打瞌睡。老年人在晚上可能有几十次的醒来，持续15秒或更短。这有时让人们以为自己整晚不睡，但事实并非如此（认识到这一点，可以帮助我们更加接纳这种情况）。

如果你人过中年，并且有睡眠问题，那么想想看以上这些因素是否有可能影响着你的睡眠。

如果你已经退休，那么有两个方法可以帮助你更好地睡眠。第一，别总是整天坐着无所事事。你必须保证白天有足够的刺激物和活动，这样才能保证夜晚有好的睡眠。第二，不要在早晨睡回笼觉，这似乎是退休老人的特权，但是如果你是一个失眠症患者，这样做则是一个错误。晚起会导致明晚很难按时睡着，然后很快你就会陷入晚睡晚起的恶性循环。

说到这里，有一个杜克·弗朗科尼的案例：退休之前，他是海运部门的一名职员，晚上则兼职在酒吧工作。那时候，他的睡眠状况一直不错，当他同时停止两份工作之后，刚开始的几周他觉得自己简直像国王一样自在，不需要早起去装载码头，而晚上他想几点上床就几点上床。然而，大约在退休后的三个月，他开始严重失眠。每天晚上，从午夜到清晨他都十分清醒，于是他开始使用安眠药。在一段时间之后，安眠药对他也不起作用了，于是他来到睡眠诊所寻求帮助。

基于他的工作史，我们显然可以看出，弗朗科尼先生在退休前每晚只睡大约6个小时，从晚上11点到早上5点，而他自己对这种睡眠状况也十分满意，因为他在周末的时候并不需要补觉。

现在，他在早上需要打盹1小时，因为"昨晚我没睡"。而在下午4点到6点，他还需要小睡。晚饭后，8点左右，他会觉得困意袭来，不得不再去睡一下。但是，到了午夜，他就开始过度清醒无法入睡。

把这些他"小睡"的时间做个累加，显然他现在的睡眠时间是7小时，比过去退休前习惯的时间还要多出一个小时来。他根本不需要安眠药物——他需要少睡点！这一个小时对他来说已经多余了。

我们试着劝说他放弃早上和下午的小睡，并晚点上床睡觉，因为这样能确保他的睡眠质量并能保证在午夜之后也能有好的睡眠。然而，他认为他已经忙碌一生了，现在应该多休息，他也欣然接纳现状。而且他还是想要安眠药。

然后出现了一个我们意料之外的状况：他的女儿离异之后独自养活两个学龄前的孩子，最近又突发车祸，不得不住院治疗，而且至少需要一个月以上。

所以，弗朗科尼不得不去照顾他的外孙们。这些孩子让他们的外公白天不停地奔波忙碌。只有孩子们上床睡觉，弗朗科尼才有难得的放松时间，因为白天的过度劳累，他很快就能进入梦乡。起初，这种生活对他来说十分难熬，但是在3周之后，因为这种强行的睡眠-觉醒周期的改变，弗朗科尼感觉良好，他发誓再也不会回到以前那种退休后的懒散生活中去了。

显然，在这里很多因素对弗朗科尼的睡眠造成了影响。首先，他重新有了被需要感，不再觉得自己无用，而被孩子们包围则可以让他活力充沛。但是最重要的因素还是他重新回到了正常规律的睡眠-觉醒周期中来。

有毒金属中毒

失眠或白天过度昏昏欲睡也可能是重金属或其他毒素中毒的症状。

在《环境健康档案》的一篇文章中，描述了有毒物质对人体的影响，文章中描述的是一些铅酸电池工厂的工人们。92个工人中，有一半出现了失眠、疲劳、虚弱和昏昏欲睡的症状。同一杂志的另一项研究发现：暴露在铅和砷炼铜炉车间的680名工人也出现了类似的睡眠问题、疲劳以及虚弱。同样，在德国的一项研究中，由于受到附近一个水泥工厂金属铊的影响，这个小城市中的1200个居民也出现了睡眠紊乱和疲劳的症状。随着水泥灰尘的落地，铊会被吸附到花园中栽种的蔬菜和水果上，从而被居民们摄入。

有时，人们接触到有毒的金属却很难自知。举例来说，几年以前住在美国中西部的时候，玛丽·梅根还是一个狂热的网球运动爱好者和精力充沛的家庭主妇，但是当她陪同丈夫因工作调动到洛杉矶的时候，情况却出现了变化。在搬到洛杉矶几个月后，她出现了头痛、失眠和疲劳的症状，并且她发现她打网球的协调性似乎也远不如以前了。在经过一系列医院的常规身体检查和实验室的专业检查之后，结果显示，她体内的铅含量过高。进一步调查发现，为了上下班交通方便，她和她的丈夫在高速公路附近买了一栋房子，而每天接受汽车废气的"熏陶"使她出现了潜在的铅中毒。在接受药物治疗和补充其他有益矿物质的平衡治疗后，她的身体铅含量下降了，而她再一次觉得身体舒畅起来。幸好，现在汽油中已经不再含有铅了。

如果你的孩子总是出现昏昏欲睡、缺乏活力的状态，那么这也可能是铅中毒的症状，他们可能吃了绘画颜料或者舔到了被铅污染的冰锥而无意识地摄入了铅。那些工厂中的人们经常接触有毒的化学药品和重金属，所以也是可能中毒的高危人群。

如果你怀疑自己在家或单位中也有可能接触了铅或其他重金属，那么你可以在任何一家大型的医疗中心对此进行检测。

可能影响睡眠的药品

数年以前，一些睡眠研究者进行了有关不同药物的副作用以及如何解决这一问题的讨论。一位医生说："我发誓，我们需要做的第一件事就是抓住患者的脚脖子，把他们倒挂金钟，然后使劲把药片从他们的口袋里晃出来。"药物通常是导致人们睡眠出现问题的重要原因。

如果你真的需要特定的药物治疗，那么无论如何你也应该认真服药。通常情况下，同样的疾病往往有不同的治疗方式，而这些方式往往有着不同类型或程度的副作用；有的可能在剂量上存在差异，有的则在服药时间上存在不同。举例来说，对于抑郁症，如果你在晚上服用治疗性的药物，比如盐酸阿米替林，它将使你产生困乏感，你或许会因此睡得很好。但是，对于像盐酸普鲁替林这样的情绪兴奋剂，则容易使你更警觉。因此，尽量不要在晚上服用它们。当然，还有一些药物对你的睡眠没有影响。

总之，要小心"过度用药"，这种效应往往发生得很快——你服用一种药来治疗自己的疾病，然后用另外一种药来抵消第一种药的副作用，然后又要服用另一位医生开给你的第三种药，以便能控制第二种药物的副作用……有时，我们似乎需要服用多种药物，但是其实很多时候我们并不需要这样做。有时你看了不止一位医生，每个医生都可能在不知道其他医生给你开什么药的情境下盲目给你开药。

许多处方药和非处方药都可能引起睡眠问题。以下列出了一些会引起失眠的药物（这里仅列出了最常见的，难免挂一漏万）：

- 几种抗抑郁剂

- 含有兴奋剂的药物，比如减肥的处方药

- 一些治疗高血压的药物

- 支气管扩张药，如治疗哮喘的药物，其中会含有麻黄素、氨茶碱以及去甲肾上腺素

- 含有咖啡因的药物

- 安眠药以及镇静剂（在你停药之后可能会出现戒断症状而使你失眠）

- 类固醇药物

- 一些甲状腺药物

- 一些癌症化学治疗剂

这些药物通过以下三个方面来影响人们的睡眠：它们可能导致人们难以入睡、频繁醒来或早晨过早醒来。

如果你怀疑某种药物治疗可能引起你的失眠，请先去阅读药盒上的标签。它包含安非他命或咖啡因成分吗？如果包含，那么这种药物引发你睡眠紊乱的可能性就很高了。尤其要注意一些止痛药，因为无论是何种疼痛，都会让我们难以入睡，止痛药就会诱惑我们去服用它，以便能轻松入眠。然而，一些止痛药包含咖啡因成分，这将比疼痛更容易帮你保持清醒！

除了读标签之外，阅读说明书也可以帮助我们了解这种药物是否可能引发睡眠紊乱。如果其中没有说明，那么就请你的药剂师去检查一下药物

成分，看这种药物是否可能引发睡眠紊乱等副作用。

你还需要考虑药物之间是否会存在交互作用，也许一种药物不会导致失眠，但是两种药物混合服用则可能导致你失眠。如果你经常服用超过一种药物，那么你就需要咨询医师或药剂师来帮你确定药物的交互作用是否可能导致你失眠。

警告：如果你服用的药物可能引起失眠，千万不要自作主张停药。一定要和你的医生讨论是否改变药量或换其他药物进行治疗。一定要让了解你的药物和特殊病情的医生来做决定。

大麻以及其他违法药物的影响

大麻中的最有活性的化合物是四氢大麻酚（THC）。它能改变睡眠中的大脑化学成分以及脑电波形式。根据美国睡眠紊乱协会的研究，长期使用大麻将延长人们的入睡时间以及减少 REM 睡眠。它可不是一个睡眠的好帮手。

可卡因会使人们在几个小时的抑郁情绪后得到欢愉感。人们之所以会对可卡因上瘾是因为它会作用于大脑中叫做多巴胺的神经传导物质，而多巴胺则控制着人们的睡眠和觉醒。可卡因无疑会引起失眠，而且同时会减少人们的深度睡眠以及 REM 睡眠。事实上，当人们停用可卡因的时候，使用者将变得非常困乏，而且会觉得必须用更多的可卡因来维持自己的身体机能。

安非他命以及和它类似的药物是一种高强度的兴奋剂，它们在很多方面与可卡因类似。它们也会改变睡眠中大脑的化学成分以及脑电波形式，并导致 δ 睡眠（深度睡眠）以及 REM 睡眠的减少，同时也会引发失眠。

与可卡因一样，当停用安非他命的时候，人们会觉得困乏，而且会觉得必须用更多的安非他命来维持自己的身体机能。同样，停用安非他命还会导致 REM 睡眠的大幅增加，也就是 REM 睡眠的反弹，但可能会伴随着噩梦的发生（然而，在医学上，对于白天无法控制的昏昏欲睡以及嗜眠发作的患者而言，安非他命相关的药物确实是十分有效的治疗药物）。

海洛因是一种镇静剂，它会延迟人体的智力机能与运动机能——它能减缓呼吸，它会造成深度睡眠以及 REM 睡眠的减少，并导致人们在阶段 1 睡眠和觉醒之间出现频繁转换。

当停用海洛因时，人们将会出现戒断症状，如剧烈的疼痛以及对海洛因的强烈渴求感。在戒断海洛因的过程中，也会出现 REM 睡眠的反弹，同时伴随着噩梦的发生。

当你与疾病斗争的时候

几个世纪以来，当我们生病的时候，医生和妈妈都会告诫我们要好好休息才能痊愈，而大部分的患者也确实乐于休息。现在的研究表明，在我们生病的时候，我们的身体确实需要更多的睡眠，并且睡眠也确实能帮助我们痊愈。

我们先从传染病的痊愈与睡眠之间的关系开始阐述。在1988年，琳达·托斯博士成为了研究睡眠和细菌感染之间关系的第一人。她的研究证实：睡眠可以改变机体对传染病的反应。

研究证实，如果受到感染的动物睡眠不足，它们与传染病的抗争将尤为艰苦。事实上，来自美国心理健康学会的艾佛森博士表示，如果健康的老鼠被长期地睡眠剥夺，那么它们对于原本常见的条件致病性感染也会变得毫无抵抗力，而且还会患上败血病。人们发现，细菌和病毒感染会使人体产生一种叫做细胞因子（新近发现）的混合物，而细胞因子可以改变人体的免疫功能以及睡眠。

但是，细胞因子与睡眠之间的关系极其复杂。举例来说，低剂量的白细胞介素 -1（一种细胞因子）会增加老鼠的 NREM 睡眠，但是如果剂量稍高一点，它只有在夜晚才会增加老鼠的 NREM 睡眠（夜晚的时候老鼠应该是清醒的)。再高剂量的白细胞介素 -1 会让老鼠白天夜晚都难以睡眠。换句话说,相同的化合物在不同的剂量下会产生不同的结果。

我们还需要更进一步的更多的研究。我们清楚地知道,细菌和病毒对免疫反应的影响将会影响睡眠,而睡眠又会影响人体的免疫反应,有些特定的化合物会同时对睡眠和免疫系统的调节有重大的影响作用。

你的医生可能不知道的生理状况

有些东西很难在医生的办公室被诊断出来,因为它们只发生在夜晚你睡熟了的时候。事实上,是你不知道它们,因为当它们发生的时候,你睡熟了。

因此,我们给予你以下建议:让你的伴侣或其他人在你睡觉的时候几个小时不要睡觉,观察你睡觉之后的情形。结果很有可能让你大吃一惊。比如,你的观察者会告诉你,你和很多人一样夜间会醒来很多次,因为你存在呼吸暂停(一种呼吸暂停的病症,大约维持10~90秒)的问题。

你的观察者还可能告诉你另外一种情形,你睡着时可能有周期性的肢体抽动(PLM)现象。可能是你的胳膊周期性抽动,但一般情况下,可能是你的腿每10~40秒会发生痉挛。有时,这种抽动会持续整夜,也可能只持续几分钟。

在第15章中,我们会对呼吸暂停、夜间痉挛、多动腿以及其他特殊的睡眠问题进行更详细的讨论。

重要事件备忘录

即使你发现你的失眠是由于医学治疗或某种治疗性药物所引起,并且你修正了相应的问题,但是你仍然可能存在一些失眠问题。

如果医学因素导致的失眠在你身上已经延续了很长的时间,你就可能已经养成了不好的习惯。你可能开始对睡眠感到焦虑，或者对睡眠感到紧张和受挫感（就像我们在第6章中提到的）。即使后来导致失眠的医学因素不再存在，你也可能因为这些不良习惯而依旧失眠。

　　所以，你要对所有医学因素进行处理，也许你还需要回到第6章去重新学习一下其中的内容，然后回顾一下如何建立良好的睡眠习惯。

•••• 第 14 章 ••••

如何改掉吃安眠药的坏习惯

曾几何时，安眠药和镇静剂成为世界上运用最广泛的药物。幸好现在大多数医生不再随便地开这类药物了。相反，医生们开药时会更有选择性，而且疗程也更短。

但在我们眼中，安眠药现在仍然被使用得过多了。不止一家安眠药制造厂商宣称，安眠药应该被人们长年累月地服用，许多医生仍然大量开药。

1979 年，美国国家药物研究科学院的一项特别报告指出：安眠药可能远比医生和患者认为的要更危险、更无效。

让我们来看看有关安眠药的一些事实。

安眠药只能暂时起作用

安眠药并不像大多数人认为的那样有效。老的安眠药，比如巴比妥酸盐，时常在一两个星期的使用后就不再能对失眠起效了。一些较新的药可以保持数月的有效性，但这种效果并不能维持数年。

为什么在药物无效之后人们还是要服用它呢？原因就在于反弹性失眠。

反弹性失眠

一旦你的身体已经依赖安眠药来睡眠，那么停药可能导致失眠比服药之前的情况更加严重，这就叫做反弹性失眠。有时，反弹性失眠能持续好几个星期。

服用安眠药像从银行借钱。一段时间内，你可以通过药来"借"睡眠。但是最后，你必须"偿还"债务——反弹性失眠。没有其他的药能帮助你，也没有魔杖可以帮你从"还债"中解脱出来。服用一周药物，然后下一周再换其他药物，这种方式也行不通。因为安眠类药物具有交叉耐受性，所以，服用多种药物其实与服用一种药物产生的耐药性是一样的。偶然情况下，通过"借债"的确能帮助我们，但是请记住，在你"借"的时候，确定你已经准备好稍后去"还债"了。

服用安眠药会导致成瘾

由于反弹性失眠，你可能会对安眠药产生适应性。尽管药物实际上并不能帮助你睡眠，但是你还是会持续服用。因为如果停用，你的失眠会比你服药之前更加严重。

因此，一旦开始使用安眠药，你就可能会对它们产生依赖。出于这种危险，许多睡眠专家反对使用药物帮助睡眠。在你开始使用药物助眠之前，先问问自己，是否有足够的毅力和精神确保你只是偶尔使用它们，如果你对这一点不怎么确信，那么就请建议医生每次给你少开点药，或者让药剂师用小一些的袋子给你装药。

有一类人几乎会对任何事上瘾。如果他们服用止痛药，会对止痛药上瘾；如果他们喝酒，会成为酒鬼；如果他们赌博，就会变成赌徒；如果他们服用安眠药，那么安眠药就算在他们身上安家了。如果你的经验告诉你——你曾经被烟、酒、暴饮暴食控制过自己的生活——那么你就必须极其小心了。彻底远离安眠药远比对它们上瘾要好得多。

达克是一位62岁的小老板，1976年曾来达特茅斯睡眠紊乱研究中心求助。他的睡眠少得可怜，甚至有时候整晚无法入睡，尽管他每晚坚持服用40毫克的安定、90毫克的盐酸氟胺安定和400毫克的速可眠（这些都已经是极高剂量了），情况也没有好转。当这些都不能帮他入睡的时候，他就会求助于威士忌了。

达克先生曾因为严重的昏厥症状就诊于睡眠诊所。他说，有时在他服用"一把"的药物之后，这种昏厥症状就会出现。他的妻子曾经有四次发现他无意识地昏倒在地板上，并且怎么也不能把他唤醒。还有一次，他甚至出现了连续五天昏睡不醒的症状。

在睡眠实验室中，日常剂量的安眠药并没有帮助他得到正常的睡眠。虽然在快到早晨的时候，他的脑电波减慢（证明他正在打瞌睡）并维持了大约两小时之久，但脑电波图的其他记录却和正常的睡眠毫无相似之处。然而，达克先生表示，实验室的睡眠远比他平时的睡眠质量高。

当我们追溯他的睡眠史时，所得到的发现令我们大吃一惊。他的睡眠转折出现在1941年的珍珠港事件两周之后，之前他的睡眠质量一直不错。当时，因为大部分男人都上了战场，所以他被所在的工厂任命为经理。因为之前毫无准备，他开始焦虑并出现睡眠障碍，医生给他开了巴比妥酸盐药物。35年了，他仍然每夜服用安眠药！

在住院治疗了一阵之后，达克先生开始逐渐地停用所有的药物。他学会了生物反馈和放松练习，他去了戒酒者协会解决自己的酗酒问题，还重新与亲友建立了联系。他服用抗抑郁药来治疗自己轻度的慢性抑郁，6个月之后，他的身体机能再一次恢复了正常。4年之后，他每晚的睡眠依然只有3~5小时，但却朝气蓬勃。他现在很少服用安眠药（如果连续两三夜晚睡得极糟糕他才会服药），并且服用的剂量也少了很多。

千万不要陷入和达克先生一样的问题中去。最终你还是要偿还你借来

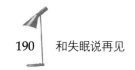

的睡眠。

安眠药会掩盖其他问题

一粒安眠药可能掩盖导致睡眠不足的真正因素——前面我们探讨过医学的、行为的或心理学的问题——而且采用这种抑制失眠的手段还可能会延迟针对失眠的有效治疗。美国国家卫生局认为，治疗失眠首先应该从改善睡眠卫生和睡眠习惯开始，之后才是药物治疗。一旦开始使用药物，那么"给患者所需的最小起效剂量"。

有时安眠药也会被人们用来应付无聊，这种情况尤其在老年人中更为常见。当大把时光无所事事的时候，睡眠有时会成为从无趣中逃亡出来的方式。生活无聊，因而人们通过上床睡觉来逃脱无聊。因为太久留在床上会失眠，于是吃安眠药似乎成了顺理成章的事。

我们的实验室正在进行一项相关研究，用来确定老年人服用安眠药的合适剂量。安娜·帕克是一个85岁的寡妇，友好而安静，却无法入眠。因此作为研究计划的一名被试，她连续10天来到睡眠实验室。每天早晨，出租车司机送她回家，而每个傍晚她又乘着出租车来到实验室。每晚，当问及有关安眠药的副作用时，她都会说："亲爱的，药丸可爱极了。我睡得很舒服，没有任何副作用。"这样的情况持续了六天。

在第七天的傍晚，出租车司机惊慌地打来电话："我在她家，按门铃时她没有开门，于是我走进去，发现她躺在长椅上，浑身冰凉。"于是我们让司机迅速带她过来，我们立即做好了急诊准备，并检测了她的脑电波和心率。我们发现她正处于深睡状态，其他似乎都没有什么异常。我们紧急决定让她在实验室里睡觉，这样我们就可以整晚监控她以确保她的安全。

隔天早晨，帕克太太醒来并询问我们发生了什么事。"医生，那些是最好的安眠药了。""但是我们发现你躺在长椅里，而且没办法叫醒你！""嗯，那就是为什么我觉得这些安眠药很棒的原因了。我不止在实验室睡觉，我在出租汽车里也睡觉，而且我白天在家也睡觉。"她服药的剂量过多，却认为效果十分奇妙。她几乎不用去面对生活。大部分白天和夜晚她都在睡觉，这恰巧是她希望的目标。

老年人与其他年龄的人一样，白天需要刺激，晚上才能睡得好。家庭就能扮演这样一个角色。要想让年迈的亲戚觉得生活不那么无聊，就邀请他们吃晚餐，让小孩放学后花十分钟去看看老人——任何可以让他们觉得生活有趣的尝试都可以实行。而疗养院应该提供一些刺激丰富的活动：让人们可以有更多的爱好，允许在房间中安放收音机、音响和电话，这些都能使人们的生活变得更快乐。

安眠药会影响第二天的状态

人们往往因为以下两个原因而服用安眠药：为了晚上能睡得更好，为了白天能更清醒。

安眠药可能可以帮你睡得稍好，但是研究表明，在接下来的几天，服药者并没有表现出更好的智力与运动性能。当要求服用安慰剂和安眠药的两组被试次日都进行模拟驾驶的测试时，那些服用安眠药的被试成绩甚至还不如他们整夜失眠后次日的成绩。失眠能让一个人晕头转向、极其困乏，但安眠药也可能导致相同的结果，有时候甚至更糟。

很多研究都证实了这个结果。当要求服用安慰剂和安眠药的两组被试进行加法、玩电子游戏、临摹、做判断或记忆单词的任务时，服用安眠药、睡了好觉的被试从不比服用安慰剂、度过失眠夜晚的被试成绩好。在圣地亚哥的海军健康研究中心，研究员们进行了一些经典的研究，比如那些服用药物的被试次日完成任务的成绩与他们没有服用药物的成绩相比，前者从不比后者高。

原因在于：安眠药对失眠起作用的时间大约只有几个小时，但是其残留物效果在人体滞留的时间远比前者多得多。所以第二天，你就会觉得自己头昏眼花，混沌不清。如果药物的代谢很慢（如盐酸氟胺安定），那么，其残留物效果将更为明显。

还有一些非处方的安眠药物也会产生类似的问题。美国睡眠障碍协会1995年的会议资料清楚地显示：即使服用非处方安眠药，患者在服药的次日依然会出现头昏眼花的状态，在任务完成过程中，无论速度还是精确性都会下降。

对于安眠药，能达到的最好效果是：如果你服用某些安眠药，那么你次日的表现将与你没有服药一样好。这种结果只出现在那些代谢快的药物上，比如赛诺菲安万特。如果你害怕那些漫长失眠的夜晚，一粒安眠药可能确实能帮助你睡觉，但是如果你幻想第二天它能帮你表现得更好，很遗憾，这只能是个神话。

安眠药会导致副作用

1988年7月美国发布的临床药物警示指出：临床报告表明，高剂量的单方安眠药海尔神曾导致五位住院老人出现了短期的健忘症。另一份药物报告显示：有三个中年男子曾为缓解时差效应而使用海尔神，但之后却不约而同地出现了短期的健忘症。当人们偶尔低剂量服用这些药物时，它们是安全的，但是如果你高剂量服用，那么这将可能让你陷入麻烦。

最令人感到恐惧的是，人们通常并不会因此而感到困扰，但在不知不觉中，自己的记忆却受到了破坏。有时，人的身体机能似乎没有问题，但稍后他们却不记得自己刚做了什么。一位教授在服用海尔神的次日进行了一场讲座，但是当天稍晚些时候，当一个学生找到他提出了关于讲座主题的一个疑问时，教授甚至不记得自己曾经做了这个讲座。

一般在个体服用非常高剂量的海尔神之后，其记忆才会出现长期的、严重的破坏。按照我们的知识经验，当人们按照推荐剂量的0.125毫克或0.25毫克来服用海尔神时，并不会出现这些记忆损伤的后果。我们讲述的以上案例不是要吓唬你放弃海尔神，这是一种不错的安眠药。我们只是警告你，在标准剂量的安眠药不能对你产生作用的时候，千万不要冲动地加倍甚至多倍服用，对任何一种安眠药都是如此。这个时候，你一定要先去看医生，然后再决定是否要增大药量。

　　所有的安眠药都有副作用。它们可能引起高血压、焦虑、头昏眼花、身体虚弱、焦躁不安、反胃、混乱、协调性下降、反应时延迟、消化系统紊乱、食欲下降、视力模糊、皮疹、尿频等。

　　安眠药有时也会减慢呼吸。如果你的呼吸器官功能很弱，或者你存在睡眠呼吸暂停的状况，那么你必须十分小心；如果你没有这些问题，那么安眠药的这个副作用对你来说并不要紧。当你服用安眠药的时候，你的呼吸往往会更浅更慢。当你的呼吸中枢被减慢的时候，原本持续10~15秒的睡眠呼吸暂停状况可能延长到40秒，这样，你血液中的含氧量就会不足，并低到足以让你夜间频繁醒来（在发生这样的情况后，有一些人会说："在服用安眠药之后，我的失眠更严重了！"）。

　　如果你有严重的睡眠呼吸暂停问题，那么服用安眠药将会导致令人恐惧的危险。我们来看一个案例：在一项研究中，有一名存在呼吸暂停症状的72岁男性，他按照正常剂量服用了一种普通的安眠药。当他没有服用安眠药的时候，他的呼吸暂停大约持续45秒。当他服用安眠药后，夜晚，他的睡眠呼吸暂停持续了大约3分钟。有一次甚至持续了5分钟，甚至可能更长——因为研究人员担心过长呼吸停止会对他的生命造成威胁，因此不得不唤醒了他。严重的睡眠呼吸暂停患者绝对不能服用安眠药。

　　克里夫兰的医生华莱士·曼德尔森曾报告说，有一名38岁的男性，在没有服用安眠药的时候，睡眠呼吸暂停为2~18次——情况还不算太糟糕，但当服用安眠药后，他当晚的睡眠呼吸暂停急剧上升到100次之多。

　　因为这些可能存在的副作用，我们建议你最好按照最低剂量来服用安眠药。许多人并不需要按照完整剂量服药。如果你属于这种人，那么一定要找到适合你的最低剂量。如果你确实需要安眠药，那么先告诉医生你想先拿正常剂量的一半试试。如果这个剂量就能对你起效，那很好；如果不能起效，那么你在之后的夜晚就服用正常剂量。但是记住，不要再增加药量或者服用医生没有开给你的药——因为这样做会导致严重的后果。

疗养院的病人服用安眠药产生的副作用则同样让人感到悲哀。因为安眠药以及其他镇静药物的过度使用，疗养院的病人时常整日昏昏欲睡、疲劳地熬过整个白天，有时甚至会发生因药物中毒而出现的昏厥现象。并且，因为安眠药会引起协调性的下降，所以往往会出现不必要的意外摔伤。

举例来说，有位老人需要晚上去厕所，因为安眠药的作用使他丧失了方向感，他可能绊倒并摔伤，甚至可能伤到臀部。有时，安眠药还会导致记忆丧失、迷惑甚至精神错乱。

在1988年11月美国精神病学杂志的一项研究中，迈克尔·莫兰、特雷依·汤姆森和艾伦·尼斯医生报告，在被研究的疗养院病人中，有20%的病人因为服用安眠药出现了协调性下降或幻觉。马克·比尔斯博士（现在在加州大学洛杉矶分校），当他在波士顿的哈佛医学院时，曾与同事研究了马萨诸塞州的12所疗养院，结果他们发现了镇静剂、安眠药以及精神抑制药的过度使用。这些药物时常被作为日常药物使用。作者认为：这些药物并不是为特定需要而开出的，它们只是被当作"化学抑制剂"来使用。

雷·罗斯曼就是一个戏剧性的例子。他拥有43年快乐的婚姻生活，但是随着年龄的增长，他的腿出现了问题，因此他必须使用轮椅。当他逐渐虚弱后，他年老的妻子再也不能照顾他了。他的家庭成员只好不情愿地把他送到疗养院去。罗斯曼先生坚决反对这个决定，他声称他能够照顾他自己。到了疗养院，他成了那里的问题病人——因为他总是试图逃跑。很多时候，他会飞快地穿过休息厅来到大街上，然后奋力移动轮椅到车流中，以便能拦截一些汽车来把他送回家去。

看护人员将他的轮椅与床铺捆绑在一起以避免他再逃走。罗斯曼先生放弃了逃跑，并花费白天的大部分时间躺在床上打瞌睡。结果，他时常在晚上保持着清醒状态，于是他就开始到处翻箱倒柜、引起骚动、制造噪声，他又至少尝试了两次从疗养院中逃脱。孤单的夜间值班护士除了他还要照顾其他40位病人，对他实在没有办法，值班医生只好不情愿地给罗斯曼先生开了安眠药以便让他能在晚上保持安静。然而，罗斯曼先生白天已经睡过了，医生必须对他使用相当高的剂量才能使他睡着。

虽然罗斯曼先生现在更容易被管理了，但是他时常感到混乱。当他的家人来看望他的时候，尤其当他被护士从梦中唤醒的时候，他时常会头脑不清，认为他回到了孩童时期，或者不能把现实与梦境区分开来，他指责其他人虐待他，并说工作人员正试图抢他的东西，他要求知道自己为什么被关禁闭，他开始变得失去理性。为了解决这些问题，医生开给他一些安定类的药物。镇静剂和安定药物的组合导致罗斯曼先生的协调性更加恶化、更加错乱。

一天晚上，在准备上厕所的时候，他摔倒了并伤到了臀部，他无法理解发生了什么，而认为这是自己不得不被迫忍受的禁锢。

幸好这个时候来了一个新的医生，而且是一位经过良好老年医学训练的医生。他开始逐渐减少给罗斯曼先生的药物剂量，罗斯曼先生的思想开始戏剧化地清晰起来。医师还鼓励工作人员和他的家人与罗斯曼先生积极互动，让他在白天保持清醒谈论自己的一些旧事，而且鼓励罗斯曼先生的孩子偶尔驾车带他们的父亲出去兜兜风。在经过医生允许后，罗斯曼先生还可以和他的妻子回家并参观旧的公寓。虽然罗斯曼先生从不放弃回家的愿望，但是他更清楚地理解了自己的状况，被安眠药困扰的黑暗噩梦正在一点点被光明取代。

许多疗养院安眠药例行使用的问题部分地要归咎于其中的工作人员。在晚上，疗养院只有有限的看护人员，为了便于管理，工作人员有时会决定在晚上给病人服用镇静剂。与20年以前相比，现在这样做的疗养院已经少得多了，但是这种状况仍然存在，并且急需人们的关注。安眠药在医院的使用数量也正在减少。大多数的医生只在两种状况下会开出安眠药的处方：一是病人确实需要；二是护士感觉病人需要。

安眠药不只会让患者隔天出现头昏脑胀的现象，安眠药与其他药物产生交互作用也可能影响检验结果。最可怕的事情是，病人可能已经由于长期服药而对安眠药有了依赖性，但是开始服药的时候，他们其实并不需要服用它。

如果你怀孕了

很多人大概都听说过萨立多胺（一种安眠药、镇静剂，已禁用），它曾被广泛地使用，但后来发现它会导致许多新生儿出现缺陷。初步研究指出，其他一些安眠药也可能引起胎儿的缺陷，当然这类情况并不多见。但是，当孕妇在第一个孕期（前三个月）中服用安眠药时，这种危险出现的概率很高。

还有一个问题，如果一个准妈妈对安眠药产生依赖性，那么她的新生宝宝也可能出现与成年人一样的停用安眠药的戒断症状——过度敏感、失眠、发抖及过度活跃等。

对胎儿来说，只有极少数药物是完全安全的，这点已经得到了证明，安眠药也不例外。如果你怀孕了或者可能怀孕了——也就是说，如果你是一个生育年龄的女性而且不使用有效的避孕方法——尽量不要服用安眠药。如果你怀孕了，在服用任何药物之前请先咨询你的产科医师。

同时，请记住，如果你打算母乳喂养自己的宝宝，那么你服用的药物可能通过乳汁进入到宝宝体内而让宝宝出现问题。

安眠药可能导致意外事故

安眠药可能延迟人们的反应时和思考，因此服用安眠药可能对人们驾驶汽车或操作大型及危险机器造成严重影响。芬兰和英国的研究显示，服用安眠药的人比其他人发生车祸的概率要高很多。

在服用安眠药的次日，你可能会出现残留药物效应而反应变慢——你认为这种效果可能让你保持警觉？实际情况并非如此。因此，如果第二天你需要进行一段较长路途的驾驶或者会做一些存在潜在危险的工作，那就不要在前一天晚上服用安眠药，因为次日白天它还在持续让你保持镇静。

安眠药会和其他药物产生交互作用

如果除了安眠药之外你还在接受其他的药物治疗，那么你正在服用的其他任何药物的剂量都可能需要被调整。举例来说，泰胃美（溃疡类的处方药）的代谢是通过一种酶，而这种酶同时也会代谢大部分的安眠药。如果你正在服用这样的安眠药，那你的泰胃美的剂量将是错误的，你的医生需要对其进行调整。

所有的安眠类药物都属于中央神经系统的抑制剂，它们会降低神经系统的活动水平，抗组胺剂和镇静剂也有同样的作用。如果你正在服用以上的其中一种药物，并且你还服用安眠药物，那么你的中央神经系统将被抑制得更为严重。

如果你在服用其他药物，而医生又给你开了安眠药，那么一定要确保提醒你的医生你同时还在服用的药物，如果是另外一位医生开给你的，那么这点尤其重要。

酒精加安眠药能让你丧命

大多数的人不了解安眠药和酒精混合会产生怎样的危险。它们二者会对彼此的功效相互促进。对于呼吸来讲，这样的促进效果尤为明显。这二者本身被单独服用时就会产生减缓呼吸的作用，而它们混合则可能引起严重的问题。

如果我们调查一下究竟有多少人正在同时混合服用酒精和安眠药，结果出来一定会让人们大吃一惊。有时，一个失眠症患者将会用一些酒精类饮料帮助自己放松，稍后他们还会摄入高剂量的安眠药，而对其中的危险却并不自知。有些情况下，甚至只是一杯葡萄酒或白酒都可能极其危险。因此，当你服用了安眠药或者打算服用安眠药的时候千万不要喝酒。

新型的安眠药虽然比旧的安眠药安全系数要高，但是如果与酒精以及其他药物混合使用，它们仍然存在意外的可能，这种可能甚至是致命的。安眠药已经致使很多名人的死亡，比如玛丽莲·梦露和艾比·霍夫曼。

各种安眠药并不相同

一些安眠药的药效只能持续数小时；其他一些安眠药则可能使你一觉睡到第二天。睡眠专家对长效安眠药和短效安眠药哪个更好还存在争议。有专家认为，如果你觉得烦乱不安并且希望白天也能得到镇静效果，你没必要晚上服用安眠药，而第二天服用镇静剂；服用长效安眠药就可以解决问题。如果你白天需要保持清醒、活跃，那么你就应该选择半衰期短的安眠药。

老年人的身体对安眠药的代谢速度要慢一些，如果他们服用长效安眠药，则更可能导致精神与运动机能的损伤。此外，安眠药还可能导致人们协调性下降以及记忆和思考方面的问题。如果饮酒导致了肾脏和肝脏的功能损害服用安眠药也会导致相似问题。

理想的安眠药应该在血液中刚好足以起效，没有任何副作用，而且在服药的次日早晨不会引起身体机能方面的问题或残留物效应。不幸的是，并不存在这样一种安眠药。

安眠药的种类

以下是对一些安眠药类别及其功能等的简单介绍。

苯二氮类

大多数的安眠药以及大多数的镇静剂均属于苯二氮类药物。这一类药物也包括镇静剂，像是安定、利眠宁、劳拉西泮、静安等。苯二氮类药物被证实具有高安全性，并且不存在显著的副作用。然而，如果与酒精混合或者高剂量地摄入，它们仍然存在危险性。

苯二氮类药物存在的问题是人们可能对其产生依赖性。这意味着即使你坚持服用同样剂量的药物，疗效却会越来越差。因此，你可能需要服用越来越多的药物。也就是说，一旦你试着停止使用它们，将会产生相当多的反弹效果，比如过度敏感、激动、焦虑水平的上升，还可能出现失眠数天或数星期的状况。同时，当这些药物进入你的身体系统，它们会对记忆产生有害的影响。

出于这些原因，人们在寻找非苯二氮类的助眠药。1993年，进入美国市场的第一批非苯二氮类的助眠药是安必恩（唑吡坦）。

在之后的几年，类似的药物也会陆续出现。这些新的安眠药虽然不是苯二氮类的，但是却与苯二氮类的安眠药有同样的功效。而且，由于它们能引发更多的自然睡眠，因此被认为是安眠药的一大进步。而且，人体对其习惯化的时间也更长。然而，人们对新药物的经验仍然很有限——我们对它们的了解并不如我们对苯二氮类药物的了解。

苯二氮类药物主要根据其半衰期——药物在体内减少一半所需的时间——来对其进行分类。

半衰期较长的安眠药

氟基安定（盐酸氟胺安定）和夸西泮（Doral）被认为是活跃性强的化学药品，其半衰期从50~300小时（具体情况要视病人肝脏的不同情况而定）。因此，它们被认为是半衰期较长的药物，可能使人在白天也昏昏欲睡，并且反应减慢。这两类药物给成人的一般剂量是每晚15毫克，但也有专门针对老年人的7.5毫克的小包装。研究结果表明，如果服药的剂量超过15毫克，可能引起副作用的增加，却不会促进睡眠的增加。

氟基安定和夸西泮与短半衰期的助眠药相比，患者戒断前者更为容易，因为在你停止服药后，它们还会滞留在你体内一晚或两晚（甚至更长）。这些将帮助你防止失眠反弹。

半衰期居中的安眠药

有两种苯二氮类药物的半衰期大约在6~20小时，为半衰期居中的药物。这就是替马西泮（羟基安定）和艾司唑仑（悠乐丁）。因为它们的半衰期相对较短，因此这两类药物在次日残留的可能也较小，与半衰期较短的药物相比，它们更能帮助整晚的睡眠。替马西泮出现的较早，也比较便宜。艾司唑仑是一种较新的药物，和过去的苯二氮类药物相比，它能够助眠但不会导致肌肉松弛。

半衰期较短的安眠药

现在被认定为半衰期较短的苯二氮类药物是海尔神（三唑仑）。海尔神的半衰期约为5小时。如果你需要避免安眠药在白天对你产生镇静作用，那么你最好选择半衰期较短的助眠药。尤其当你在次日需要开车、操作大型设备或需要在次日保持完全清醒。然而，因为其半衰期很短，一些病人报告说，在服药后他们只能保持几小时的睡眠，然后会过早醒来。

在过去几年内，海尔神受到多方批评。一些人在法庭上宣称，他们仍然在其药力控制之下，因此他们不能对服用海尔神次日的行为负责。尽管有案例表明，有些患者会在服用海尔神后的次日白天变得暴躁易怒（尤其当患者服用的剂量过高时），但是，我们仍然相信所谓"是海尔神导致我做了……"的事实被过分夸大了。在0.25毫克的剂量下，我们仍然将其视为一种安全的药物，但是我们还是劝告患者尽量不要服用过高剂量。

咪唑并吡啶类

因为苯二氮类药物可能导致人体对其产生习惯性，所以，1993年出现了一种新型的安眠药——安必恩。这是第一种非苯二氮类的调节睡眠的药物。

对于安必恩，服用者对其习惯化的时间似乎要比对苯二氮类药物习惯化的时间要长。而如果不服用过高剂量，安必恩也不会产生过多的反弹效果（一般推荐的服用剂量为5毫克或10毫克，但一些人会服用过高剂量，然后就会出现习惯化以及反弹效果）。安必恩除了调节睡眠之外，似乎对机体没有其他的影响，它的半衰期极短，因此人们在半夜也可以服用它，而不必担心第二天会出现残留物效应。

巴比妥酸盐类

巴比妥酸盐类药物是几十年以前人们常用的安眠药，但今天已经很少被人们使用了。除非在苯二氮类药物没有效果时（极其偶然的情况）。巴比妥酸盐类药物比苯二氮类药物更加危险，它有更多的副作用，而且会快速令人上瘾。

巴比妥酸盐类药物包括司可巴比妥（西可巴比妥）、阿密妥（安密妥）、戊巴比妥（宁必妥）以及司可巴比妥、阿密妥的组合。我们不建议患者服用这些药物。

水合氯醛类

水合氯醛类药物是一种年代久远的助眠药，如果苯二氮类药物和巴比妥酸盐类药物对患者均不起效的话，水合氯醛类药物可能会有一定药效。然而，高剂量的水合氯醛类药物会产生严重的副作用，所以人们应该在特殊情境或其副作用能被医院有效监控的情况下，再去服用水合氯醛类药物（有时，在脑电波测试中会用到水合氯醛类药物）。

抗组胺类

当人们因为过敏症而服用抗组胺类药物时，往往会产生昏昏欲睡的副作用。然而，对于失眠患者，这个副作用似乎成为了让你服用它的原因。

但是，睡眠专家不建议你使用抗组胺类药物来帮助睡眠。因为100毫克的苯海拉明产生的效果与小剂量温和的安眠药的效果相同，但是副作用则会更大。

抗抑郁药

尽管我们还需要进一步的研究证据，但是对于那些特定群体的患者——尤其是存在儿童期失眠问题的患者以及在无复元功能睡眠的患者而言，极低剂量的抗抑郁药（像是25毫克的阿米替林或者50毫克的曲唑酮）就能帮助他们拥有很好的睡眠。事实上，当作为安眠药服用时，三环类抗抑郁药与苯二氮类药物相比，患者对前者习惯化的水平相对更低。然而，三环类抗抑郁药阿米替林会恶化你的周期性肢体抽动以及夜间的多动腿症状。

因此，如果医生要你尝试低剂量的抗抑郁剂的话，并不见得是因为医生认为你有轻度抑郁，事实上是因为这些药物可以帮助你睡眠。然而，即使服用很低剂量，这些药物也有其副作用，比如口干、便秘、脉搏加快、泌尿系统障碍以及阳萎等。

镇静剂

人们用镇静剂来帮助自己放松并减轻焦虑。同时，镇静剂也能被当作安眠药物使用。

小剂量服用相对比较安全，但是可能会引起机体的习惯化。过高剂量服用会引起混乱、判断力减弱、昏昏欲睡、易怒以及运动机能紊乱。

实际上，镇静剂和安眠药基本上是相同的药物。高剂量的镇静剂将会担任安眠药的角色，而低剂量的安眠药白天则能担任镇静剂的角色。它们二者之间的区别往往基于市场营销的需要。如果你不能证明一种药物的有效性——证明过程是十分昂贵的——那么你就不能为其宣传。因此，举例来说，对于安定，从没有完全充分的检验来证实其安眠药效果（因为这种药物研究的花费相当高），而盐酸氟胺安定也从未被作为镇静剂而进行检验过。但实际上，医生往往把安定作为一种安眠药而非镇静剂来使用。

非处方类助眠药

这些药物会让你昏昏欲睡、头昏眼花，有时可以帮助你睡眠。如果你对自己的睡眠状况感到焦虑，或者你实在难以入眠，那么它们可能会有效。

与处方类药物一样，非处方类药物也存在问题：如果你每夜都服用这些药物，那么它们也会逐渐失去效果。所以，如果你只是一个晚上睡不着，千万不要去服用它们；如果你连续几晚都难以入眠、你对这种状况感到焦虑并且这种失眠状况开始影响你的工作，这个时候你再去尝试它们吧。

比较常见的非处方药物通常包含抗组胺剂（近期，这些药物中有的开始出现了美吡拉敏、东莨菪碱以及溴化物的成分，这些成分现在已被禁止使用了）。尽管其中抗组胺剂的量很低，但如果你恰好对它们过敏，它们仍然可能引起副作用。

虽然这些非处方的安眠药剂并不属于强效安眠药，但是克里夫兰临床医疗中心的华莱士·曼德尔森认为，服药与不服药相比，服药仍然可能干扰你机体在白天的机能，使你昏昏欲睡、反应时减慢、难以集中注意力。对那些老年人来说，由于其身体对这些药物的代谢速度更慢，所以这个问题可能会尤其严重。

非处方安眠药的成分总是变来变去，所以，你要确定某种药物的成分，最好还是去药房，阅读最新的药物说明。有时，药物的名字可能相同，它们的成分却大相径庭。

阿斯匹林

当我在达特茅斯港市的时候，许多失眠症患者告诉我，说阿斯匹林有着安眠药的功效，因此，我和我的同事彼得·斯尔伯法伯博士一起对阿斯匹林进行了测试。有严重失眠问题、失眠史达到两年或以上的8名不同性别的志愿者参与了研究。在参与研究的夜晚中，有时我们会给他们服用安慰剂，有时则会给他们服用两片阿斯匹林（650毫克）。后来，其中的6名被试报告在服用阿斯匹林之后，他们的睡眠质量有所改善。

我们还有一个令人惊讶的发现，阿斯匹林的药效存在4小时的延迟现象。我们一般在就寝时间让被试服用它，但是它似乎只到后半夜才会起效，而之前对人们似乎没有什么显著影响。阿斯匹林似乎会促进正常的睡眠，因为服用后，它并没有扰乱任何一个睡眠阶段，而且次日不存在残留物效应。

因此，如果你频繁在夜晚醒来，那么你可以试试在就寝的时候服用阿斯匹林而不是安眠药。在就寝之前用一整杯水送服两片阿斯匹林。但是，它似乎只有在几个夜晚是有效的，因此每周服用阿斯匹林的次数不要超过两次。

然而，如果你有溃疡及其他的胃肠紊乱问题或者你有出血症状的趋势，那你不应该服用阿斯匹林，因为阿斯匹林会使血液变稀。我们没有对泰伦诺尔进行研究，但是也有病人报告它似乎也有不错的助眠作用。

如何改变这个习惯

我们前面已经说过，如果你在一段时间内服用安眠药物来治疗失眠，之后你突然停药，那么你通常将会失眠数个夜晚，有时候甚至会失眠长达数星期之久。讽刺的是，这种失眠状况将比你服用安眠药之前的失眠更加严重。如果你服用的剂量越高，这种戒断症状持续的时间将越长。

你可能会出现以下的戒断症状：出现严重入睡困难或者频繁醒来。如果你服用过抑制 REM 睡眠的药物（如抗抑郁剂），你还可能经历 REM 睡眠的反弹——过多做梦或频繁做噩梦。

逐渐缩小剂量并不再服用高剂量的药物，这对你非常重要。失眠的反弹和噩梦往往是暂时状况。通常，第一个夜晚是最难熬的。

如果你尝试突然完全戒断，那么你还可能出现疲劳、虚弱、抑郁、神经过敏、颤抖、味觉和嗅觉的改变、抽筋、反胃、头痛甚至会出现抽搐（如果你突然戒断高剂量的巴比妥酸盐类药物）。因此，如果你已经服用安眠药有一段时间了，我们建议你最好逐渐戒断它而不是突然完全戒断。

如果你在服用安眠药，以下是帮助你戒断的几个步骤：

1. 首先熟练掌握我们提供的放松技巧以及其他方法。换句话说，为了对抗失眠，先给自己找点得心应手的非药物武器。

2. 选一个特定的开始戒断的时间，至少给自己四个星期的期限。有些人会选择假期作为一个无压力的时期。其他人认为在压力之下他们反正也无法入睡，因此选择在有压力的时间段去戒断药物，并在这个艰难条件下去战胜它。

3. 把你的计划告知他人，告诉他们你所预期的"被药物所困的最后一天"。把你的计划告诉所有那些可以帮助你远离安眠药的人。

4. 制定一个特定的戒断计划。在这个计划实行期间，只保留计划中规定服用的药量。多余的药交给一位可信赖的朋友。在第一周，将目前你服用的药量减少四分之一。在那之后的每个星期，每次把药量减少一半，直到最后一周，你的药量将变得非常小（用刀将药片切开。如果是胶囊，那么就打开胶囊倒去一些药粉。每周倒去的药粉越来越多，直到胶囊里什么也没有为止）。如果你实行这个计划存在困难，那么将时间拓展到六或八个星期；但是记住，一旦你到达一个新的阶段，就不能再后退到原来的水平。

5. 为你可能会失眠的夜晚做准备，你最好在枕边准备一些书籍或其他你感兴趣的材料，但是一定要继续你的各种练习、放松训练以及社交生活。

从现在开始，多想想你的睡眠会变得多么好、你在白天的感觉又会有多么舒适。

6. 在你服用最后一粒安眠药的时候，庆祝一下！无论你怎么庆祝，有一项活动不能落下——把你剩余的安眠药统统丢掉。

如果独自进行戒断对你来说过于困难，你可以向医生或其他专业人士寻求帮助，也可以去医院住院一周或更长一段时间，以便能获得医院药物或咨询方面的支持。的确，戒断安眠药甚至会比戒断海洛因还要困难；有的时候，病人戒断安眠药的时间甚至会比戒断酒精和毒品的时间还要长4周！

安眠药的偶尔使用

毫无疑问，天然的睡眠当然是最好的，但是有些时候——如在过度悲伤或者在手术之后经历疼痛时——安眠药可能会对你有所裨益。

路易斯·路德罗总是情绪化、高度紧张的，她的身体健康状况也不是很好。她的胃有老毛病，很多时候因为她不能把食物吞下去，所以总需要被他人喂饭。她就要结婚了，却无法入眠。还有5天就是婚礼了，可她已经出现了黑眼圈，而且她的身体机能也出现了异常。她来到诊所，大哭大闹。我们这样劝告她："在婚礼之前，如果你需要，可以吃一些安眠药，但是记住这样做有代价：以后有几个夜晚你会失眠。因此，在婚礼之后，你要知道你肯定会有几个晚上睡不好觉。"而安眠药帮助她度过了困境。

大多数的睡眠专家认为，偶尔使用适量安眠药是没有问题的。举例来说，如果你已经连着两三个晚上没睡了，或者半夜1点的时候你仍然辗转反侧无法入眠，而第二天你又需要进行一项重要的活动，你必须保持良好的状态，那么安眠药有时候确实能给你带来帮助。但是在你服药之前，和你自己作一份契约：这一周内你都不会再服任何安眠药——以便可以限制你一周至多只吃一片安眠药，如果压力过大，可以考虑服用两片。

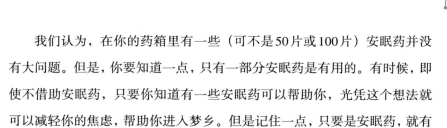

　　我们认为，在你的药箱里有一些（可不是50片或100片）安眠药并没有大问题。但是，你要知道一点，只有一部分安眠药是有用的。有时候，即使不借助安眠药，只要你知道有一些安眠药可以帮助你，光凭这个想法就可以减轻你的焦虑，帮助你进入梦乡。但是记住一点，只要是安眠药，就有可能让你对它习惯化。

如果你决定服用一片安眠药

　　到现在为止，我们已经讨论了几乎所有类型的失眠症患者。然而，还有一个极少见的群体（我们估计其总数大约少于 5%）——这些患者不存在习惯化的问题。换句话说，有一些人似乎从安眠药中获得与他人一样的效果，这种效果能维持长达数月、数年甚至数十年之久。当他们戒断安眠药的时候，他们会几个月持续出现失眠反弹——睡眠质量急剧下降，而一般人在这个时候失眠反弹现象早就停止了。举例来说，约翰·奥特斯是我们的病人之一，他服用15毫克的盐酸氟胺安定已有18年之久的历史了，在药物的帮助下，他总是睡得好，也从不需要增加药量。当他听到安眠药的长期使用没有好处的时候，他开始试图不再服用盐酸氟胺安定，而这个过程维持了6个月之久，在这个阶段，他的睡眠质量持续地维持着比以前更糟糕的状态。

　　临床睡眠医生针对类似约翰·奥特斯先生的患者的情况展开了辩论。一些认为在以后的日子里，他应该继续使用低剂量的安眠药；其他人则认为即使在这种情况下，他也应该只是偶尔地使用安眠药。我们已经强调这种类似的情形很罕见，那些不断需要增大安眠药剂量来维持睡眠的患者并不在这个范畴之中。如果你已经决定服用安眠药，这里是在你可以参考的指导和建议：

- 购买最小剂量包装的安眠药，然后只服用半片，看看是否能对你产生效果。任何时候都服用能对你起效的最小剂量，尤其在 60 岁之后。

- 确信你并不存在任何可能被安眠药恶化的问题，如果你存在肝脏或肾脏的问题，那么一定向医生咨询一下，看你是否需要服用更小剂量的安眠药，或者不服用安眠药。

- 即使仍然存在入眠困难或夜间频繁醒来的问题，你也千万不要在没有医生首肯的情况下自行增加药量。即使过去的药量已经不能帮助你，切忌增加药量。如果药物效力减退，暂停服用一两个月，它就又能帮助你睡眠了。

- 如果除了安眠药（无论是处方药还是非处方药）你还同时服用其他药物，记得一定要把这个情况告诉医生，因为安眠药可能会与其他药物有交互作用。

- 如果疼痛让你难以入眠，那么服用止痛药——而不是安眠药。如果你情绪低落，那么和医生讨论服用抗抑郁药——而不是安眠药。

- 在午夜后，不要再服用半衰期长的安眠药，因为在次日白天它可能会导致一定的残留物效应。

- 在服用安眠药之后，不要驾驶或者操作危险的机械。

- 如果你在服用安眠药的次日觉得眩晕、情绪波动、不清醒或者昏昏欲睡，和医生讨论一下，看是否需要减小安眠药的剂量，或者改服半衰期较短的安眠药。

- 如果服用了安眠药，就不要再喝酒了——这二者的混合会导致很可怕的后果，甚至致命。

- 只在短期内用安眠药来控制你的失眠状况。一旦你的这种短期危机过去，就不要再吃安眠药了。

- 记住，一旦你服用安眠药，你将会在不久之后把你"借"来的睡眠偿还回去。

能否同时使用安眠药与行为疗法？

许多病人很愿意通过行为疗法（比如我们推荐的）来获取帮助，却不愿放弃安眠药。很多时候，我们会让患者保留安眠药，并且教给他们有关睡眠卫生的知识、放松训练以及其他技术。然而，在一项研究中，当使用我们的技术时，我们要求一些患者戒断所有药物，而要求其他患者将安眠药与我们所教的技术混合使用。当一年之后在实验室中再次对每个人进行调查的时候，我们发现，那些结合安眠药与行为治疗的患者现在又回到了原来不好的睡眠习惯中去了，而那些只接受行为治疗而抛弃了所有安眠药的患者则重新获得了好的睡眠。还有很多类似的研究得到了相同或相似的结果。我们相信，长期来看，戒断所有的安眠药而学习本书的治疗技术，才是最为有效的。可能这个过程开始的时候会让你产生一些焦虑，但是长远考虑，不依靠药物的治疗才是最有效的治疗。

何时你不应该服用安眠药？

- 除非儿科医生建议，否则不要给孩子服用安眠药。
- 如果你怀孕或者可能怀孕（尤其在你怀孕的最初几个星期——这时候往往你不知道你已经怀孕了），不要使用安眠药。
- 如果你有成瘾问题（酒精、毒品或赌博）的经历，不要服用安眠药。
- 如果你有严重的打呼噜问题，或者别人告诉你在你睡着之后存在呼吸方面的问题，不要服用安眠药。
- 除了吃安眠药，你可以尝试本书中提到的任何非药物解决失眠的技巧。希望在尝试我们的种种技巧后，你不再需要安眠药——因为你找到了其他比药物更好的解决失眠的方式。

•••• 第 15 章 ••••

其他类型的睡眠障碍

除了失眠之外还有其他类型的睡眠障碍。因为这些问题往往与失眠相关，有时甚至与失眠症状很类似，所以人们往往会把这些问题和失眠相混淆。

这些睡眠障碍通常被划分为两类：日间过度嗜睡以及睡中异常。我们将会在本章节中对这二者进行讨论。我们还会探讨一些不属于这二者的睡眠问题。

日间过度嗜睡

有个女孩给艾比写信来咨询她男朋友的情况，她在信中说男朋友在最奇怪的环境中也能睡熟。"你不能想象当我们正在讲话或者做爱，而他突然就睡着了，好像突然熄灭的灯火。你无法了解那种感觉。"

艾比建议她的男朋友尽快去看医生。艾比是正确的。虽然我们在本书中已经十分强调自助的重要性，但是有些情况需要医学因素的介入，而日间过度嗜睡就是其中之一。

如果你有日间过度嗜睡的问题，就会出现这样的情况：即使你的夜间睡眠从时间上看是正常的，但是你在白天却会极度地困乏。你不仅仅是简单的疲劳、抑郁或无聊，也并不是疲倦——你实际上会在其他人无法入睡的条件下睡去。举例来说，我们曾遇到这样一个例子，有一名工人被要求接受惩戒听证会的问询，因为他时常在工作中睡着。当老板正在狂暴地对他大喊大叫、批评他的怠惰时，这个男人又睡着了！我们还知道一个案例——一个养育着两个青春期女儿的鳏夫。当女儿们出现无礼行为，他因此而生气的时候，也会突然睡着。当他醒来了的时候，他的女儿们早就不知道跑到哪去了。

你如何分辨单纯的疲劳、抑郁以及日间过度嗜睡呢？一个抑郁的人会说类似下面的话："但愿我可以小睡一下，那样我会感觉好很多，但是我不能，我没觉得困，可我始终觉得疲劳。我没有任何精力，我似乎总是迷迷糊糊——但我就是不能睡着。"与此相对，那些有日间过度嗜睡问题的人会在白天就睡去。对于同样的问题，他可能说："我不能看电视或电影，我不能写作或缝纫，因为我总会一不小心就打盹了。有时当等候红灯变绿的时候，我都会在汽车中睡着。我甚至可能在宴会或在谈话中睡着。"

有些人会嘲笑那些过度困乏的人，可是这并不是笑料。在美国，每年因为睡着而导致的车祸死亡案例有6500起，而这还可能导致每年有40万起意外发生。密歇根大学的神经科医生米歇尔·奥德里奇认为"睡觉是引发车祸的重大危险因素，仅次于酗酒"。那些存在日间过度嗜睡问题的患者因睡眠而出现意外的概率是没有睡眠问题的人出现意外的概率的3倍。而最容易出现睡眠相关意外的群体是发作性嗜睡病患者——我们在本章中也将对此有所涉及。

我们会使用一种称作多次睡眠潜在测试的程序来检验一个人的渴睡水平。患者会在实验室先睡一晚以确保他们拥有一个整晚的睡眠；然后，在次日白天，每两个小时实验主试会要求被试躺20分钟，技术人员会测量被试入睡的时间有多长。一个清醒的人大概在4次躺下中会有一次睡着，例如午餐后。如果一个人在4次测试中每次都睡着了，并且其入睡的时间平均为5分钟甚至更短，那么，我们就判断这个人存在日间过度嗜睡问题（除非被试在过去48小时一点也没有睡，否则没有日间过度嗜睡的人是不可能在5分钟内睡着的）。

你在家也能做多次睡眠潜在测试。首先你要睡一个整晚，隔天每两个小时（早上9点、上午11点、下午1点和下午3点）你就躺下，躺下的时候用两根手指夹住一串钥匙，当你睡着的时候，钥匙会掉到地上，这个噪声将会叫醒你。如果钥匙落地的时间少于5分钟，一般说来，你就有了日间过度嗜睡问题的可靠证据。

如果你过度困乏，我们的第一忠告是在一周内尽量每天多睡1~2小时。一般发生过度困乏的人常见的问题是他们不给自己充足的时间睡觉。你可能只是熬夜太晚，或者你是睡眠时间较长的人，需要9~10小时的睡眠才能让你感觉朝气蓬勃。如果经过一个星期睡眠时间的增加让你觉得不那么困乏了，那么你只是需要把生活中的其他时间让出一些来给睡眠而已。

达拉斯的得克萨斯大学医疗中心的霍华德·罗福瓦格博士讲述了这样一个案例：波多黎各医院的一位看护人员朱安整天总是极端困乏，于是他前来寻求帮助。朱安对自己的健康十分在意，并且他不知道哪里出了问题。他在访谈进行到一半就睡着了。经过仔细询问，专家找到了原因所在。朱安每晚熬夜直到半夜一两点才睡，在他的文化背景中，这是传统习惯。然而，由于在医院工作，他必须在早上5点就起床，而且他没办法午睡。因此，他只是单纯的睡眠不足。

如果增加睡眠的时间不能帮助你解决问题，你仍然过度困乏，那么，你就应该去睡眠紊乱中心寻求帮助。在几乎所有情况下，只有一种医学情况导致人们出现问题，所以诊断后人们就可以相应采取解决措施。因为始终昏昏欲睡，所以有些人会被嘲笑数年之久，他们还可能被叫懒骨头或弱智。事实上，日间过度嗜睡几乎从来不会由精神或心理学问题所致，通常是由医学原因导致，像是睡眠呼吸暂停、发作性嗜睡病、睡眠中的肢体抽动、神经紊乱或某些药物的戒断症状。

如果你有日间过度嗜睡的问题，下面四个问题可以帮助你诊断其成因所在：

1. 问问你的伴侣，你是否会打呼噜或者可能出现夜间呼吸暂停的现象？如果有，你可能存在睡眠呼吸暂停综合征。

2. 你是否曾经突然变得很虚弱而不得不坐下？如果你存在这种情形，尤其是在你受到刺激、生气、混乱的时候，当这些症状出现在 35 岁之前，你可能患有发作性嗜睡病。

3. 在晚上，你的腿是不是会不断地痉挛或踢动？同样，也问问你的伴侣这个问题。如果你有这个问题，你可能有周期性肢体抽动（以前曾被称作夜间肌阵挛）的问题。

4. 你最近是否开始服用某种药物？或者你最近开始戒断某种药物？很多药物会导致严重的嗜睡，而刺激物的缺失、安眠药、镇静剂、酒精甚至咖啡因摄入的减少也可能导致人们昏昏欲睡，并且频繁地需要小睡。

如果你对以上的任何一个问题有肯定的回答，那么你需要和医生探讨一下你的这种状况。如果其中有药物的因素，那么你可能需要更换药物的剂量或者换一种不会导致嗜睡副作用的药物。

顺便提一下，如果医生谈到"DIMS"或"DOES"这些你听不明白的名词，那么他是在提及两种主要的睡眠紊乱类型：睡眠开始和维持的障碍（DIMS）及过度嗜睡障碍（DOES）。DIMS 是一种特别类型的失眠症。医生还可能谈到睡眠障碍——指失眠、过度嗜睡障碍、昼夜节律障碍。

药物的副作用

就像前面我们在第 13 章和第 14 章中所讨论过的，有些类似抗组胺剂或镇静剂的药物会导致一种副作用，使得你在白天过度困乏。白天过度困乏还可能是你戒断某种药物治疗的结果。举例来说，如果你正在服用一种兴奋剂，比如中枢神经兴奋剂、各种减肥药、某些心脏药或某些哮喘药，如果你突然停用它们，这可能导致你连着几天变得昏昏欲睡和困乏。一些市售药品也能引起白天过度困乏。如果你感觉你的睡眠问题（白天过度地困乏或失眠）与服用的药有关，那么去咨询医生。要么改变现在服用药物的剂量，要么尝试换种药物治疗，要么尝试逐渐戒断你现在服用的药物。

注意：如果在你认识的人中，有人突然变得困乏或很难唤醒，而之前又没有这些症状，那么就需要立刻向专业机构求助。即使这些症状可能是由于他服用了非法的药物，也要去急诊室求诊，哪怕他被逮捕也比眼看着你认识的人死去要好得多。

睡眠呼吸暂停

睡眠呼吸暂停意味着睡眠时呼吸缺乏的问题。一次睡眠呼吸暂停可能持续10秒或者2~3分钟，然后人们可能会醒来，可能会迷迷糊糊，并急速喘气，然后再重新入眠。另一次呼吸暂停往往很快又会发生。

睡眠呼吸暂停有两种类型。一种是中枢性睡眠呼吸暂停，你的呼吸中枢不能再促进你的呼吸，而且由于缺乏氧气，10~60秒后你会醒来。你也可能继续保持睡眠并重新开始呼吸。在中枢性睡眠呼吸暂停中，第一次呼吸暂停后的呼吸往往非常微弱。这种症状在睡眠中往往会持续几分钟，并且可能在整晚持续发作。另外一种类型就是阻塞性睡眠呼吸暂停，当你睡着的时候，无论怎样尝试，你的呼吸孔都保持关闭，而你就不能将氧气吸入。

这可能有解剖学方面的问题，比如：悬雍垂过大（就是小舌头，在你喉咙后面悬挂的组织），你的舌头在嘴中过于靠后，因此在呼吸的时候会阻塞你的呼吸道。在其他的情况下，过多的组织也会阻塞你的呼吸道。还有一些很罕见的情况，有些人的呼吸道十分狭窄而且很弱，在你呼吸的时候很容易被阻塞。在阻塞性睡眠呼吸暂停中，呼吸暂停后第一次呼吸的声音很大，很像气喘或喷鼻息。

由于严重的睡眠呼吸暂停，人们主要的症状就是会出现白天的过度嗜睡。然而，轻微症状的病人可能只会报告自己有失眠症状，晚上会由于未知原因而不断醒来。

　　杰里·科恩是我在达特茅斯市看见的第一个睡眠呼吸暂停的案例。那是1971年，杰里·科恩接受了大学教育，当时他45岁，有过度肥胖的问题（141千克），他总抱怨自己会在白天昏昏欲睡。他的问题起始于他刚进入30岁的时候。在那个时候，他已经是一个很成功的小商人了。之后，他的工作再没有维持超过两三周的时间，而他也经常因为"懒惰"而被解雇——他一天总是会睡5到10次觉。在他来睡眠实验室之前的15年中，他已经看过了全国的医生，并且花费也已经超过了2万美元。他一直想要找到失眠的主要原因。然而，除了肥胖、高血压以及心脏部分部位增大以外，再没有一位医生能找到任何反常的因素了。

　　科恩先生的个人生活被完全破坏了——两个前妻都离开了他，她们都觉得离婚远比与一个长期夜晚大声打鼾、无法工作的人一起生活要好。因为连续困乏，科恩先生也无法维持与朋友之间正常的社交关系，而且他也一穷二白了。

　　在实验室中，科恩先生温和有礼。他在熄灯之后5秒之内就睡着了，但当他一睡着，呼吸就出现了暂停现象；然后他每隔35秒就会醒来喘气。在接下来的"睡眠"中，这个周期性循环一直不停地重复着。一旦脑电波显示他入眠了，他的呼吸立刻就会出现暂停的现象，然后他就会醒来喘气。在整个晚上，他甚至没有经历一个超过3分钟的平静睡眠。整个晚上，他出现了总计562次这样的醒来过程，而他75%的"睡眠"中是没有呼吸的。到了早上，科恩先生甚至觉得自己比睡觉之前更加疲劳。他估计他在晚上醒来大约"五到八次"，他完全不知道他有严重的打鼾问题，他也不知道他为重新呼吸而不得不醒来的次数超过了500。

　　医生告诉他，他存在睡眠呼吸暂停的问题，并且给了他很多建议——包括接受气管造口术并减肥，这些一般对类似患者都十分有效。但科恩先生拒绝了，他只考虑接受"解决单一睡眠问题"的治疗方式。

　　这个案例最后的结果很令人难过。

　　在随后的4个月中，科恩先生开始酗酒。数个月之后，他因持枪抢劫酒铺而被逮捕。在11个月之后，在一所州立监狱中，科恩先生因为"未知的原因"死去了。幸运的是，现在针对睡眠呼吸暂停我们有了比1971年时更好的治疗方式，用气管造口术来治疗睡眠呼吸暂停的方式现在也几乎被淘汰了。

任何年龄阶段的人都有可能罹患睡眠呼吸暂停。然而，随着年龄的增长，患病的概率大幅度地增长。圣地亚哥的丹尼尔·克里普克医生和以色列的索尼亚·安考利医生的研究结果表明，75岁以后的老人很少不出现睡眠呼吸暂停问题。在50岁左右，男性和女性罹患睡眠呼吸暂停的比率几乎为30：1。更年期之后，这个比例差距慢慢缩小（黄体酮可以促进呼吸，因此它似乎可以保护女性不受睡眠呼吸暂停的困扰）。

偶然的睡眠呼吸暂停是很普遍的，人们并不用为此担心。然而，如果一个人每小时出现呼吸暂停的频率高达10~15次，或者每晚超过60次，那么他就需要被特别关注了。或者，存在睡眠呼吸暂停的个体抱怨白天总是昏昏欲睡，那么这个情况也需要被特别注意。如果存在心脏问题，那么这样的患者更需要关注睡眠呼吸暂停的问题，因为如果其血液中的含氧量不足，或者其肺部气压出现大幅度的变化，那么他的心脏就会很难工作。常见的会出现心律不齐或者是心传导阻滞。

1994年，美国胸科学会发布了一个相关报告指出：人们对白天嗜睡的流行看法误导了人们对失眠的认识，失眠的严重性被人们所忽视。报告发现，睡眠呼吸暂停存在很多种可能的结果。睡眠呼吸暂停可能损害人们的心智机能（患者不能进行条理性的思考），这将导致其反应时的增加，而且会使其难以保持警醒，也很难保持注意力的集中（患者会在不想睡觉的时候睡着）。还有更严重的结果：存在睡眠呼吸暂停问题的人出车祸的概率会比正常人多3~7倍（然而，不要因为担心自己的驾照可能被吊销就把去睡眠中心检测睡眠呼吸暂停的时间一拖再拖。一旦你的睡眠呼吸暂停现象得到了治疗，那么睡眠中心会对你进行多次睡眠潜在测试，确保你白天的警醒水平达到了正常标准，这样你驾驶的潜在危险就不复存在了。显然，去做测试并得到应有治疗远比成为马路杀手要好得多，于人于己都更加安全）。睡眠呼吸暂停的问题还会导致很多其他医学症状，比如高血压、严重的早起头痛现象、心脏问题（从室性早搏到可持续10秒的心肌梗死）。

孩子出现睡眠呼吸暂停的情况将更加悲惨。这些孩子时常被人们认为很懒惰、缺乏动机、甚至会被认为是聋哑儿，而事实上他们只是在晚上几乎无法睡够，所以白天无法控制地昏昏欲睡而已。因此，如果你的孩子看起来似乎总是很困乏或懒惰，那么晚上去听听他的呼吸，看是否呼吸吃力的现象或者呼吸暂停。

孩子的睡眠呼吸暂停时常由扁桃腺或淋巴的肿大引起。孩子晚上频繁醒来还可能导致一个偶发的结果——尿床。我在达特茅斯医学院的一个前同事杜德雷·韦德博士曾发现，摘除孩子的扁桃腺有时可以解决孩子的尿床问题，而我们的研究团体经过研究发现，这些孩子往往都存在睡眠呼吸暂停的问题。

阻塞性睡眠呼吸暂停的一个变式是上呼吸道阻塞综合征。这就意味着个体为了维持肺部的含氧量会进行呼吸，但是每次呼吸对个体来说都十分吃力。通常这种状况会伴随着高声地打鼾，但这个过程中不伴随有呼吸暂停或呼吸浅慢的症状（不正常的慢而浅的呼吸导致机体含氧量下降）。然而，患者往往也会被自己的打鼾声吵醒，或者因为难以维持氧气吸入而醒来。对于上呼吸道阻塞综合征，其治疗方法与睡眠呼吸暂停的治疗方法相同。

治疗方法

睡眠研究领域的专家威廉姆·戴曼特博士认为，现在75% 呼吸暂停的原因仍然不明。如果你怀疑自己存在睡眠呼吸暂停的问题，你需要前往睡眠障碍研究中心求助。除此之外，别无他法。此外，你还要记住：

- 不要服用安眠药；
- 不要摄入酒精；

- 不要吸烟；

- 如果你超重，请减肥；

- 为了短期内症状的缓解，你可以尝试使用多个枕头、把头垫高、在躺椅
  中睡觉或者使用呼吸辅助带。

一旦你被确诊患有呼吸暂停，我们可以提供很多的治疗建议。

如果你平躺时会出现呼吸暂停，侧睡时则不会，那么"T恤中的三网球"技术可以帮助你避免因平躺导致的呼吸暂停问题。找一件暖和、宽松的T恤（一般比你日常穿着的尺码要小一号）。在T恤背部的中间缝一个大约10厘米宽、38厘米长的口袋，缝的时候注意让口袋的走向刚好与你的脊椎相吻合。在这个口袋中放入三个网球，然后穿着这件T恤睡觉。当你平躺的时候，这件T恤会让你感觉不适，但是当你侧卧的时候，这件T恤则一点也不会影响你。

连续气道正压通气（CPAP）是目前最普遍使用的技术。在这项技术中，人们需要带一个面具入睡，而这个面具中的小型空气传送装置可以保证面具里面的气压略高于室内的气压。这个略高的气压可以保证人们呼吸道的畅通，患者因此就可以正常地呼吸和睡眠了。虽然这种治疗方法需要人们花时间去适应，但是只要经过一两个晚上的治疗，患者就可以收到意想不到的好效果。

此外，矫正手术可以帮助改善上呼吸道的畸形问题。举例来说，如果一个人的舌头过于靠后，那么可以通过下颚重组手术来矫正它。

有时候，人们还会运用一种叫做悬雍垂腭咽成形术（UPPP）的治疗方法。这种外科技术类似一种内在的拉皮手术，可以将松弛的结构调整得更紧一些。与连续气道正压通气相比，患者往往更青睐悬雍垂腭咽成形术，因为这种技术不用每天晚上都戴面具睡觉。然而，悬雍垂腭咽成形术只有在大约50%的情况下是有效的。

气管切开术是一种更为激烈的治疗手段。医生会在患者的上呼吸道切

开一个小洞，然后在脖子前面插入一根特殊的导管。白天这个导管是关闭的；到了晚上，导管将被打开来帮助人们更畅快地呼吸。这是一种很有效的治疗方式，但是对于气管切开术而言，保持清洁很重要，却很难做到，有时这个小切口会成为易受感染的区域，有时小切口还会被纤维等东西附着。如果其他治疗方法都无法帮助患者，或者患者的情况过于严重时，我们会推荐使用气管切开术。

最近，激光手术治疗的方法开始在治疗中占据越来越大的比重。通过这个手术，人们可以通过激光来去除悬雍垂两边的组织，或者去除一部分的悬雍垂。一般来说，人们会一点一点地去除组织——不断地进行阶段性的手术，当发现患者停止打鼾或呼吸暂停症状消失后，这种阶段性手术将告一段落。这种技术对打鼾比对睡眠呼吸暂停更为有效。与传统的悬雍垂腭咽成形术相比，这种方法的疗效不会好很多。

目前人们正在研究一些呼吸兴奋剂以及含有黄体酮的药物。但是至今为止，对于严重的睡眠呼吸暂停，还没有发现疗效很好的药物。现在有一种叫做口腔矫治器的技术在一些案例中被人们应用，口腔矫治器可以将舌头前置以防它阻塞呼吸道，这个器械依靠牙齿前的泡状装置来和牙齿相吻合从而被固定在口腔内。患者通过泡状装置来将空气吸入口腔，而在这个过程中，舌头将被数小时地前置固定。其他还有将下颚前置的装置，从而将呼吸道的后部打开。这些口腔正畸装置在一些患者中收到了不错的效果，但是同样对很多患者不起什么作用。

发作性嗜睡

巴克·尤莱恩是一名52岁的已婚的部队官员，他来到睡眠中心想对自己白天的过度嗜睡进行评估。即使前天晚上睡得很好，他第二天也会出现整天昏昏欲睡的状态，他会经历数次的发作性嗜睡，而这种想睡的欲望强烈到他不能自制。当他还是新兵的时候，他出现了第一次嗜睡症状，然后这个症状一直持续困扰着他，有时他甚至会在和其他官员开会的时候睡着。

为了弥补这个问题，他总是在手里握着一串钥匙，如果他睡着了，钥匙就会落到地板上，而这个噪声则可以唤醒他。然后，他会弯腰从地板上拾起钥匙，这些动作可以提供相应的刺激，帮助他对付几分钟后即将出现的另一次发作性嗜睡。

几年之后，尤莱恩先生发现，在他情绪激动或大笑的时候，他的双腿会突然变得无力，有时候甚至会因此摔倒。有一次他和女儿钓鱼的时候，他的这种症状又一次发生了。他钓到了一条鱼，因此十分兴奋，这个时候，他双腿发软，跌入了湖中（这种肌肉失去张力的现象叫做猝倒）。这种发作变得越来越讨厌，最近的几次，他几乎每天都会经历两三次这样严重的症状发作。当年龄越来越大时，他开始学习控制情绪，当他变得十分自制后，这种猝倒的症状发作就不那么频繁了。

同时，他每周还会有三到四次这样的症状：当他睡着的时候，突然会觉得全身不能动了（这叫做睡眠瘫痪）。在发作性嗜睡发生的前后，他还有这样的症状：他会真切地感觉房间中有其他人出现，有时候甚至能看见他们或听见他们说话，虽然他知道屋里只有他一个人（这些醒来前类似梦一般的经验被称作醒前幻觉）。

尤莱恩先生的身体检查和神经检查的结果并没有显示出特别的异常。但是，他在实验室的睡眠状况极糟，他频繁醒来。多次睡眠潜伏期测试的结果显示，在所有的四项测试中，他的发作性嗜睡的频率均为2分钟，而REM（做梦）期往往在睡眠一开始就出现了。这些调查结果显示，尤莱恩先生有发作性嗜睡的症状。

尤莱恩先生的发作性嗜睡在兴奋剂和抗抑郁药物治疗的混合作用下有所缓解。然而，对于这些药物，他逐渐产生了耐药性，在不断改变剂量的尝试之后，现在他最终不再经常使用药物控制病情了。他只有在需要的时候才服用兴奋剂，比如在长时间驾驶之前。

尤莱恩先生把自己发作性嗜睡的病情告诉了妻子以及自己的上司，他的上司之前曾因他打瞌睡导致值班时的危险状态而批评过他。现在，他的上司原谅了他，并每天给他两次20分钟的小睡时间，这样确实对他的症状有了很大的缓解。虽然他现在每周仍然会出现一两次的发作性嗜睡、睡眠瘫痪或醒前幻觉，但是因为对它们有了充分的了解，现在他已经不再对这些症状感到恐惧了。

除了日间发作性嗜睡、猝倒、睡眠瘫痪、醒前幻觉之外，发作性嗜睡的患者有时还会出现一些自动化行为。也就是说，个体在无意识状态下做了某种行为，但事后却完全不记得。举例来说，患者可能突然发现自己已经错过了高速公路的出口，但过出口之前的事情他们却完全不记得了。

有趣的是，这些患者在晚上的睡眠质量很差。有些病人会把白天的症状简单地归因为晚上没有睡好，然后来睡眠中心要求对自己的失眠进行评估，却会忽略白天的嗜睡症状。

发作性嗜睡症状一般会在10~30岁之间出现。开始时症状会比较轻微，通常只会出现白天昏昏欲睡的状态。患者的症状可能维持轻度的状态，也可能进一步恶化，所以在短短几年之内，人们就可能会在办公桌前、在和他人谈话中、在吃饭时、做爱时突然睡着。在一些极端严重的案例中，患者会因为严重的症状而无法工作，几乎变成一个废人。

发作性嗜睡往往是由于生理原因所导致，而非心理因素，人们有时认为发作性嗜睡与癫痫并无关联。狗和其他动物也可能罹患发作性嗜睡。加利福尼亚的斯坦福睡眠中心针对狗的发作性嗜睡制作了一部影片，其中记录出现相应症状的狗：它们到了吃饭时间会激动地朝着自己的食盆奔跑而去，但是跑到一半，患病的狗就会突然倒下并睡着了。过一会，它会醒来并接着朝食盆奔跑而去，只是还会重复前面的过程，显然，这只狗罹患了发作性嗜睡。

罹患发作性嗜睡的患者的总数这些年一直有所变动。最近一项美国健康署的报告估计，在美国，大约有10万～25万人存在发作性嗜睡的问题。而另外一本美国医药协会的出版物则估计，这个数字应该大约在40万～60万之间。

有证据表明，发作性嗜睡存在遗传基础。如果你有一个近亲罹患了发作性嗜睡，那么你出现发作性嗜睡的可能性会比正常人高60倍！而且，发作性嗜睡在近期已经成为几项基因研究关注的焦点，而这为人们了解这一疾病提供了有益的成果。

治疗方法

目前，尚没有治疗发作性嗜睡的有效药物，但是人们已经开始研发几种药物。在法国和加拿大，人们目前发现了一种可能有效的药物：γ－羟基丁酸（GHB）。兴奋剂可以帮助病人保持警醒状态，而抗抑郁剂则可以抑制其REM睡眠，预防猝倒发作（有位80岁的老人，在玩扑克牌的时候，他的发作性嗜睡症状给他造成了不小的麻烦：当他拿到一手好牌的时候，这种刺激将引发猝倒的发作，这个时候，其他人都知道他拿到了好牌，因此就不会和他继续赌了；而当他没有拿到好牌，他就不会出现这种症状，所以和他一起玩牌的人很容易找到应对他的诀窍。因此，在每次和别人玩牌之前，他都不得不先服药以控制自己的症状）。

有一种方法可以帮助人们：在早晨和午后都小睡一下，哪怕每次只有10~15分钟，这将在很大程度上帮助你。它也可以帮助你能在夜晚睡得更足。如果时间允许，你不妨一觉睡到自然醒。

如果你有严重的发作性嗜睡症状，那么在你痊愈之前，你就不应该驾驶或操作危险的机器。

周期性肢体抽动

睡觉时腿（有时候是胳膊）出现痉挛或抽动的人可能存在一种被称作周期性四肢抽动的问题。每次抽动可能持续1~3秒，而每次腿部运动的时间大约为10~60秒。抽动的症状可能只持续数分钟，有时也可能继续数小时之久，在抽动间隔中是熟睡。在一些症状严重的案例中，这种抽动甚至可能持续整晚；有的患者还在觉醒放松状态下，也会出现抽动症状。

这种抽动本身似乎并没有什么危害，而且没有任何睡眠问题的人有时也会出现这种情形。然而，如果这种抽动加剧，或者它们恰好发生在一个睡觉很轻的人身上，那么就有可能把这个人从睡梦中唤醒。你会很难了解到底是什么把你弄醒的，因为这些（抽动）都发生在你醒来以前。

如果这种周期性肢体抽动每晚只会唤醒你几次，那么你可能会抱怨自己的失眠问题。如果它们频繁地唤醒你，你就可能抱怨自己在白天也会昏昏欲睡。我们有这样一个严重的病例，她白天会过度嗜睡，而她每三个月就要换一次床单，因为床单在晚上睡觉的时候被她的脚蹬坏了。在实验室里，她每晚出现抽动的次数至少有600次之多，每次抽动都会导致她醒来几秒钟，而她对此却一无所知。

追溯到数年以前，这种周期性肢体抽动当时被叫做夜间肌阵挛。然而，肌阵挛这个名字似乎暗示这其中存在癫痫的机制，但事实并非如此。我们并不完全清楚到底是什么原因导致了这种肢体抽动。我们猜测可能有很多因素。有时候，特定药物会导致抽动，如兴奋剂（如果让你的医生为你换其他药，那么这个症状则可能缓解）或其他的一些药物，如镇静剂的戒断等。一般来讲，周期性肢体抽动是源自遗传。有时候血液循环不足、代谢方面的疾病、肾病或叶酸缺乏等也可能是引发这种疾病的原因。但是，其具体因素目前仍然未知。

周期性肢体抽动会随着年龄增长而逐渐增多。圣地亚哥老兵管理医疗中心的研究者们发现：在65岁及以上的人群中，大约有三分之一的人存在这样的问题。

在这里，我们没有谈论一种偶然现象：当你睡着的时候，你的全身偶尔会出现抽动。没有人了解是什么因素导致了这种入睡时发作的痉挛，不过这种现象在医学上并不严重，并且与周期性肢体抽动并没有任何关联。

治疗方法

对于周期性肢体抽动，我们能做的很少。有些药物可以抑制抽动，还有一些药物可以帮助你睡眠。对周期性肢体抽动的治疗方法和治疗不宁腿综合征的方法相同，现在，我们来对后者进行探讨。

不宁腿综合征

许多周期性肢体抽动的患者也有不宁腿综合征（RLS）的症状。几乎所有的不宁腿综合征患者都有周期性肢体抽动的症状。患有不宁腿综合征的患者，其腿部肌肉和膝盖会产生强有力的、无法遏制的运动冲动。有位女患者告诉医师，她感觉在她的肌肉中有虫子在爬行。当她运动腿部的时候，这些虫子就会安静下来，一旦坐下，她就会感觉虫子又在腿里爬行了。幸运的是，她的医生知道不宁腿综合征而且提示她去寻求睡眠紊乱中心的帮助。经过诊断，她确实患有不宁腿综合征。虽然她的感觉非常强烈，但是这更像是一种泛化的疼痛而不是局部的疼痛，也并不是腿抽筋。

单独的不宁腿综合征也会导致人们无法入睡，但不会导致人们白天的嗜睡。然而，如果它与周期性肢体抽动相伴，那么患者就可能出现白天嗜睡的症状了。

迈克尔·梅隆是一位35岁的电工，他同时有不宁腿综合征和周期性肢体抽动两种问题。他经常觉得自己接近崩溃了，因为他的腿总是"很不安"，所以他很难入睡。在他放松的时候，他的腿经常会有极度的不适感，而这种动腿的欲望如此强烈，所以他不得不经常起身去散个步，走个5~10分钟之后他才能再次躺下来睡觉。偶然情况下，这种症状会一直持续到凌晨四五点。即使在经过几个小时的充足睡眠之后，他还是觉得精力不济。他常常不能工作，而他的工作又必须在白天进行，他觉得自己不得不放弃这份工作了。

他的神经评估和精神评估的结果都不好。然后，他又接受了睡眠评估。梅隆先生在就寝后又因为"溜腿"而起来了两次。在就寝后两个小时，他终于睡着了，那晚，周期性肢体抽动又出现了大约350次，每次他都被弄醒。

医生要求梅隆先生戒断所有含有兴奋剂成分的东西，包括咖啡和茶。然后又为他量身设计了一个阶段性增加锻炼的计划，其中包含游泳以及有氧运动。医生还给了他一些药物来帮助他，开始的时候这些药物都很有效，当他出现耐药性的时候，他用数个星期来戒断这些药物——几个月后，他就不再服用药物了，这些方法似乎对他起效了。

在有些案例中，个体的不宁腿综合征往往与其缺乏锻炼有关。奇妙的是，如果患者开始实施其锻炼计划，而在他们的症状好转之前，往往在一星期或两星期内会出现更严重的症状。有时候，血液循环不足这个因素似乎也被牵涉其中，如怀孕就是一个典型的例子。还有其他可能的原因，比如铁、钙、叶酸或某种特定维生素——尤其是维生素 E——的缺乏。有时候，不宁腿综合征的成因往往与某些疾病有关，像是慢性尿毒症、糖尿病或是代谢方面的疾病。很多时候，不宁腿综合征只是摄取太多咖啡因的结果。大约三分之一的不宁腿综合征是由遗传导致的。

治疗方法

在治疗周期性肢体抽动和不宁腿综合征方面，我们已经取得了阶段性的进步。典型的治疗性药物就是息宁，患者在上床睡觉的大约45分钟之前服用它。你可能对这种药物觉得似曾相识，因为大剂量的息宁可以用来治疗帕金森氏综合征。一般来说，你只需要在上床前服用一片息宁就可以了。如果是在半夜，那么你只需要服用半片息宁就可以了。又或者，医生会让你进行息宁条件反应的控制释放过程，这样它有效的时间将维持得更久。在一些罕见的案例中，患者腿部的运动会从晚上一直持续到白天，那么，你就需要连续服用息宁。

还有一种偶尔有效的药物：氯硝西泮，它不是直接治疗腿部运动的药物，但是，它可以帮助你在出现腿部抽动或不宁腿综合征的时候仍然能享受正常的睡眠。

但是，如果每晚服用息宁和氯硝西泮，人们也会对其成瘾。因此，如果可能的话，患者应该每周只有五个夜晚服用这些药物，或者每个月中只有三周服用这些药物，或者在持续六个月每晚服用药物后暂停三个星期。不幸的是，没有任何研究证明哪个治疗方式最好。在患者暂停用药的时期，腿部抽动和不宁腿综合征会卷土重来。因此，最好提前做好具体的停药时间安排。举例来说，零售商可能会选择在1月圣诞节的购物季之后来停药；而税务会计员可能会选择5月（税收季节之后）作为自己的停药阶段。偶尔地，你的医生也许会要求你暂停息宁这种非安眠药的服用，而转为氯硝西泮等的安眠药，以便能延缓你的习惯化过程。你可能先服用一个月的息宁，然后下个月服用氯硝西泮。这种方法并不总是有效的，但是你还是应该按照医生的建议去尝试一下。

近来，人们发现一种叫做培高利特的多巴胺兴奋药似乎有着不错的疗效。与息宁相比，人们对培高利特产生习惯化的过程似乎要慢得多。至今为止，已经有一些患者持续使用培高利特三四年了，而看起来似乎他们并不需要进行暂停用药的过程来维持药效。但是，培高利特比息宁的副作用要大，患者必须循序渐进地开始服药过程。

如果其他药物都不能起效的话，那么人们可以使用一些含阿片成分（例如，可待因和羟考酮）的药物来帮助抑制不宁腿综合征和周期性肢体抽动的症状。然而，这些药物具有致幻作用，高成瘾性，服用这些药物的患者需要进行暂停用药的过程来维持药效。

人们可以运用以下自助技术：减少刺激物的摄入——咖啡、茶和巧克力；逐渐增加对腿部的锻炼；增加对铁、钙、叶酸和维生素E的补充摄入。M. I.伯泰兹博士在加拿大医学协会杂志上指出，一些患有多动腿综合征的患者被测试出缺乏叶酸，并在进行叶酸的补充之后痊愈了。

当你认为自己的外周循环不良可能是病因时，你可以尝试补充维生素E。几项临床研究显示，维生素E可以促进外周循环。

你还可以尝试在睡觉之前泡个热水澡。至少在浴盆里泡上20分钟，并且将水温调到稍高于你感觉舒适的温度。

克莱恩-莱文综合征

克莱恩-莱文综合征的症状主要为周期性的过度嗜睡，症状会持续几周，然后其睡眠会转为正常。患者在嗜睡的阶段，一天可能需要睡20~22个小时。同时，患者的其他动机也会上升。患者常常会暴饮暴食，过度饮酒，并且会出现不恰当的性行为。他们还可能出现情感淡漠和混乱的症状。

克莱恩–莱文综合征很罕见。男性这种症状发作的年龄一般在十几岁或二十出头的时候，而一般到了三四十岁的时候这种症状又会消失。

那些出现过度嗜睡却并没有罹患克莱恩–莱文综合征的患者，一般会以几周或几个月为周期出现症状的反复波动。然而，除非你在嗜睡的同时也出现了食欲显著增加的症状，否则，你患上的并不是克莱恩–莱文综合征。

与月经周期相关的嗜睡症状

因为像雌激素和黄体酮这样的激素会对睡眠有举足轻重的影响，所以大多数的女性会报告自己在月经周期中有些阶段的睡眠会比其他阶段的要好。一些患者每月都会有一个阶段出现过度的日间嗜睡，以至于她们无法在自己的八小时工作中保持清醒，还有一些人在周期的某个阶段会出现失眠。

以上的这些患者更需要去咨询一位内分泌或妇科医生，而不是去睡眠诊所。

睡 中 异 常

睡中异常指的是在睡眠中发生的问题，如噩梦、尿床、梦游等。

噩梦

大多数人把所有在睡眠中发生的令人焦虑的事都称为噩梦。另一方面，睡眠的研究者们却将其划分为四种不同的情况：噩梦、睡眠恐怖、与睡眠有关的惊恐发作以及创伤后应激障碍。

　　睡眠的研究者们把那些会将人们从 REM 睡眠中唤醒的不好的梦称为噩梦。通常情况下，人们这个时候会记得所做的梦。噩梦虽然可怕，但是并不会导致人体太多的机体反应，人们不会出汗，心跳增加得也并不明显，呼吸仍然很平稳。噩梦一般发生在深夜。

　　埃德加·爱伦·坡有很多与噩梦有关的故事。

　　罗斯·威尔灵顿是一名即将升入大学的高中学生，但是她很害怕自己总做噩梦会被同宿舍的女孩子们嘲笑。每周总有那么两三个早晨，她会很早从梦中惊醒，醒来时激动而害怕。她不会尖叫，但是她会在床上呻吟和喘息，过去这种现象总是会把她的妹妹吵醒。在她的噩梦中，总会有个陌生人潜伏在建筑物后面，然后冲出来追逐她、抓住她并试图强奸她。罗斯的心理测试结果显示，她很容易受惊，心智尚未成熟，并且开始对过度保护她的家庭产生叛逆心理。医生询问她，如果她在清醒的时候有人攻击她她会采取什么措施，她思考了很多可能的选择后，最后回答说自己会用帽子上的别针去刺企图伤害自己的人。在罗斯清醒的时候，我们帮助她不断地排演她刺坏人的场景。同时，她又参加了空手道的训练班，因此她的自信得到了很大的提升。短短几周之后，她就战胜了自己的噩梦，那些噩梦很快就消失了，而她在大学中适应得很好。

　　罗斯的故事可以作为解释噩梦本质的很好的例子。噩梦通常在深夜发生，它们并不像睡眠恐怖（我们将在下一部分进行介绍）那样会导致人们出汗和心跳加速，人们醒来时会记得整个梦。噩梦往往是由于个体的心理问题没有完全解决而造成的（比如不知道在受到攻击的时候应该怎么做）。当相应的问题得到解决之后，噩梦时常会自己消失。有些药物戒断也会导致噩梦的发生，比如压抑 REM 睡眠药物的戒断就会导致人们出现噩梦。

　　由近期个体心理问题而导致的噩梦可以通过心理治疗而得以缓解，人们也可以通过改变造成问题的情境来对其加以处理（比如，教给罗斯如何反击白天可能出现的袭击者的方法）。有时，我们会将噩梦的结尾进行再处理来帮助人们应对其噩梦。举例来说，让患者预演他如何能战胜攻击者的方法并最终帮患者取胜。在其他情况下，噩梦更像是过去经验的残留物，患者继续做噩梦完全"出于习惯"，此时噩梦的内容就不是治疗的核心所在了。在这种情况下，催眠是一种强有力的治疗手段，它可以帮助个体消除噩梦。

睡眠恐怖

睡眠恐怖一般发生在 δ 睡眠——夜晚睡眠中最深的睡眠阶段中。人们很难从 δ 睡眠中醒来，对少数人来说却可以。如果这些人从 δ 睡眠中被唤醒，那么其大脑会变成半睡半醒的状态，而在这种混乱的状态下，睡眠恐怖就会发生。

儿童比成人的 δ 睡眠更多，因此儿童出现睡眠恐怖的可能要更高。一般 δ 睡眠在刚入夜时数量最多，因此睡眠恐怖一般会发生在个体睡着之后第一个小时左右。它时常从一声恐怖的尖叫声开始，而且会伴随着很多身体反应——眼睛睁大、心跳加速、发抖还有出汗。这时候的人显然处于恐慌状态。别人很难和这个时候的人交谈。他可能都意识不到你在那里。一会儿之后，他又会蜷曲起来继续熟睡——如果你第二天询问起来，他几乎完全记不起昨晚曾经发生的事情。这是因为人在睡眠恐怖发作的时候几乎是不会醒的。

马克·特雷恩今年10岁，他很想参加夏令营。然而，他的父母却很犹豫要不要送他去，因为每周总会有三四个夜晚，在父母准备睡觉的时候，马克会醒来，尖叫、出汗、拼命挥打胳膊，但到了早晨他却不记得他睡眠恐怖经历。当出现新的压力时，他的睡眠恐怖次数通常会增加，他的父母担心夏令营可能增加马克睡眠恐怖发作的频率。

我们在睡眠实验室里对他观察了两个晚上，以排除造成他睡眠恐怖的癫痫或其他可能的因素。结果确实没有发现类似的因素。对马克进行的心理测试结果也显示正常。我们建议马克的父母让他再多睡一些——因为人们睡得越充足，δ 睡眠出现的就越少。至于要去参加夏令营，我们采取了药物控制症状的方法：让马克仅在上床睡觉之前服用2毫克的安定以抑制他的 δ 睡眠。在这一剂量的控制下，马克在四个星期中只发生了一次夜晚恐怖。马克回到家，停止使用安定之后，他的睡眠恐怖很快就又出现了，但是发作的频率有所下降。当他转学到一所新学校的时候，睡眠恐怖再一次戏剧化地出现了；当他对新环境开始适应并感觉良好之后，睡眠恐怖就又销声匿迹了。

你通常能分辨噩梦与睡眠恐怖的差异：睡眠恐怖在晚上发生得更早，噩梦则发作得比较晚；睡眠恐怖会伴随更多身体的激动反应，而噩梦则不会；人们对睡眠恐怖的记忆只是一些支离破碎的片断，但对于噩梦，人们会记住很久而且会一直惊惧犹存。但是，这二者之间也有重叠。

对儿童来说，对这二者进行区分尤其重要，因为时常做噩梦的孩子可能需要心理治疗，但是有睡眠恐怖的孩子通常不是这样。成人的睡眠恐怖一般会更为严重。他们时常会出现过度激动、焦虑的状态，甚至有时会出现攻击性冲动。因此，时常发生睡眠恐怖的成人如果求助于心理医生或其他专业的精神健康专家的话，可能也能收到积极的疗效。

那些有睡眠恐怖症状的孩子可能不能参加露营甚至不能参加在外过夜的活动。如果必须参与类似的活动，那么给孩子暂时服用低剂量的安定可能可以帮助抑制其睡眠恐怖的症状。我们并不建议家长们长期让孩子服用安定。但是，在孩子需要外出或者参与社交活动的前一两个晚上，家长可以给孩子服用安定，测试一下所给的剂量是否足够起效。

偶然情况下，睡眠恐怖会由服用或戒断某种药物导致。如果你存在这种可能，那么请向你的医生咨询。

患有睡眠恐怖的患者可以尝试通过更多睡眠来减少 δ 睡眠（因为你睡得越充足，你的睡眠就越浅——这点应该被失眠患者所避免，但是我们鼓励患有睡眠恐怖的患者这样做）。

与睡眠有关的惊恐发作

在达特茅斯医学院的马修·弗里德曼医生和我联合做的一些研究中，研究了很多那些出现日间惊恐发作的患者。这些患者会在觉醒状态下出现严重的惊恐症状——呼吸困难、心跳加速、出汗、颤抖、害怕死亡或害怕自己会疯掉。

有时，这些症状的发作似乎由于一些特定事件所引发，比如处于拥挤的人群中；而其他情况下，似乎并没有明显的引发事件。这些患者也可能受到夜间惊恐发作症状的困扰，这些症状总是会把他们从睡眠中唤醒。一般说来，这些夜间惊恐发作并不会在 REM 睡眠阶段发生，而是发生在第二阶段或者第三阶段的睡眠中；但噩梦则一般出现在 REM 睡眠阶段，而不会出现在 δ 睡眠阶段；睡眠恐怖则一般出现在 δ 睡眠阶段。不过，它们与日间惊恐发作在药物以及治疗方法上则是相同的。

创伤后应激障碍

有时候，创伤后应激障碍的患者在觉醒和睡眠的转折点（在阶段1或者阶段2刚开始时）偶尔会出现重现或者焦虑的发作。所以，这是一种完全不同的"噩梦"。

在治疗个体的闪回和惊恐发作时，精神治疗的焦点如果放在其白天问题上，会比放在夜晚事件上更为有效。

盗汗

如果你持续出现晚上出汗的症状，那么对于你的内科医生来说，这可能是代表危险信息的红色警报。因为这种症状表示你可能患有肺结核、甲状腺感染或疟疾等严重的疾病。在更年期，个体出现盗汗的频率可能更为频繁，如果你因出汗而在半夜醒来，那么就将室温调低一些或者少盖点。量量体温确保你没有发烧。如果你没有发烧，而你的出汗频率很高，那么请向医生求助。

梦游症

梦游症很常见。根据美国国家医学协会的调查，大约有400万的梦游症患者曾来协会寻求帮助。

人们曾认为，梦游中的个体实际是在把他们的梦行为具体化，但事实证明并不是这样。相反，梦游往往和睡眠恐怖的形成机制是一样的：从 δ 睡眠中的不完全唤醒。

在梦游症发作时，患者的大脑处于半睡半醒的状态。偶然情况下，人们甚至可以实行一些简单的行为，比如绕开障碍物；但有的时候，人们又是混乱的，所以梦游者可能会从楼梯上摔下或因为弄错了窗户和门而摔倒。

曾有很多关于梦游者开车、游泳、开飞机以及实施其他一些复杂行为的传说，事实上，这些都不太可能。因为尽管梦游者在其混乱状态下可能可以进入汽车并发动它，但是他们却缺乏开车所需要的快速反应，因此可能在出车道之前就会撞车了。

为了降低自己受伤的可能，梦游者应该尽可能睡在一楼。此外，如果你家里有一位梦游者，请将危险的东西以及车钥匙收好，如果可能的话，你还可以考虑给家里的门换一种特殊的插销。

梦游在儿童中很常见，当儿童长大后，这种症状往往自愈。梦游一般在个体焦虑或紧张的时候发作，但是那些梦游的孩子和不梦游的孩子在健康水平上往往没什么差别。梦游似乎还存在一定的遗传因素影响：如果孩子的父母以前有梦游的症状，那么这个孩子出现梦游症状的可能就要高一些。

成人的梦游症状则更令人担忧。一般说来，严重焦虑和压力可能是成人梦游的原因——偶然情况下，癫痫也可能是原因之一。因此，有这个问题的成人应该到医疗机构寻求帮助，最好同时接受放松训练和生物反馈训练。偶然情况下，也可以通过催眠治疗梦游。

一些药物也可以帮助对梦游症进行治疗，如安定、盐酸丙咪嗪，还有一些兴奋药物，如利他林或匹莫林。这些药物在一些患者中得到了不错的疗效。如果发现患者的梦游是由其夜间癫痫引起，那么就应该选用抗惊厥药物来对其加以治疗。

说梦话

人们在 REM 睡眠（做梦）和 δ 睡眠（深度睡眠）中都有可能说梦话。如果你在 REM 睡眠中说梦话，那么你的话语将清晰且易于理解。在 δ 睡眠中的梦话则更为莫名其妙，而且更像一种咕哝。

在 REM 睡眠中，除了眼部肌肉，人们其他部位的肌肉一般都处于麻痹状态。然而，在偶然的情况下，言语相关的肌肉却摆脱了这种麻痹状态，我们就会将自己梦境中的东西通过言语说出来。

有时候，说梦话的人也能听见那些醒着的人说的话，而他们就会将这些信息合并到自己的梦里并做出回答。说梦话的人一般不会记得自己在睡眠中曾经说过梦话，即使你在他们刚说完梦话就把他们唤醒也是如此。

睡眠瘫痪

我们都知道白天出现肌肉瘫痪的症状就是猝倒；而与之相似，在睡眠中或觉醒时出现的肌肉麻痹现象就是我们所说的睡眠瘫痪。罹患睡眠瘫痪的患者在症状发作时除了眼部肌肉外不能运动其他任何部位的肌肉。这种症状可能持续5分钟之久。

睡眠中发作的瘫痪往往是嗜睡发作的一个症状。在觉醒时发生的瘫痪现象尽管令人害怕，但实际上，这种现象是良性的，并不存在任何病理因素。

如果你出现睡眠瘫痪的症状，你可以通过以下方式快速恢复你的肌肉张力：首先快速转动你的眼球，让眼球做圆周运动，让它们上下左右地运动。然后，眨眼，收缩你嘴周围的肌肉，移动你的下颚和舌头；当肌肉张力开始出现时，移动你的脖子、肩、手、手指、腿、脚踝和足趾；最后，坐起来动动所有的肌肉。

腿抽筋

晚上出现腿抽筋会把人们从睡梦中粗暴地叫醒，一般会伴随脚掌或小腿肌肉的剧烈疼痛。女性在穿高跟鞋的时候更容易出现抽筋症状。

人们发现，按摩可以最快地将症状加以缓解。有些人可能还需要从床上起来，下地走两步，然后晃动自己的腿以便可以让肌肉得到放松。做小腿拉伸操往往对这种症状有一定效果：距墙站立，与墙间隔0.6~0.9米的距离，将你的手放到墙上，然后将身体向前倾斜，让你的脚后跟保持着地，并让腿保持抻直的状态——你能感受到小腿肌肉的拉力。保持这种姿势10秒钟。接着，放松5秒，然后继续进行训练。如果抽筋发生的很频繁，那么请每天做三次小腿拉伸操，直到你晚上不再出现抽筋为止。

腿抽筋还可能由钾元素缺乏所导致（对于那些服用利尿药物的人尤其明显），此外，钙或镁的缺乏也可能导致抽筋。如果你总是频繁出现抽筋，那么你可能需要进行钾、钙、镁的补充，看是否能对你的症状有所帮助。佛罗里达州的一名医生曾报告说，当他把床头用木头垫高后，他的腿部抽筋现象就消失了。

尿床

尿床现象在儿童中十分常见。5岁左右的儿童中，大约有10%的女孩子会频繁尿床，而在男孩子中，这个数字为15%。这就意味着，似乎这种现象要比孩子的成熟过程稍微延迟一些——如果不采取任何措施，这些症状也会随着孩子们的长大而消失。偶然情况下，有些人在成年后还会尿床。有一项研究显示，在海军中，有1%~3%的健康军人也会有尿床问题。

有时，孩子会在几个月中都没有尿床现象，但是，几个月之后，尿床的症状又会出现。一些心理干扰因素通常是尿床的原因之一，比如弟弟妹妹的出生等。此外，尿床还可能是肾脏或尿道紊乱、激素分泌紊乱、传染病、蛲虫、糖尿病、癫痫、镰状细胞贫血等的症状。

治疗方法

永远不要因为孩子尿床而去惩罚或羞辱他。如果孩子的年龄够大，那么让他自己尽力去处理。通过换洗床单可以帮助孩子重新建立被伤害的自尊。

在下午和傍晚避免让孩子喝过多的水和饮料。保证孩子在上床睡觉之前先去小便将膀胱排空。如果你在自己睡觉之前把孩子叫醒让他去小便的话，先确定孩子已经完全醒来。如果之前你已经教会他如何在晚上上厕所的话，那么就不用中途把他叫醒了。此外，记得在床脚放一块地毯来帮助孩子更容易离开温暖的被窝，留一两盏夜灯来帮孩子更方便找到厕所。

南森·阿兹里恩博士是罗德代尔堡诺瓦大学的心理学教授，他和他的同事为尿床的孩子设计了一个有效的日间练习计划。家长可以选择一天，在这天每半个小时就可以帮助孩子进行练习。首先让孩子上床躺下，在父母一声令下后，孩子跳下床，然后去上厕所。当天夜里，父母在刚入夜的几个小时中，可以每个小时都唤醒孩子一次，让他去上厕所。在接受训练的55个有尿床习惯的孩子中，这种训练的效果出奇得好，在训练之后的两周内，平均每个孩子尿床的频率剧减为四次，而其他的夜晚他们都没有尿床。只有五分之一的孩子之后又开始尿床，但是经过再次训练之后，大部分孩子的症状得到了缓解。

还有一种叫做绷紧膀胱的治疗手段。当孩子白天在家的时候，鼓励他喝大量的水或饮料，然后要求孩子尽量延迟去小便的时间。每天都这样做，如果孩子延迟的时间有进步，那就给孩子奖励。这种技术可以帮助孩子学会对膀胱肌肉进行控制。

小便中断练习（自主地开始或暂停小便）也能通过增加括约肌肌肉的张力而提高人们对其膀胱的控制。

警铃-尿垫法在许多患者中也有不错的疗效。当孩子开始在睡眠中小便的时候，铃声响起，从而把孩子唤醒。在数个夜晚之后，孩子就会学会在铃声响起之前自己醒来。在40项有关这项技术的研究中，超过1000个孩子最后达到了完全不尿床的好结果。

无论使用何种方法，一定要确保同时使用精神支持和奖励作为辅助。尽量减少房间里的压力和刺激物。和孩子详细地对这个问题加以讨论，不要催促他。

不要责骂、唠叨、威胁孩子，不要告诉孩子这种行为有多么可耻或肮脏，自信和爱的手段往往更为有效。最重要的是帮助孩子放松，而且帮助孩子在其他领域找到自己的荣誉感和信心。

如果有尿床习惯的孩子需要去露营或者要在外过夜，那么类似丙米嗪这样的药物可以帮助控制其问题。然而，当停药之后，尿床的问题往往会再次出现。记得要和孩子的儿科医生谈论此事。

对于有尿床习惯的成人，尤其要注意戒断饮食中含有咖啡因的食物或饮品。研究显示，超过 60% 的失禁来源于咖啡因的摄入。如果去除含有咖啡因的食物或饮品，个体的症状往往会有所好转。

前列腺肥大是导致男性尿床和尿频的一个原因（前列腺是胡桃大小的一种马蹄铁形的腺体，它环绕在膀胱底部。当前列腺肥大时，它将对膀胱产生挤压）。如果你有超重的问题，那么手术、戒烟、戒除含咖啡因的食物或饮品、减少脂肪和酒精的摄入、增加锻炼、减肥等都可以帮助你解决问题。

如果出现尿痛、尿血、尿频、白天尿失禁的症状，那么无论是孩子还是成人，都应该立即去看医生。

与睡眠有关的磨牙症

有的人只有在夜晚磨牙；还有的人在遭遇过大压力时，不分白天黑夜都会磨牙。

患者往往对自己夜晚磨牙的症状一无所知；然而，磨牙可能导致人们醒来、失眠、下颚疼痛、头痛等问题。一般牙医会对这个问题很敏感，因为磨牙患者的牙齿表面往往会出现过度磨损的症状表现。

如果你有白天磨牙的问题，那么生物反馈练习可能会对你有所帮助，但是生物反馈练习对于夜晚磨牙的症状就不那么有效了。如果你的磨牙和你的牙齿咬合不正有关，那么你可以通过畸齿矫正（口腔正畸点焊机）来解决磨牙的症状。如果所有这些方法对你的症状都没有效果的话，患者可以通过戴上橡胶牙套来防止牙齿的磨损。

睡眠进食障碍

一些患者会在夜晚起床去吃东西，但患者本身对此却并不自知。这种症状与梦游存在行为上的相似性，患者可能在无意识的情况下走进厨房，然后拿东西吃。一般这个时候他们更加偏爱甜食，也有一些患者会吃一些不适宜的食物，比如生食、冷冻的食物、黄油和坏了的食物的奇怪混合、水果以及搅拌机里剩余的东西。通常情况下，他们会直接用手进食，而有的时候，患者还会相应地做有关这些食物的梦。只有在他们发现吃东西剩下的脏碗碟、冰箱里的食物变少或者放错（比如雪糕被放到了烤箱中）的时候，患者才会知道自己有睡眠中进食的问题。偶然情况下，当患者在无意中粗心地打开了罐头或者喝下了滚烫的饮品（比如刚煮沸的咖啡）时，他们会被惊醒。

存在这种问题的患者早晨醒来时，胃里会满满的都是食物，于是他们会不吃早餐，但他们还是会增重。实际上，其中一半以上的患者都会有超重的问题。

这种夜晚进食的第一个案例被发现于1955年，最初发现它的是费城的艾伦·斯坦卡德博士以及同事，他们都是当时研究肥胖症的权威。1994年，明尼阿波利斯市的两位睡眠研究者：卡洛斯·施恩克和马克·麦赫华德医生出版了一本相关的书籍，其中提到了38个存在这种问题的案例。书中报告，女性出现睡眠进食的可能性要略高于男性，他们一半的患者被这个症状困扰了12年以上。大部分患者尝试过认知治疗、意志力治疗以及心理治疗，但最终效果都不好。幸好施恩克和麦赫华德医生发现药物治疗可以对这种症状起效；但是，究竟哪一种药物治疗会对患者有用？这往往还需要参考患者的实际情况，而且患者时常需要多种药物的治疗。因此，有睡眠进食问题的患者往往需要求助于一位睡眠障碍方面的专家或者至少是一位研究过相关文献的内科医生。不过，我们有了有关这种问题的好消息：自从1994年以后，我们最终找到了治疗睡眠进食问题的好办法。因此，如果你有这种症状，或者你认识的某人存在这个问题，那么不要再孤军奋战了，去寻求睡眠紊乱研究中心的帮助吧。

睡眠癫痫

四分之一癫痫患者症状发作在夜晚。这种发作被称作睡眠癫痫，在任何年龄阶段都有可能发生，但是在儿童中最为常见。这种疾病可能导致孩子尿床、梦游或其他身体运动（当然，即使没有癫痫问题，这些症状也可能发生）。如果你怀疑存在癫痫症状，那么应该去咨询一位神经医生。

睡眠实验室的标准仪器也难以对睡眠癫痫做出诊断。因为，脑电波图的电极不够，而且记录纸往往速度太慢，难以记录速度过快的变化。然而，如果患者怀疑自己存在睡眠癫痫发作的问题，那么他通过完整的临床脑电波图测试可以对其症状做出评估。

睡眠胃食道返流性症

尽管人体有括约肌可以控制，但胃液有时还会从胃进入到食道。这种问题就叫做胃食道返流症，患者这个时候还会有类似烧心的感觉。有时，个体在过于饱食之后可能发生这种症状，或者在偶然情况下，人们可能在睡眠期间发生这种症状。患者还可能患有食管裂孔疝——患者一部分胃高于括约肌的控制范围，因此其胃液会溢出并流到食道之内，而引起患者严重的烧心。如果胃酸进入到肺部，还可能导致肺炎。

治疗方法

- 睡觉时将床头提高（在床头的床腿下方放置一块木头）。
- 减少生活中的压力。

● 避免食用高脂、高酸或辛辣的食物。

● 如果你有超重问题，请控制体重，不要穿着腰腹部过紧的衣服。

如果这些措施都不能对你有所帮助，就寻求药物治疗的帮助，抗酸剂、快速清除胃酸的药物（如氨基甲酰甲基胆碱）或可以在夜晚抑制胃分泌胃酸的药物都可能对你起效。

与睡眠相关的头痛

与睡眠有关的头痛一般有四种：

早起头痛，一般持续30~90分钟，往往由睡眠呼吸暂停引起的缺氧所导致；偏头痛；丛集性头痛和阵发性头痛。

偏头痛通常只在头的一边引起疼痛感，同时伴有反胃、呕吐和感觉紊乱的症状。在丛集性头痛中，疼痛一般集中在一只眼睛的周围，其名称来源于这样的事实：疼痛和不疼痛的时间都聚合在一起并相互交替。阵发性头痛一般以短暂疼痛的方式发作，它比丛集性头痛发生的频率更高。

虽然仍有争论，但现在看来，这些头痛似乎一般发生在你从睡梦中刚醒来的数小时中，它们和个体的 REM 睡眠有关。

在 NREM 睡眠期间，尤其是 δ 睡眠中，个体的脑血管出现收缩。在 REM 睡眠期间，这些血管则会扩张，从而导致流向大脑的血流量大幅增加。这一扩张将会引起头痛。这种疼痛来自可伸缩的感受器——血管壁的感受器在血管壁收缩/扩张时产生的反应。血管在 NREM 睡眠期间收缩得越多，它们在 REM 睡眠期间扩张得也就越多。

治疗方法

大多数遭受与睡眠有关的头痛折磨的患者都需要一定的药物治疗。然而，减少压力对这些患者可能也有帮助。你在白天紧张程度越低，你的血管收缩和随后扩张的程度就会越小。同时，不要剥夺你自己的睡眠——举例来说，因为工作或聚会而过晚睡觉——因为减少睡觉的时间会增加 δ 睡眠的数量，而 δ 睡眠是最为紧张的 NREM 睡眠。紧张程度较低的 NREM 睡眠意味着脑血管收缩较少，而在 REM 睡眠期间其回弹扩张也就相应要小一些。所以，保证规律、充足的睡眠很重要。此外，不时的小睡也可能对你有所帮助。

周日早晨的头痛

周日早晨，你可能因为周末聚会酒喝过多而出现头痛，也可能因为你突然不喝咖啡而导致你头痛。你习惯每天早晨喝几杯咖啡，如果你睡得很晚，则意味着你没有像平时那样在"早晨"喝咖啡了。

所以，尝试减少每周你喝咖啡的数量。

与睡眠相关的喉痉挛

偶然情况下，患者在早晨起床时会出现无法呼吸的状况，患者会感到窒息并发出尖锐的声响（在呼吸时发出高声调的噪声）。一般来说，在一分钟左右，这种症状会消失。但是，如果个体在焦虑以及激动状态下，这种症状往往会持续30分钟。这些症状一般由你的喉部出现痉挛所致——你无法让充足的空气出入肺部。这种症状与睡眠呼吸暂停之间并没有关系。

这种喉痉挛应该与睡眠惊恐发作以及睡眠恐怖区分开来。在喉痉挛中，个体只有在呼吸时出现困难；有时，这种痉挛可能与患者的胃食管返流有关。尝试我们提到的治疗方法，如果这些方法对你没用，请向睡眠实验室咨询。

REM 行为紊乱

一般来说，在开始做梦之前，我们全身的肌肉会出现麻痹现象。大脑不知道我们正在做梦，而会给我们的肌肉指令让其移动，但是身体却不会服从大脑的指令。举例来说，当我们梦到赛跑的时候，我们的大脑会命令腿部肌肉奔跑；但是幸好它们被麻痹着，所以它们只可能出现很小的抽动。

偶然情况下，出于一些未知因素，这种肌肉的麻痹状态并不完全，所以人们可以将其梦境部分实施出来。他们会笔直地从床上坐起来、在床上晃来晃去或者会摔打枕头。有时，他们会因为这种行为而伤到自己或他人。一般情况下，60岁之后的男性、帕金森症的患者、神经退化疾病的患者出现这种疾病的概率最高。

有一些药物可以控制这种疾病，药效最显著的就是氯硝西泮制剂。然而，REM行为混乱的患者应该尽可能尝试所有有助于避免伤害自己或他人的事情，这一点对于控制病情也很重要。他们可以考虑把床垫放到地板上、在地板上铺设厚厚的地毯、把家具和灯放置得离床远一些或者尽量独自一人睡觉。

节律性活动紊乱

有些人睡觉时会不停摇晃，或者会有节奏地撞头。我们有一个8岁的小患者，他睡觉时摇晃得十分厉害，以至于准备睡觉之前，他都得把床挪到靠墙的位置。我们还有一个类似的患者，一位46岁的主管，他在睡着和醒着时都有类似的习惯。他在睡觉时会坐起来三四次，然后前后摇晃自己的身体，这种情况一般会持续10分钟。当他一个人睡的时候，夜晚剩下的时间里，房间里将充满他睡眠的巨大噪声。如果他的这种习惯被中途打断，那么他将很难再次睡着。

在压力情境下，个体这种节律性的行为将增加。在实验室中，我们发现了这样一个案例。一个12岁的男孩，他在我们的实验室睡了三个晚上。在第一个晚上，他每隔两个半小时就会出现摇晃身体的现象，而每次持续的时间大约45分钟；而到了第三个晚上，每次摇晃身体的时间就减为10分钟了。这次摇晃发生在他醒着或者处于轻度睡眠阶段。

有些出现这样节律性行为紊乱的患者存在神经方面的病理机制。然而，对于大部分患者而言，这些行为似乎更像是一种令人舒适的习惯，就像吮大拇指一样。这些行为紊乱和吮大拇指一样，其解决方式也成为人们争论的焦点，有些人认为应该强行制止，而其他人则认为应该顺其自然。很多情况下，如果人们连续几周阻止这种行为的发生（比如父母可以轻轻地抱着孩子以防止孩子摇晃），那么几周之后，这些节律性的行为紊乱就会停止。然而，这几周将十分紧张而令人不快。大部分孩子的症状往往会自愈。

打鼾

安东尼·伯吉斯曾这样说："笑，全世界都跟你笑；打鼾，只有你自己独自睡觉。"

有打鼾问题的人们往往也会有多种以下的症状：

1. 舌头和喉咙部分的肌肉张力不足（酒精和其他药物会让这些肌肉更彻底地松弛下来，从而导致打鼾问题的恶化）。

2. 喉咙部分的组织过于庞大，比如扁桃腺肿大、悬雍垂肿大或者上颚的软组织过长。

3. 鼻腔呼吸道的阻塞。当鼻黏膜肿大或被阻塞时，空气进出的通道将变得十分狭窄，你就需要用更大的力气来从这个小洞里吸入、呼出空气。这就解释了为什么有些人只会在感冒或发烧时才会打鼾。

4. 呼吸道中存在解剖机理上的缺陷。有些人的鼻腔存在弯曲或破损的问题，而这将使个体呼吸道变小。体重过高也可能导致打鼾，因为上呼吸道如果被肥大的组织所堵塞，那么有效的呼吸道面积也将变小。

大约有一半以上的成年人都有打鼾的问题，而大约有四分之一的人会有频繁的打鼾现象。在更年期之前，男性和女性相比，前者中存在打鼾问题的人要多得多，而更年期之后，男女在这个方面就没有显著的数量差异了，打鼾的女性数量几乎和男性旗鼓相当。除非扁桃腺肿大，否则儿童几乎很少打鼾。

习惯性打鼾的人们，存在高血压的概率会比其他人高两倍。当然，打

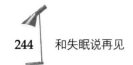

鼾往往还和睡眠呼吸暂停以及上呼吸道阻塞综合征存在相关。

治疗方法

尝试增加卧室的湿度。干燥、肿大的鼻黏膜可能导致人们打鼾。把床头垫高以便帮助你呼吸。

检查一下自己是不是存在过敏问题。过敏会导致呼吸道内组织的肿大。有个患者对小麦过敏，在他不再食用小麦类食物之后，他的打鼾也就停止了。

尝试侧睡。大部分人在平躺时打鼾的频率会上升。尝试我们前面提到过的 T 恤中的三网球方法。

避免抽烟喝酒，这二者都可能引发打鼾。

有规律地锻炼，这将帮助你减去多余的脂肪。

在睡觉之前，尽量不服用镇静剂或安眠药。

在美国专利局，有超过300种帮助人们对抗打鼾的设计装置，其中包含下巴束带、项圈等，还有一些电子仪器，这些仪器在患者打鼾时将给予患者不舒适的刺激。这在一些患者中似乎很有效，但并不是对所有人都有用。在你购买这些昂贵的仪器之前，先咨询一下你的医生。因为每个人的特点都不一样，没有一种仪器可以对所有人有效。

对于打鼾，外科手术——比如切除扁桃腺、矫正鼻隔膜、切除多余过大的组织——也是一种有效的治疗方法。我们在探讨睡眠呼吸暂停时提到的悬雍垂腭咽成形术对于那些打鼾症状十分严重的患者来说也是个有效的治疗方法。

无恢复效果的睡眠

布雷克·奥尔顿是一位32岁的公司主管，他觉得自己的睡眠时间是充足的，但是似乎质量不高。每天他醒来的时候还是觉得浑身疲劳、肌肉僵硬。尽管肌肉酸痛和僵硬症状会在早晨消失，可他还是整天觉得十分疲劳。

在实验室里，他每晚都能睡七八个小时。然而，在 REM 睡眠阶段，他的脑电波中还是充斥着高幅的 α 波（在觉醒状态下常见的脑电波），使得记录工作都很难进行。后来在他服用50mg 的盐酸阿米替林后，他睡眠的噪声更大了。但是，在后来的几天内，他肌肉僵硬的症状消失了。在几个月后，当盐酸阿米替林的药效消失之后，他开始在睡觉前改服50mg 的盐酸氯普马嗪，在过去的两年中，他对这种药物的疗效相当满意。但是，无论盐酸阿米替林还是盐酸氯普马嗪，这样的服用显然都不合逻辑，我们还是不理解为什么对他却能起效。

1973年，我和夏洛特敦维吉尼亚大学的戴维·华金斯博士一起进行了一项研究，我们发现，有些失眠症患者在 NREM 睡眠阶段并没有出现我们预期的脑电波，而一般这个阶段的睡眠应该是人体恢复性最好的时候。相反，这些患者会出现 α 波和 δ 波混合出现的状况。换句话说，根据这些患者的脑电波，他们似乎整晚一直处于这样一种状态：睡着的，但同时又是醒着的。我们把这种睡眠称为 α-δ 睡眠。我们发现，存在这种睡眠的患者往往会有前面我们提到过的长期不适的问题。

多伦多克拉克研究中心的哈维·莫多夫斯基博士对患有肌风湿病的患者进行了研究，他发现，大部分患者在 NREM 睡眠阶段会出现 α 波。他将这种睡眠称作无恢复效果的睡眠。他猜测，这些患者确实睡着了，但是，他们从睡眠中的获益却少得可怜。

在另外一个研究中，莫多夫斯基博士在正常被试的 NREM 睡眠阶段播放音量很大的噪声以扰乱其睡眠。因为这些噪声，这些志愿者不被干扰的睡眠持续的时间很短。每次噪声的扰乱都会导致被试的脑电波中出现 α 波。次日早晨，这些志愿者会报告自己出现了和那些肌风湿病患者同样的症状。莫多夫斯基博士认为，NREM 睡眠时出现 α 波是这种症状的根源所在。

莫多夫斯基博士发现，即使对运动员进行整晚的睡眠扰乱，他们也不会出现肌肉僵硬等不适症状。因此可以下结论，如果你经常锻炼，身体健康状况良好，那么你也可能战胜有些无恢复效果睡眠的症状。

在另外一个研究中，人们发现低剂量（10~25毫克）的抗抑郁剂盐酸阿米替林可以使得人们在睡眠时的脑电波不受 α 波的侵扰——这些患者并未患有抑郁症，这种药物起效是因为它可以轻微地改变大脑的某些化学递质，从而可以帮助"睡眠–觉醒开关"在人们睡眠时保持稳定，而不会在睡眠过程中跳来跳去。其他的抗抑郁剂可能也有同样的效果，只是还没有得到实验室研究的支持。

还有一个研究发现，无恢复效果睡眠往往会在个体经历压力阶段后出现。当遭遇压力事件的时候，我们往往会醒得更频繁，而 α 波的侵扰也会出现得更多。在很多案例中，即使个体的压力源消失了，这种 α 波的侵扰还会持续。

无恢复效果睡眠既不属于失眠也不属于日间过度嗜睡的范畴。有这种症状的个体往往在充足的夜间睡眠之后仍然觉得疲劳不适。早晨与傍晚相比，他们在早晨对疼痛更加敏感，也更加不适——也就是说，尽管他们并没有哪里受伤，但是还会感到不适。患者会觉得浑身僵硬，就像患有风湿性关节炎的人一样。事实上，如果这些患者去看医生，所有这些患者一般都会被诊断为患上了肌风湿病——指患者有典型的关节炎症状却没有其他身体上的关节炎特征。如果患者再去看精神科医生，他们则可能被误诊为妄想症，因为患者没有任何客观的疾病症状，但他们又在不停抱怨自己的症状。

其中的因果关系还不明确。那些有疼痛症状的患者会在晚间频繁醒来并出现 α 波和 δ 波混合出现的状况。相反，当对健康的人通过唤醒来人

丁制造出 α 波和 δ 波混合出现的状况时，这将加重个体的疼痛感。这似乎形成了一个恶性循环，睡眠和疼痛可以相互促进。

当你出现无恢复效果睡眠时，有三种方式可以帮助你。第一，你可以服用低剂量的盐酸阿米替林；第二，你可以尝试锻炼；第三，进行心理咨询。因为患者经常表现出关节炎的症状，因此一个轻度的、逐渐增加活动量的锻炼计划可以对个体有所帮助。我们并不推荐慢跑等激烈的运动，但是我们推荐游泳、自行车、舞蹈、散步等温和的有氧运动。最后，因为这些紊乱往往是与压力相关的，所以一个富有同情心的、对医学知识有丰富了解的医生或支持性的治疗方法可以更好地帮助患者。

纤维肌痛综合征与其近亲——慢性疲劳综合征对我们来说还是一个谜。我们对其成因和治疗手段知之甚少。这种疾病还可能存在很多子类别。比如：有些可能与莱姆病（病原为螺旋体，由昆虫叮咬传播。症状有发热、头痛、慢性移行性红斑。可表现为关节炎、脑膜炎、神经炎、脊髓炎和心肌炎等）存在联系。其他还有一些可能由病毒感染引起或由精神方面因素、压力情境导致。幸好，现在人们对纤维肌痛综合征和慢性疲劳综合征给予了足够的重视，并有一系列研究课题已经相应展开。希望几年之后，我们可以对其成因和治疗手段了解更多。同时，这类疾病的患者需要注意保持轻微程度的锻炼。这样可以避免慢性去条件化作用的产生——我们已经看到很多患者因为这种去条件化而导致其症状进一步加剧。

•••• 第 16 章 ••••

如果你需要进一步的帮助

我们希望，如果你把我们计划中的每个阶段都认真加以执行的话，现在你已经战胜失眠了。我们提到的方法对于四分之三的人来说都是有效的。除此之外，有一部分人可能还需要更多的帮助。你如何辨别自己是否属于这类人呢？

如果你有以下任意一种情况，那么你都应该寻求更专业的帮助：

- 你的失眠已经持续了六个月或更久，你的日常机能已经被它严重影响，在你认真执行了我们提到的所有方法之后，你的症状还是没有显著改善。

- 你的睡眠问题使你过度困乏，因此，无论在家、在工作还是在往返的途中你都可能出现意外。

- 你的睡眠问题已经危害到了你的工作或社交关系。

- 你自己感觉（或别人告诉你）你可能存在严重的睡眠异常现象，比如呼吸困难、腿部抽动或尿床等。

- 你在白天很难保持清醒。

- 你的睡眠问题同时还伴随着健忘、丧失方向感等精神障碍。

如果你存在其中的任何问题，你都应该立即咨询你的医生。如果你的医生不能帮助你，你就需要向睡眠紊乱中心寻求帮助了。无论如何，如果你的问题很严重，而且持续了很久，而你自己又不能很好地处理它——无论是难以入睡、难以维持睡眠状态还是难以在白天保持清醒——都请向相关机构求助。

在这里，长期是关键词。如果你的问题是短期的，那么你不需要专业机构的帮助；大多数的人都会偶尔出现持续一个星期或一个月的睡眠问题。但是如果你尝试了我们提供的所有技术，你的问题还是持续着，那么不必忍受这种痛苦——去寻求帮助。你犹豫得越久，你能做的就越少，你的失眠就将更难对付。

去哪里寻求帮助？

请记住：医学因素会导致睡眠问题。如果你所做过的尝试似乎都不能对你的症状起效，而你还没有去看医生的话，你应该尽快去看医生并接受医学检查。一定要尽可能详尽地向医生叙述你的病史，并说明所有你为解决症状而做的努力。不要急于用安眠药来解决自己的问题，而应该对可能导致你睡眠问题的医学因素进行尽可能详细的检查。

如果你感觉压力、焦虑或最近的情感冲击可能是你睡眠问题的症结所在，而你凭一己之力又不能解决问题，你可能需要咨询一位情绪管理的咨询师，或者寻求精神科医生、心理学家或其他心理健康专业人士的帮助。

你的家庭医生能帮你推荐合适的医学专家，你也可以去心理健康中心或那些不需预约的诊所。学习这些机构提供给你的方法和各项服务，然后看看这些方法对你是否有用。你也可以联络附近的医学院或医院的精神专科。又或者，你可以通过私人关系找到一些精神科医生或临床心理学医生的个别帮助。大多数的学校和学院都有免费或廉价的心理咨询服务。如果你有过度饮酒或使用毒品的问题，你可以通过专攻这类问题的机构的帮助而获益。

如果你认为你的问题可能由生物学或心理学方面的因素引起，那么你可能更想选择一位精神科医师（在精神疾病治疗领域的专家，同时有医学博士学位）来帮助你。作为医生，精神医生有处方权。如果你感觉你只是需要进行咨询，那么你可以选择一位心理学家（在行为治疗方面受过专业训练的博士，但无处方权）。此外，还有其他人可以对你有所帮助：婚姻咨询师、医院和社工机构的社工、生物反馈专家或情绪管理方面的专家。

你可能想要寻求个别帮助或参加一个有专业人士督导的团体治疗，从而得到受到类似问题困扰的人们的帮助；你也可以参加一些相关的团体，如匿名戒酒会、匿名戒毒会、匿名戒赌会、匿名神经疾病患者联合会或疾病康复组织。如果你出现紧急状况，你还可以向医学中心或精神中心设立的电话热线寻求电话咨询服务。在各个国家的许多地方都有为酗酒者、吸毒者、企图自杀者以及存在情绪问题的人设立的专门的咨询电话。你可以在电话簿或城市黄页上找到这些号码。

什么时候你应该去睡眠障碍中心求助？

很多情况下，在和医生探讨之前，你应该先去咨询一下睡眠方面的专家。无缘由的白天过度嗜睡就属于这种情况。如果你的伴侣认为你存在睡眠呼吸暂停及其他呼吸困难的现象，或者认为你在睡眠时可能有频繁的腿部抽动、肢体痉挛问题，那么你就应该去睡眠紊乱中心求助。最后，如果你经过心理治疗、睡眠卫生方面的学习、生活方式的检查和改善、医学因素的调查之后问题还是没有好转，那么请去睡眠紊乱中心求助。

如果你要去睡眠障碍中心

一旦你决定前往睡眠紊乱中心寻求帮助，你应该如何做呢？一般情况下，你最好能接受医生的推荐。这样，中心就不必再次对你的各项问题和症状进行测试和检验，而可以直接找到你的医生，获得所有他对你病情所作的工作成果和检验结果。然而，一些睡眠紊乱中心会选择直接和患者对话来获得资料。

大部分的睡眠紊乱中心看起来都很相似，而它们所从事的工作也并没有什么大的不同。一般情况下，你会先得到一本睡眠日志和一份睡眠调查表。当你花一两周的时间完成了这份日志和调查表，而医生也已经把你的治疗记录摘要递交给睡眠中心，这个时候，中心会安排和你的会面（你可以带上自己的睡眠日志，日间日志，以及在本书中填写的问卷）。

在睡眠中心约见并和你进行面谈时，一位睡眠专家将会为获得更多相关信息而就有关你的睡眠、心理和社会因素以及你对自己睡眠的看法和想法等问题提问。这个时候，对专家进行全面而直率的叙述尤为重要。无论你认为某个细节多么异常或过于私密，无论你是否认为某个信息可能专家以前听过，你都要开诚布公地谈，因为——哪怕是很细微的一点也可能成为至关重要的信息。如果你对一些东西避而不谈，这些东西有时往往就可能是解决你的问题的关键所在。

在持续大约15~90分钟的面谈之后，专家会决定你是否需要在实验室里过上一夜。大部分失眠患者不需要这样做，不过如果专家需要对你的周期性的肢体抽动以及其他身体因素进行评估，你可能就需要在实验室里待上一晚了。

如果你需要在实验室中睡一晚，专家可能要求你次日仍然留在实验室里，以便完成多次睡眠潜伏测试。这个测试会在白天进行4次，每次间隔2小时，可以检测你的渴睡水平以及你入睡的速度。

最后，你可能还需要和睡眠专家进行一次后续的面谈，从而听取睡眠中心对你的症状的调查结果和针对症状提供给你的建议。如果你是由医生推荐前往就诊的，那么睡眠中心则可能只是把相关的报告信息反馈给你的医生。

如果你需要在睡眠实验室睡觉

许多人会问："我在家的时候尚且不能入睡，而到了实验室，面对着一堆身上的电线和注视着我的陌生人，我又怎么睡得着呢？"按照我们的经验，这几乎从不会成为问题。事实上，许多失眠患者在实验室的睡觉质量会比在家要更好，而因为患者的睡眠如此之好，以至于我们很难找出其睡眠问题的症结所在，而出现这种情况的理由有很多。有些患者会放弃睡眠的努力，只是躺在那里而已。当然，就像我们前面讨论过的，你之前缺觉越严重，那么你就越容易入睡。其他的患者因为觉得别人以积极的态度来对待他们的失眠，因此会如释重负，而其睡眠质量也会有所提高。有一些患者对自己卧室中的布置和条件不习惯，因此在实验室里他们也会睡得更好。还有一些患者因为远离了家中的噪声，在实验室里会觉得更安全、更可靠，所以也会睡得更好。

即使你是那为数不多需要去睡眠中心求助的患者，那也没关系——你去中心就诊，那么专家就可以找到你睡眠不好的症结所在。你将会给他们提供大量的信息来进行研究和评估。

前往实验室

白天在到达实验室之前，除非医生有特别交代，否则你应该避免所有方式的小睡或打盹。在研究之前24小时内，不要服用酒精、兴奋剂或镇静剂，在早餐后不喝任何咖啡或茶饮品。如果你之前每晚都服用安眠药，那么到实验室检查的时候，为防万一，你还是应该把它们随身携带（许多实验需要你在进入实验室之前的2~3周停止服用任何安眠药物）。此外，之前还要与中心人员取得联系，以便确保知道如何处理你在服用的其他药物。在实验之前，享受一顿正常的晚餐。带上舒服的睡衣（在客厅走动或坐下来看电视的时候，你需要长袍、袜子和拖鞋）以及你可能在晚上与次日早晨需要的个人卫生用品。当你到达你的房间时，你将需要填写一份问卷，以便了解你在白天做了些什么，或者你最近都在接受什么样的药物治疗。

专家们会做些什么？

在你穿好睡衣并准备好睡觉时，一位睡眠技术人员将会在你身上安装多个不同的电极。这些电极是比硬币还要小的金属杯状物，内部充满了状物，你的头部将通过柔软的电线与另一端的仪器相连，这样就能测量你觉醒和不同睡眠阶段时的脑电波。不同的实验室会使用不同数量的电极，一般，研究人员会通过火棉胶或其他黏性物质来将2~6个电极与你的头皮相连（次日早晨，工作人员会用丙酮来去除火棉胶；如果有任何残余物，你在家也可以使用洗甲水来清洗掉）。

实验室还可能用附在耳垂上的耳部量氧计来测量你血液中的含氧量如何。当血液中含氧量较高时，耳部量氧计的颜色会比较红；当血液中含氧量较低时，耳部量氧计的颜色会发蓝。一些量氧计使用的不是这样的可见光，但其原理是相通的：它能显示你在睡眠时血液中含氧量是否充足。如果你有睡眠呼吸暂停的症状，这个仪器往往可以帮助专家诊断你的症状到底有多么严重。

在你的眼睛周围也将安放一些其他的电极，从而可以测量你的眼球运动（眼动电图或眼电图）。置于下巴上的电极将会测量你的肌肉是紧张或放松（肌动电流图或肌电信号）。肌电信号对于鉴别你在 REM 睡眠期间肌肉是否被麻痹尤为重要（肌肉应该在 REM 睡眠是处于被麻痹状态的）。

在你的鼻孔前面放置的感应器可以测量你鼻子外的温度和气流（当你吸入空气的时候，温度会比较低；而当你呼气的时候，温度会比较高。这能告诉人们你是否在进行呼吸）。另外，还有两条缚带（一条位于你的胸部，另外一条位于腹部）可以测量你的呼吸运动。通过这些缚带，我们能估测出实际上大约有多少空气进出你的肺部，或是否因为睡眠呼吸暂停及其他障碍导致你努力尝试呼吸，但却难以将空气吸入或呼出（一些实验室会在肋骨之间的皮肤上安放电极，来测量你呼吸时肌肉的收缩和放松状态，其测量的内容是相同的）。

还会有一些电极被安放到你的腿部，从而可以测量你的腿在睡眠时是否有抽动的现象。最后，你的胸部或背部安放的电极可以记录你的心电图。

所有这些测量在任何实验室中每位患者的标准都是差不多的，但是有时会出现附加或变化。举例来说，如果你在晚上有癫痫发作的症状，那么将会有一些额外的电极被置于你的头皮上来进行额外的脑电波测量。

在一些难以诊断的情形中，研究人员会将一个一端连着塑料管的小气球从你的鼻腔深入到你的喉咙内，以测量那里的压力以及评估你在尝试呼吸时所进行的努力。然而，这种测量方法极少被采用，而且实际上导致的痛苦远比听起来要小得多。

你睡觉时将会在一间私人卧室中，并躺在一张一般的床上，那里会有让你挂衣服的地方。你身上仪器的各种电线将会通过床头上一个特别的出口和监控室里的不同记录仪器相连。监控室类似一个小型的太空航行地面指挥中心，而其中的仪器则一直追踪记录每位患者睡眠时的各项生理指标。技术人员监控所有来自房间中的记录。他们会通宵守候，将每位患者睡眠时的各个阶段脑活动制成图表。第二天，他们会根据不同需求将这些变量进行计算。

别担心身上的电极会产生伤害你的电流。这些仪器只是为了测量你自身产生的生物电——并不会产生任何可能伤到你的电流。

一旦电极与感应器相连接，技术人员将启动开关，然后，至少会有八支记录笔开始在记录纸上来来回回地进行记录，从而留下长的、波动的线形图。然后，你将通过小型麦克和技术人员交谈几分钟，以保证录音的质量。这些仪器一般可以记录眼睛的开闭、眼动、呼吸、呼吸不畅、腿部肌肉的紧张与放松等。

在床上，你能很容易地、随意地移动、翻身——你身上电极所连接的电线弹性十足。但是，如果你想上厕所，那必须拔除电极——因为它们没有那么长。不过不必担心，所有的睡眠紊乱中心整晚都会有一个技术人员值勤并负责监控设备，而你房间里的麦克将整晚都是开着的。如果你想要起床，你只需要进行呼叫，而技术人员就会进来拔去电线，这样你就能去厕所了。你也不用担心自己呼叫帮助的频率是否过高。有些患者会因为紧张而不得不去厕所10次甚至15次，而技术人员的工作就是无论你什么时候、多么频繁地想起床，他们都会来帮你把电线拔掉。

一些实验室还有电视录像装备，因此，在你的房间中可能还会有一台红外线摄像仪，那是因为技术人员需要知道晚上你在睡眠时会处于什么样的位置和姿势。有些人只有平躺的时候才会打鼾，还有一些人只有睡着了腿部才会抽动。一些实验室也特别为此设计了不同位置上的监视器来监控你睡眠时的位置和姿势。

最近，实验室对计算机的使用越来越多。在非计算机方法中，往往会有0.6米宽、300米长的记录纸结果。在用计算机处理的记录中，同样的结果只需要在计算机屏幕上呈现即可。计算机能够自动地在记录中筛选数据来进行分析，而且记录的速度也可以因为不同的要求而有所改变。

记录

如果你回头看第1章中有关人类睡眠阶段的记录，你将会看到起初的脑电波是频率高的低幅波，这代表你是醒的，而你昏昏欲睡时，将会出现规则的、较大波幅的波，频率为大约每秒10次。在睡眠和觉醒转换的过程中，波会变得比较慢，大约每秒3~7次。当你睡着，你的眼动记录将显示你的眼睛开始缓慢地转动，而表明你睡熟的第一个征兆就是脑电波图中睡眠纺锤波（睡眠锭）的出现，这一种短暂爆发的、频率高波幅大的脑电波，很像演出时音量增减的变化。

很快，睡眠纺锤波被较大波幅的慢波所代替（大约每秒一次）。这些波幅较大的波被称为δ波，其频率更高。这时候，睡眠中的人将处于静止状态——深度δ睡眠阶段。这是夜晚当中最好的睡眠，人们大多数的身体复元作用在这个时候发生。你在 δ 睡眠中大约花费5~90分钟。图16-1就是一位睡眠呼吸暂停的患者在阶段2的睡眠中的脑电波记录片段。

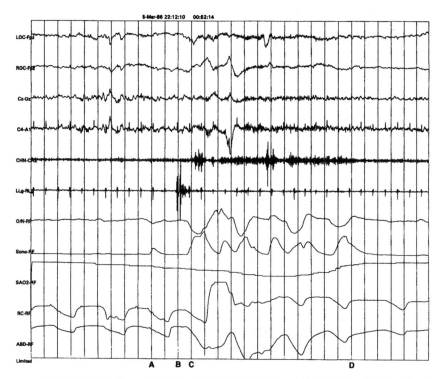

这段记录来源于一位56岁的被试,这是在他平躺入眠52分钟后的记录。这张图是从8小时的多导睡眠图上截取的30秒的记录结果。这个被试每分钟会出现两次睡眠呼吸暂停,他每小时都要醒来120次以便能重新开始呼吸。

前两个波道(LOC–Fpz 和 ROC–Fpz)表示的是他左右眼的眼动;波道 Cz–Oz 和 C4–A1 表示脑电波的活动;波道 CHN–CH$_2$ 表示下巴肌肉组织的活动;波道 LLg–RLg 表示腿部记录的心率和腿部运动;波道 0/N–RF 表示鼻孔前空气进出的数量;波道 Sono–RF 表示打鼾的声音;波道 SA02–RF 表示血液中的含氧量;波道 RC–RF 表示胸廓的运动;波道 ABD–RF 表示腹部的运动。

在 A 点之前,患者处于睡眠阶段2,他的胸部和腹部有运动(尝试进行呼吸),但是却没有空气进出鼻腔(鼻孔前),血液中的含氧量逐渐减少。在 A 点,患者出现了轻微的打鼾,表示有一些空气开始在鼻腔活动,而患者开始醒来。在 B 点,他出现了腿部运动。在 C 点,他彻底醒来(参看脑电波波道),空气又开始在鼻腔内(鼻孔前)进出,他大声打鼾,胸部出现了明显的起伏运动。在 D 点,血液中的含氧量基本恢复正常,患者又开始睡着。尽管他的胸部和腹部之后仍然保持运动,但是鼻腔(鼻孔前)却几乎没有空气进出,又一次的呼吸暂停即将开始。

图16-1 一个睡眠呼吸暂停阶段的终止以及另一个睡眠呼吸暂停阶段的开始

在你入睡大约90分钟后，你会进入另外一个新的睡眠阶段。你的脑电波似乎说明你处于觉醒状态。你的眼球会在眼皮下转动，好像你在观察周围情境一样。这个时候你在做梦，你的肌肉处于被麻痹状态，从而可以防止你把自己的梦行为化。这就是 REM 睡眠。

随着夜晚继续，你的 δ 睡眠将越来越少，而你大约每90分钟就会开始做梦。第一次梦境持续的时间大约只有5分钟而且通常是无聊的梦，一般也就是你白天所做事情的再现。之后，每个梦境持续的时间会越来越长，梦的内容也会越来越有趣。如果你每晚睡6小时，你可能会有4个梦境。

我们从脑电波图上能得到另外的信息：每个人，即使是睡眠质量最好的人，每个小时也会醒来 3~8 次！一般说来，一个睡眠质量好的人恢复意识的时间往往在 2~4 秒，然后又会睡去，而且从不记得自己曾经醒来过。然而，如果个体感觉到了一些问题（举例来说，一种不该出现的声音或者一种不该出现的味道、太热或太冷），那么个体就会完全醒来并针对自己的感觉有所行动。这种每小时 3~8 次的唤醒，对于正常人来说只是一种安全保障。然而，睡眠质量差的人在出现这些唤醒的时候会立刻觉醒，其意识也完全恢复，他会看看时钟然后焦虑自己为什么又醒了，之后往往就很难再次睡着了。

在梦神的领域中事情也是这样。一般的睡眠者很少会显示出频繁的脑活动。但是在睡眠实验室中，脑电波图则清楚地将这一活动记录下来，就像一位睡眠研究员说的那样："似乎你的大脑晚上没有进入到休息状态，它还是工作着的！"

脑电波图可以描绘大脑工作的状态。看起来像花椰菜的大脑有着灰白的外观和湿软的触感，其中包含超过 150 亿个神经细胞，通过长长的神经束和其他神经细胞相连。有关光线、声音、味道、快乐和痛苦的感觉信息以惊人的速度被传导开来。而在数十亿细胞中则储存着记忆、情绪、行为、信念以及推理——所有形成我们个性的相关因素。这些脑细胞之中还有控制类似呼吸、心跳、视觉、言语以及觉醒等身体机能的中枢。这样一个高精密的"电脑"在陪你度过每个夜晚。

分析

　　次日早晨，你身体上的电极将被撤下来。然后你将填写一份问卷——你对于昨晚睡眠的感受、你认为自己花了多久时间睡着、你认为自己睡了多久等。这个结果将和仪器记录的结果进行比对。有的时候，患者对自己感受的诚实的报告却和实际记录有所不同。了解实际情况往往很重要，比如：你可能只睡了4小时，但是你觉得自己睡了7小时；或者你睡了4小时，但是你觉得自己根本没睡。

　　在早晨，睡眠专家会仔细察看整晚留下的记录以及技术人员统合后的图表和概要。他们会知道你花了多久睡着、你在每个阶段睡眠上花费了多久、你什么时候做梦、什么时候不做梦、你是否打鼾、你的腿和胳膊是否抽动、你的呼吸如何以及这些与你之后的醒来次数之间是否存在联系。然后，睡眠专家将会针对这些结论和你进行面谈。

神秘患者以及无法解释的治疗

　　有些失眠患者的问题似乎难以归为任何一类症状。有时，这些问题会变得很奇怪，比如：有些人在做自己受到外伤的梦时就会醒来。我们不能找出问题症结所在，我们就只能盲目地尝试不同的治疗方法。但是每年我们都会学到更多东西，以前我们无法处理的问题现在可能已经是小菜一碟了。

　　可能的情况是我们还不清楚这些患者睡眠问题的成因。在几年之前，有很多的睡眠障碍是未可知的，但是我们相信在不久的将来，这些疑问都将被人们破解。

　　在梅奥临床睡眠障碍中心，我们每个月都会接待一位神秘患者。例如：有些来中心的患者称自己在过去的几个月中一丁点觉都没睡过。至今为止，这些患者在我们的睡眠实验室里每晚都能有3小时以上的睡眠。

　　萨姆·布希是一位50岁的看门人，他宣称自己在过去的5年中一丁点觉都没睡过。他说自己基本每晚休息6小时，但是自己是醒着的，并且很清楚在这段时间发生了什么。他每晚会起来4~6次，有的时候是为了上厕所，有的时候是为了准备一份餐点，还有的时候只是为了下床走一走。他说自己晚上大部分时间都会翻来覆去。事实上，因为他过于不安静，他的太太很久以前就坚持和他分房而睡了。他太太证实他似乎每晚都会起来很多次，他太太还说有时能听到他卧室中传出模糊的打鼾声。但是，布希先生坚持自己在过去5年中根本没睡着过。

　　我们对布希先生进行了3个晚上的实验室观察。在第一个晚上，我们让他安静地躺在床上。仪器表明他当晚有5.5小时的睡眠。其中他下床走动了几次。但当次日早晨问及昨晚的睡眠情况时，他回答："一点也没睡着。"

　　第二天晚上，当脑电波图显示他进入睡眠状态后，我们用对讲机唤醒了他至少15次。有时，我们要呼叫四五次他才能醒来。然而，他每次都说自己在第一次呼叫的时候就做出了反应，并且自己是完全醒着的。

　　第三个晚上，在经过他同意之后，我们整晚和他说话，并让他做智力测试以保证他一晚上都没有睡觉。他认为，这个晚上和之前的两个晚上以及所有他在家的晚上没有任何区别。然而，在第二天，他出现了严重的疲劳、易怒、发狂以及嗜睡的状态。显然，他在前两个晚上睡得不错，第三个晚上的睡眠却明显不足。

　　患者并没有撒谎或欺骗我们。他确实相信自己并没有睡着。尽管我们把记录拿给他看，但是我们还是不能说服布希先生他确实睡着了。相反，他认为我们偷偷给他服用了一些药物，导致第四天早上昏昏欲睡。

　　布希先生患上了睡眠状态错觉综合征。这就意味着即使在晚上的脑电波记录和唤醒测试都表明他熟睡过，他却真的感觉自己是醒着的。这是一种我们还不能完全理解的古怪现象。有趣的是，尽管有这种问题的患者的记录显示他的睡眠质量不错，但是次日他们还是会出现失眠后的症状：他们感到昏昏欲睡、他们在需要注意力方面的测试结果很糟、他们的新陈代谢水平提高——就像一个"正常的"失眠者一样。我们承认，我们并不理解有关睡眠的一切。

萨姆·赫利亚德，一位25岁患有长期失眠问题的大学毕业生。尽管他宣称自己晚上的睡眠总是断断续续的，并且只维持不到5小时，但是在实验室里的连续三个晚上，他的脑电波都显示他在5分钟内就能睡着，并且睡眠能持续8小时。他也患有睡眠状态错觉综合征。因为看起来他似乎没有什么真正的症状，所以我们并没有采取治疗措施。

在评估之后不久，赫利亚德先生向一位临床医学家寻求帮助，这位医生教会了他自我诊断、冥想以及放松训练。这些治疗方法治愈了他的"失眠"——他宣称现在每晚自己都能一觉睡到天亮。但是，后续的重复评估结果显示，前后并没有任何改变。他在治疗前后的睡眠都很不错。

在行为治疗之后，赫利亚德先生主观上发生了显著的改变。但是根据脑电波来看，治疗前后并没有出现太大的变化。是治疗方法确实治愈了他？还是只是一种安慰剂效应——他自己臆造出的进步？睡眠研究者对此产生了分歧。

有些自称为失眠症的患者其实是短睡者——需要的睡眠较少。还有一些人睡着了，但是他们会梦见自己醒着。有一个很有趣的案例：有个学生每晚花8个小时睡眠，但是在所有他的REM睡眠中，他都梦见自己醒着无法入睡。因此，次日早晨他会觉得筋疲力尽。

睡眠状态错觉综合征患者指那些没有客观证据支持的失眠症患者。重要的是，即使实验室的评估结果并没有证实出现任何改变，但是，这类患者在运用了本书中提到的技术之后都会宣称自己的睡眠得到了大幅改善，并且次日早晨也不再觉得疲劳了。

原发性失眠

有一种难以治疗的失眠被称作原发性失眠，也叫做儿童时期发作的失眠。这种患者终其一生都会伴随着睡眠无能的状态，人们认为这种障碍与与睡眠相关的化学元素失调或神经系统的解剖学障碍有关。如果你的早期记忆中包含着看着空荡荡的街道和其他睡着的家人，而自己却整晚难以入眠的经历，并且无论是否存在压力都是如此的话，那么你就可能存在这种问题。

我们的实验室研究显示，出现这种问题的患者与其他成年期发作的失眠症患者相比，前者入睡的时间要更久、睡眠的时间更短、脑电波节律更容易出现异常、REM 睡眠阶段往往也没有眼动出现。

他们的多导睡眠监测图监测的结果也很难评估，因为睡眠纺锤波可能形态不全，而睡眠的各个阶段又出现交叠。这类疾病的患者往往对噪声以及刺激极其敏感，在睡前哪怕一杯茶或一块巧克力都可能严重地影响他们的睡眠。

他们能做什么呢？首先，他们需要比别人更认真地尝试本书中提到的各项技术方法；其次，要坚持睡眠卫生管理和压力管理技术的练习，远离咖啡因，远离所有类似的会影响睡眠的物质。

出于某种原因的影响，安眠药对于原发性失眠的患者作用不大，但是低剂量的抗抑郁剂——比治疗抑郁症所用的成分小得多——却往往有不错的疗效。显然，这些抗抑郁剂会修正患者脑部一些化学成分的失调（导致其失眠的原因），而且原发性失眠患者一般不会对低剂量的抗抑郁剂产生习惯化作用，所以他们可以持续几年服用它们。然而，寻找合适的抗抑郁剂的过程往往漫长而波折。

在原发性失眠、儿童阅读障碍、多动症之间似乎存在一定交互作用。在大部分原发性失眠的个案中，患者往往在儿童时期出现过阅读障碍或多动症（阅读障碍指个体因为字词感知觉出现问题而无法理解性地进行阅读）。但不是所有的儿童期发作的失眠都伴有阅读障碍或多动症，也不是所有多动症儿童都有失眠问题。有趣的是，我们发现低剂量的抗抑郁剂却偶尔可以对阅读障碍和多动症起效。

盐酸阿米替林（阿米替林）是目前用于原发性失眠的抗抑郁药物之一。成人的剂量一般为200毫克；而对于原发性失眠患者，其一般剂量为10~25毫克。对于抑郁症患者，你只有服药三个星期以上才能知道这种药对你是否有效；但对于失眠症患者，如果这种药物对其有效，那么在服用的第一个或第二个晚上，药效就会有明显的表现。

盐酸阿米替林对很多患者都很有效，但是还有一些人服用这种药物后会出现问题。有些人在服用之后会出现残留物效应，导致他们在第二天昏昏欲睡。很多人服药之后会出现严重的口干症状。对于那些存在周期性肢体抽动和多动腿综合征的个体，他们服药后，其症状会恶化。这些患者往往可以尝试其他的抗抑郁剂，最常见的是曲唑酮（查诺顿）——1990年之后进入市场的一种新型抗抑郁剂——往往会对患者起效，但是还没有坚实的实验证据可以支持这些药物治疗原发性失眠的效果。

我们管这类药物叫抗抑郁剂其实并不合理，因为儿童期发作的失眠症患者往往没有抑郁症。事实上，这些患者应对情绪问题的情况相当好。

想象一下，他们大部分的时间都会觉得十分疲劳，并且他们还要花大量时间来一遍又一遍告诉新的医生："我对所有事情都不感到焦虑，我不焦虑，我也不紧张——不，我确实不。"他们是对的。在这些患者中，情绪问题其实微不足道。

如果你去找一位精神科医生来帮助你决定服用何种抗抑郁剂最好，那么这可不是因为你有情绪方面的问题而导致你出现失眠症，而是因为精神科医生对抗抑郁剂最为精通，因此可以以合适的药物和剂量来尽可能地帮助你。

低剂量的利他林（用于治疗多动症儿童）对于一些原发性失眠患者来

说十分有效。如果你和孩子一样多动并且从儿童期之后一直存在睡眠问题的话，你可以尝试一下利他林或其他类似药物。此外，还有一些药物会对一些患者起效。

卡罗琳·艾格莱斯顿是一位秘书，今年40岁，从她记事开始她就受到失眠的折磨了。她恰好出生在和达特茅斯睡眠障碍中心地理位置相同的一家医院，所以她的情况可以很容易从医院的新生儿记录中找到。记录上说："这是一个不寻常的警醒而快乐的宝宝。每次我进入育儿室，她都是清醒而警觉的。"40年前，护士认为这是一个好兆头，但实际不是。这个宝宝只是难以睡眠而已。

艾格莱斯顿小姐最初的记忆都是夜晚，父母已经熟睡，而自己坐在窗前安静地看着空旷的街道。她对小学的记忆是："一场持续的斗争，因为我总是很疲劳。"到了高中，她午饭后既不能喝咖啡，又不能喝可乐，因为这些东西会让她整夜难以入睡。

她尝试过服用安眠药，起初几天或几周，这些药物还有不错的效果。但是，这种药效并不能维持很久。对她进行的进一步身体检查结果显示，除了一般水平的意志力缺乏、身体比较瘦弱、可能有些许抑郁症的症状之外，她并没有什么异常。

在我们的实验室中，艾格莱斯顿小姐每晚只能睡3~4小时。她很容易被惊醒，一旦惊醒，她又会很快、完全地醒来。最奇怪的就是她的睡眠特点：过多的第一阶段睡眠、几乎没有 δ 睡眠、每5~8分钟就会出现一种不规则的难以定义的睡眠纺锤波。艾格莱斯顿小姐患有原发性失眠症（儿童期-发作失眠症）。

艾格莱斯顿小姐接受了40小时的感觉统合节律性生物反馈训练，一种特定的旨在增加睡眠纺锤波的生物反馈训练。之后她的睡眠得到改善：实验室评估结果显示，每晚她的睡眠时间多出了大约40分钟，醒来的次数减少，并且出现了形态更为完善的睡眠纺锤波。然而，她还是存在睡眠不足的状态。

　　然后她开始在睡眠时服用10毫克（之后是25毫克）的盐酸阿米替林。这显著地改善了她的睡眠，至今，她服用这种药物已经超过9年了。为了检验是否还需要继续服药，每年她都会特意戒断3周——每次都会导致极其严重的后果。

　　像这样低剂量的盐酸阿米替林的效果是难以解释的，我们还需要对此进行进一步的研究。

未 来 展 望

　　对于睡眠障碍治疗方法的研究还很不成熟。如果单看人们掌握的知识以及需要被帮助的患者数量，那么这将成为医学领域最令人激动的研究领域。事实上，我们还需要对这个领域进行更彻底的探索，而相比之下，我们能做的还很少。例如，研究者们现在正在试图找到一种能引发自然睡眠的化学成分从而制造出一种可以引发自然睡眠的药物来。对于睡眠和免疫系统方面的研究则引导我们走进了一个全新的领域，而那些患有失眠症或其他睡眠障碍的患者将从中获益。

　　有关睡眠领域的研究如此日新月异，不妨设想一下，你现在从书中获取的知识，在20年前对人们来说还是未知数（无论对医生还是睡眠研究人员都是如此）。毋庸置疑，经过又一个20年的研究之后，将会有更多人能得到帮助。那个时候，我们希望大家都能有一个好的睡眠！

术 语 表

A

acute／**急性**　指疾病或疼痛突然地、剧烈地发作。

alpha-delta sleep／**α－δ 睡眠**　脑电波图中 α 波（警醒）和 δ 波（睡眠）混合出现的阶段。α-δ 睡眠具有复元性作用，往往伴随着个体的疲劳以及身体不适。

alpha rhythm／**α 波**　脑电波形态的一种，约在8~12赫兹之间，在个体清醒、放松的状态下出现。

antidepressant／**抗抑郁药**　临床上抗抑郁症的所有药物。

antihistamine／**抗组胺剂**　一种用于抵抗组胺（个体在过敏、情绪激动状态下产生的一种化学成分）效果的药物，一些非处方的安眠药中会含有这种成分。

apnea／**呼吸暂停**　呼吸出现超过十秒或更长时间的暂停状态。患有睡眠呼吸暂停综合征的个体往往会出现次数较多的呼吸暂停现象。

arousal／**惊醒**　惊醒状态有一部分会出现在个体从深度的 NREM 睡眠阶段向轻度睡眠阶段转换的时候。完全的惊醒即觉醒状态。在惊醒状态下，你的脑电波会出现变化，你的肌肉伸缩性将增加，你的心跳将加快，并且你可能会移动你的身体。

automatic behavior／**自动化行为**　个体执行习惯或例行性动作时，在无意识状态下从事的行为。

autonomic nervous system／**自主神经系统**　外周传出神经系统的一部分，能调节内脏和血管平滑肌、心肌和腺体的活动，并能支配个体的不随意反应。

awake／**觉醒**　在觉醒状态，个体的脑电波往往由 α 波或 β 波组成，同时，这个阶段还伴随着高频的脑电。个体在觉醒状态下会对周围的环境存在意识和知觉。

B

basal metabolism／**基础代谢**　维持最低体温时机体的最低代谢率，通常出现在起床前一小时左右。

beta waves／**β 波**　脑电波形态的一种，β 波比 α 波频率稍高，约在13~35赫兹之间，在个体清醒、放松的状态下出现。

biofeedback／**生物反馈**　是运用仪器揭示人体内部正常或异常活动的方法。其目的在于，通过操纵那些在其他情况下意识不到或感觉不到的生理活动，以达到控制机体内部活动的目的。它可以被用以帮助人们学会调节自己的肌张力、心跳、血压、血流量、体温以及胃肠活动等。

Bootzin technique／**布钦疗法**　也叫刺激-控制疗法。这种方法被用于习惯性失眠。依据这种疗法，当个体难以入睡时，就应该离开床。

brainstem／**脑干**　是脑的一部分，位于大脑的下面，脑干将脊髓和大脑的其他部分相连接。脑干的功能主要是维持个体生命的生理功能，其中包含控制个体的睡眠-清醒的行为。

brain-wave rhythms／**脑电波**　是大脑电活动的形式。

C

cataplexy／**猝倒**　突发的全身或部分肌肉张力消失，情绪变化是主要的诱发因素。猝倒往往被认为是嗜睡的一种症状。

chronic／慢性　一种持续的或者被认为会持续很久的情形。

chronobiology／时间生物学　揭示生理活动周期性节律的科学。

chronotherapy／时间疗法　用来治疗睡眠阶段延迟综合征的治疗技术。患者被要求每晚延迟3小时上床睡觉，直到就寝时间和自己的期望相符为止。

circadian rhythm／生理节律　生物体内部的生理以及行为机能的日常起伏波动（包含睡眠和觉醒），一般是和24小时昼夜变化相对应。

cognitive therapy／认知疗法　是根据人的认知过程、影响其情绪和行为的理论假设，通过认知和行为技术来改变求治者的不良认知，从而矫正其适应不良行为的心理治疗方法。

conditioned insomnia／习惯性失眠　一种常见的长期失眠症状，往往在个体的发展过程中发展而来，来源于个体早期的失眠经验以及对睡眠环境和睡眠之间习惯性的消极联系。

D

delta sleep／δ睡眠　这阶段睡眠的脑电波形态为大幅的慢波（称为δ波），人们认为睡眠的大部分复元机能将在这个阶段发生。δ睡眠包含阶段3和阶段4的睡眠（这两个阶段经常被称之为慢波睡眠阶段）。大部分的δ睡眠会在睡眠开始的90分钟内出现，而具体数量将随着个体年龄的增加而增长。个体睡眠的时间越久，δ睡眠出现的百分比越低。

delta waves／δ波　在δ睡眠阶段中主要出现的脑电波。δ波的周期约为每秒1.5~2次。

depressant／镇静剂　所有减少功能性行为的药物。例如：中枢神经系统镇静剂可以减缓中枢神经系统的活动。

dyssomnia／睡眠障碍　睡眠数量或睡眠时间出现不正常的表现，如

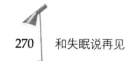

失眠、日间过度嗜睡、睡眠周期紊乱等。

E

electroencephalogram，EEG／脑电图　脑电图是通过脑电图描记仪将脑的生物电放大记录成为曲线图的检查方法。其中包含：在头皮上安放金属电极、放大脑电、将放大的脑电通过曲线图显示出来。

electromyogram，EMG／肌电图　应用电子学仪器记录肌肉静止或收缩时的电活动方法。在睡眠研究中，电极往往被用以测量下巴肌肉的活动、测量腿部肌肉的周期性活动，有时也会测量胸部肌肉的活动。

electro-oculogram，EOG／眼电图　眼电图是测量眼球位置及眼球运动生理变化的方法；它和脑电图、心电图是测定睡眠和觉醒阶段中3个最基本的变量。一般会在眼周摆放电极，从而记录眼球的运动，如果出现快速眼动睡眠，则表明 REM 睡眠阶段的开始。

excessive daytime somnolence／日间过度嗜睡　在白天昏昏欲睡，并且很难保持觉醒，即使在充足睡眠之后仍然如此。

F

first-night effect／首夜效应　研究发现，很多被试在实验室中的第一个夜晚会难以睡眠，之后，他们将延续这种状态。而失眠症患者则刚好相反，他们在实验室的第一个夜晚将出现最佳状态的睡眠。

forbidden zone／禁区　在你的正常睡眠时间之前大约2~4小时的阶段，在这个阶段中，你将很难入睡。

free-running／不同步性　时间生物学中的一个术语，表示个体内部节律和太阳周期出现不同步的状态。如果将个体置于不知时间的环境中，往往会出现这种状况。

H

half-life ╱半衰期　经过新陈代谢或排泄，药物在体内减少一半所需的时间。

hypersomnia ╱睡眠过度　睡眠过多或时间过长。

hypnagogic ╱入睡　出现在睡眠开始时。

hypnagogic images ╱入睡表象　在睡眠开始时出现的生动的表象。当 REM 睡眠开始时、当嗜睡发作时，这种表象将尤其强烈。这种表象在唤醒之前也有可能出现，这些就叫做入睡表象。

hypnagogic jerk ╱入睡痉挛　一种受惊反应：很多人在刚刚入睡时，机体会出现突然的痉挛（无害）。

hypnopompic ╱觉醒前　在睡眠快结束时、在即将觉醒时出现。

hypnopompic hallucination ╱醒前幻觉　在人即将觉醒时体验到的一种不真实的图像或声音。

hypnotic ╱安眠的　和睡眠有关，这个术语往往也作为安眠药的同义词。

hypopnea ╱呼吸不足　一种呼吸严重受限的症状。尽管有空气在肺管进出，但是却不足以维持血液中的含氧量。

I

idiopathic insomnia ╱先天性失眠　由未知原因导致。

insomnia ╱失眠　通常指患者的睡眠时间或质量不足从而影响其白天社会功能的症状。字面上看是没有睡眠，其实所有的失眠症患者通常每24个小时还是会有一些睡眠的。

internal arousal insomnia ╱内部引发的失眠　由于过多脑活动而产生的一种慢性失眠形式。可能由一系列原因引发：个体发现自己难以入睡、大脑工作时接受的刺激过多、在睡觉前过于激动，或者还有可能由近期的焦虑所致。

J

jet-lag syndrome／时差综合征　当白天的长度出现突然的变化，个体的身体时间或其24小时的生理周期会与当地的时间出现暂时的不协调，这种失调体验称之为时差综合征。

L

light sleep／轻度睡眠　在睡眠的第1、2阶段常使用的术语。

long sleeper／长时睡眠者　有一些人的睡眠时间会超过每天9小时，而他们的睡眠并没有任何问题。

M

melatonin／褪黑素　一种和个体24小时睡眠-觉醒周期有关的激素。

metabolism／新陈代谢　新陈代谢是生物体内全部化学变化的总称，也是有机体把食物分解并供应给细胞的过程，其中包含细胞为维持其机能而进行的能量、热量、垃圾的输入和输出。失眠症患者的新陈代谢水平要比一般人高，而且无论白天黑夜都是如此。

minisleep／迷你睡眠　个体从清醒到睡眠只需要几秒钟的时间，这往往由于个体白天的过度睡眠或过多无意识行为所致。

multiple sleep latency test，MSLT／多次睡眠潜伏期测试　用来检测你的渴睡水平的测试，方法是检测你在正常觉醒状态下入睡所需的时间。这种测试每天至少进行4次，每次间隔2小时。这种测试可以证实白天的过度睡眠，可以评估 REM 阶段睡眠的发作时间，还可以评估治疗方法的效果。

myoclonus／肌阵挛　肌肉收缩产生的痉挛或抽搐。一些人们睡着时会出现这种周期性的肢体抽动。

N

narcolepsy／嗜睡发作　由于神经紊乱而导致不可抗拒的突然发生的睡眠。

neonatal sleep／新生儿睡眠　在新生儿出生后四周的睡眠。

neuro-／神经-　和个体神经系统相关。例如：神经医生就是指专门处理脑和神经系统疾病的医生。

nocturnal confusion／夜间意识混淆　在接近夜晚睡眠或在夜晚睡眠时出现的一种意识混淆。在老年人中常见，并预示着个体中央神经系统功能的衰退，往往在日落症候群中会有涉及。

nocturnal penile tumescence test／夜间阴茎勃起试验　针对所有年龄的健康男性在 REM 睡眠阶段阴茎勃起的测试。在诊断阳痿过程中可以证实个体是否勃起。

nonrestorative sleep／无恢复效果睡眠　不具有恢复功能的睡眠，这种睡眠并没有使人感觉舒畅。在这种睡眠中，往往会出现 α 波以及 NREM 睡眠波出现，而通常常见的睡眠波却是缺失的。

NREM sleep／非快速眼动睡眠　非快速眼动睡眠，也就是除了 REM 睡眠外的所有睡眠阶段。NREM 睡眠和 REM 睡眠在个体的睡眠周期交替出现，其交替的时间大约是 90 分钟。NREM 睡眠包含睡眠的 1、2、3、4 阶段。

P

parasomnia／睡中异常　在睡眠中发生的一种失调，如噩梦、尿床、

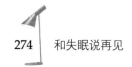

梦游。

pavor nocturnis／夜惊　一种只发生在儿童身上的夜惊。这种睡眠障碍往往发生在当晚的第一次四阶段睡眠中，并往往和个体最近剧烈的恐惧经验有关。

periodic limb movements／周期性肢体抽动　在睡眠中腿脚的反复抽搐。一般抽搐的时间间隔为10~60秒，而个体可能会被惊醒，也可能不会。

phase advance／睡眠时相提前　在24小时的睡眠-觉醒周期中，个体不自主地把睡眠时间提前的状况。例如：在晚8点到次日早4点睡眠。这种状况常见于老年人。

phase delay／睡眠时相延迟　和睡眠时相提前相对，也就是说将睡眠时间推迟：从凌晨3点睡到上午10点。这种状况常见于15~25岁的年轻人中。

phototherapy／光照疗法　利用明亮的光线来治疗个体的24小时周期混乱的疗法（通常使用大于2500勒克斯的光）。

placebo／安慰剂　在药物研究中，研究机构给患者不含任何药理成分的制剂或剂型。即使这种安慰剂并不存在任何积极的治疗成分，但是患者往往也报告其健康状况得到了提高，这种安慰剂产生的效应称为"安慰剂效应"。

polygraph／多项记录器　一种用以同时追踪并记录多个不同生理变量的仪器。

polysomnogram／多导睡眠图　对睡眠阶段的生理指标进行同时持续的记录。一般常用的三个变量有：脑电波、眼动以及下巴肌肉活动性；同时，呼吸、心跳以及其他的技能往往也会被记录下来。

pons／桥脑　脑干中位于延脑和中脑之间的脑结构。桥脑是大脑中和睡眠-觉醒关系最紧密的结构之一，尤其在 REM 和 NREM 睡眠之间的转换上，它更是具有举足轻重的作用。

R

rebound insomnia／反弹性失眠　安眠药物最常见的停药反应是反弹性失眠。反弹性失眠是一种睡眠紊乱，指在停止服用前几晚所服用的药物后，睡眠质量在1~2个晚上比没有治疗前还差，常见于服用短效药物的患者停药后。

REM behavior disorder／快速眼动行为紊乱　在患者做梦时出现的深眠状态。人们认为，其成因是由于 REM 睡眠中控制肌紧张的细胞核功能出现紊乱造成的。

REM rebound or recovery／快速眼动睡眠的反弹或痊愈　在一个阶段的快速眼动睡眠剥夺后几个夜晚内出现的快速眼动睡眠数量的上升。在一个或几个夜晚的快速眼动睡眠缺失之后、在停止服用抑制快速眼动睡眠的药物后，这种情况就会出现。快速眼动睡眠数量的上升表现在个体会不断地做梦。

REM sleep／快速眼动睡眠（REM 睡眠）　名字来源于这个阶段的睡眠个体将出现剧烈的脑活动，伴随着眼球的快速转动，这种情况往往和梦境或者随意肌的麻痹相关。在年轻人中，REM 睡眠一般会占据其总睡眠时间的20%~25%，并且每次 REM 睡眠的发生间隔大约为90分钟。

Rip Van Winkle syndrome／Rip Van Winkle 综合征　指个体在过多、过长时间的睡眠后，出现头晕眼花、警醒水平下降的状况。

S

sawtooth waves／锯齿波　在个体进入 REM 睡眠阶段出现的独特的脑电波形态。这种波在每秒4~7次的脑电波中大约占到2~5次，它往往出现在快速眼动之前或与快速眼动交替出现，属于 θ 波。

serotonin／5-羟色胺　作为神经递质的 5-HT，主要作用是抑制神经细胞的活动性，在脑内可参与多种生理功能及病理状态的调节。人体是通过色氨酸来合成 5-羟色胺的。

short sleeper／短时睡眠者　有一些人的睡眠时间会少于每天 5 小时，而他们的睡眠并没有任何问题。

sleep cycle／睡眠周期　一般来说，NREM 睡眠和 REM 睡眠在夜晚会交替发生。第一个睡眠周期始于睡眠开始，终止于第一个 REM 睡眠阶段结束；第二个睡眠周期从第一个 REM 睡眠阶段结束开始，到第二个 REM 睡眠阶段结束为止；以此类推。如果将睡眠时间加以计算，我们会发现在年轻人中，平均每个睡眠周期大约为 90 分钟。

sleep efficiency／睡眠效率　睡眠时间占在床上休息时间的比例。如果你上床休息了 8 小时，但是真正的睡眠时间只有 6 小时，那么你的睡眠效率就是 75%。

sleep hygiene／睡眠卫生　能促进睡眠的环境或训练。其中包括有规律的睡觉和起床、在睡前不服用含酒精或咖啡因的食物和饮料、积极锻炼、适宜睡眠的卧室环境以及其他的一些因素等。

sleeping sickness／昏睡病　非洲人曾患有的一种脑炎，是由冈比亚锥虫或罗得西亚锥虫叮咬人体后引起的传染疾病。此病的初期患者会发烧，紧接着病毒将侵入到个体的中央神经系统，最终导致脑炎。然后，患者精神衰落，出现疼痛，夜间失眠，白天则昏昏欲睡。有的病情严重的患者用餐咀嚼时，会不知不觉地昏睡过去，昏迷不醒，直至死去。

sleep latency／睡眠潜伏期　个体从关灯到睡着之间的时间。

sleep Log／睡眠日志　一种日志，记录一个个体的睡眠-觉醒的形式，其中包括以下信息：就寝时间和起床时间、在床上的时间、总的睡眠周期、睡眠中断的次数和累积时间、睡眠质量以及白天的小睡等。伴随睡眠日志的记录往往还有咖啡因的摄入、觉醒时的行为以及其他一些信息。

sleep mentation／睡眠意象　个体在睡眠中的想象和想法。在 REM

睡眠阶段，个体的想象十分生动；在 NREM 睡眠阶段，个体往往只有一些零星的短暂的想法出现。

sleep paralysis／睡眠瘫痪　睡眠瘫痪症通常发生在刚入睡或是将醒未醒时，正是我们进入熟睡、开始做梦的睡眠周期。我们的骨骼肌除了呼吸肌及眼肌外，都处于极低张力的状态，这时候若意识清醒过来，而肢体的肌肉仍停留在低张力状态，便造成不听意识指挥的情形。这种情况一般持续时间为几秒钟到几分钟。这种情况往往和发作性嗜睡病存在关系。我们对睡眠最后阶段出现睡眠瘫痪十分恐惧，但是临床上发现，健康人群出现这种情况的频率并不高。

sleep spindle／睡眠纺锤波　也叫睡眠锭。一种短暂爆发的、频率高波幅大的脑电波，每秒大约12~14次规则波动的脑电波。一般这种波会出现在 NREM 睡眠的第二阶段，在阶段3和4中也会出现。

sleep state misperception syndrome／睡眠状态错觉综合征　睡眠的各个生理以及行为指标均显示正常，病人却抱怨自己睡眠时间不足的问题。一般人们认为，这是由于没有客观证据支持的失眠或者是假性失眠。

somnologist／睡眠医生　专门研究睡眠以及睡眠障碍诊断和治疗的专业人士。

stimulus–control therapy／刺激控制疗法　参看布钦疗法。

sympathetic nervous system／交感神经系统　交感神经是植物性神经的一部分。由中枢部、交感干、神经节、神经和神经丛组成。交感神经的活动主要保证人体紧张状态（战斗或逃跑）时的生理需要。刺激交感神经能引起腹腔内脏及皮肤毛细血管收缩、心跳加强和加速、瞳孔放大等。

T

theta waves／θ 波　每秒4~8次的脑电波，在 REM 睡眠以及轻度睡眠（阶段1和阶段2）中常见。

twitch／**痉挛**　较小的身体活动，如面部肌肉抽动或肢体抽动等。

U

uptake／**摄取**　从药物进入人体到发挥作用的时间。

W

wake after sleep onset，WASO／**睡后觉醒**　在你睡着之后到起床之前，觉醒的时间。

Z

zeitgeber／**给时者**　字面上看就是时间的给予者。指环境中的时间线索（如光亮）可以帮助个体调节自己的生物钟。

ZZZZs　我们最希望你拥有的东西。在安静地读完这本书并跟随我们提供的各个方法进行练习，我们希望你能有很多快乐的 ZZZZs。